全国中医药行业高等教育"十二五"规划教材

全国高等中医药院校规划教材（第九版）

药事管理学

（供药学、药事管理和卫生管理等专业用）

主　编　刘红宁（江西中医药大学）
　　　　田　侃（南京中医药大学）
副主编　谢　明（辽宁中医药大学）
　　　　何　宁（天津中医药大学）
　　　　李春花（河北中医学院）

U0335658

中国中医药出版社
·北　京·

图书在版编目（CIP）数据

药事管理学/刘红宁，田侃主编．—北京：中国中医药出版社，2015.6（2016.6重印）

全国中医药行业高等教育"十二五"规划教材

ISBN 978 - 7 - 5132 - 2431 - 4

Ⅰ.①药… Ⅱ.①刘… ②田… Ⅲ.①药政管理 - 管理学 - 中医药院校 - 教材

Ⅳ.①R95

中国版本图书馆 CIP 数据核字（2015）第 048661 号

中国中医药出版社出版

北京市朝阳区北三环东路 28 号易亨大厦 16 层

邮政编码　100013

传真　010 64405750

廊坊成基包装装潢有限公司印刷

各地新华书店经销

*

开本 787×1092　1/16　印张 21.75　字数 481 千字

2015 年 6 月第 1 版　2016 年 6 月第 3 次印刷

书　号　ISBN 978 - 7 - 5132 - 2431 - 4

*

定价　49.00 元

网址　www.cptcm.com

全国中医药行业高等教育"十二五"规划教材
全国高等中医药院校规划教材（第九版）
专家指导委员会

全国中医药行业高等教育"十二五"规划教材
全国高等中医药院校规划教材（第九版）

《药事管理学》编委会

前　言

　　"全国中医药行业高等教育'十二五'规划教材"（以下简称："十二五"行规教材）是为贯彻落实《国家中长期教育改革和发展规划纲要（2010—2020)》《教育部关于"十二五"普通高等教育本科教材建设的若干意见》和《中医药事业发展"十二五"规划》的精神，依据行业人才培养和需求，以及全国各高等中医药院校教育教学改革新发展，在国家中医药管理局人事教育司的主持下，由国家中医药管理局教材办公室、全国中医药高等教育学会教材建设研究会，采用"政府指导，学会主办，院校联办，出版社协办"的运作机制，在总结历版中医药行业教材的成功经验，特别是新世纪全国高等中医药院校规划教材成功经验的基础上，统一规划、统一设计、全国公开招标、专家委员会严格遴选主编、各院校专家积极参与编写的行业规划教材。鉴于由中医药行业主管部门主持编写的"全国高等中医药院校教材"（六版以前称"统编教材"），进入2000年后，已陆续出版第七版、第八版行规教材，故本套"十二五"行规教材为第九版。

　　本套教材坚持以育人为本，重视发挥教材在人才培养中的基础性作用，充分展现我国中医药教育、医疗、保健、科研、产业、文化等方面取得的新成就，力争成为符合教育规律和中医药人才成长规律，并具有科学性、先进性、适用性的优秀教材。

　　本套教材具有以下主要特色：

　　1. 坚持采用"政府指导，学会主办，院校联办，出版社协办"的运作机制

　　2001年，在规划全国中医药行业高等教育"十五"规划教材时，国家中医药管理局制定了"政府指导，学会主办，院校联办，出版社协办"的运作机制。经过两版教材的实践，证明该运作机制科学、合理、高效，符合新时期教育部关于高等教育教材建设的精神，是适应新形势下高水平中医药人才培养的教材建设机制，能够有效解决中医药事业人才培养日益紧迫的需求。因此，本套教材坚持采用这个运作机制。

　　2. 整体规划，优化结构，强化特色

　　"'十二五'行规教材"，对高等中医药院校3个层次（研究生、七年制、五年制）、多个专业（全覆盖目前各中医药院校所设置专业）的必修课程进行了全面规划。在数量上较"十五"（第七版）、"十一五"（第八版）明显增加，专业门类齐全，能满足各院校教学需求。特别是在"十五""十一五"优秀教材基础上，进一步优化教材结构，强化特色，重点建设主干基础课程、专业核心课程，增加实验实践类教材，推出部分数字化教材。

　　3. 公开招标，专家评议，健全主编遴选制度

　　本套教材坚持公开招标、公平竞争、公正遴选主编的原则。国家中医药管理局教材办公室和全国中医药高等教育学会教材建设研究会，制订了主编遴选评分标准，排除各种可能影响公正的因素。经过专家评审委员会严格评议，遴选出一批教学名师、教学一线资深教师担任主编。实行主编负责制，强化主编在教材中的责任感和使命感，为教材质量提供保证。

　　4. 进一步发挥高等中医药院校在教材建设中的主体作用

　　各高等中医药院校既是教材编写的主体，又是教材的主要使用单位。"'十二五'行规教材"，得到各院校积极支持，教学名师、优秀学科带头人、一线优秀教师积极参加，凡被选中参编的教师都以高涨的热情、高度负责、严肃认真的态度完成了本套教材的编写任务。

5. 继续发挥教材在执业医师和职称考试中的标杆作用

我国实行中医、中西医结合执业医师资格考试认证准入制度，以及全国中医药行业职称考试制度。2004 年，国家中医药管理局组织全国专家，对"十五"（第七版）中医药行业规划教材，进行了严格的审议、评估和论证，认为"十五"行业规划教材，较历版教材的质量都有显著提高，与时俱进，故决定以此作为中医、中西医结合执业医师考试和职称考试的蓝本教材。"十五"（第七版）行规教材、"十一五"（第八版）行规教材，均在 2004 年以后的历年上述考试中发挥了权威标杆作用。"十二五"（第九版）行业规划教材，已经并继续在行业的各种考试中发挥标杆作用。

6. 分批进行，注重质量

为保证教材质量，"十二五"行规教材采取分批启动方式。第一批于 2011 年 4 月，启动了中医学、中药学、针灸推拿学、中西医临床医学、护理学、针刀医学 6 个本科专业 112 种规划教材，于 2012 年陆续出版，已全面进入各院校教学中。2013 年 11 月，启动了第二批 " '十二五' 行规教材"，包括：研究生教材、中医学专业骨伤方向教材（七年制、五年制共用）、卫生事业管理类专业教材、中西医临床医学专业基础类教材、非计算机专业用计算机教材，共 64 种。

7. 锤炼精品，改革创新

" '十二五' 行规教材"着力提高教材质量，锤炼精品，在继承与发扬、传统与现代、理论与实践的结合上体现了中医药教材的特色；学科定位更准确，理论阐述更系统，概念表述更为规范，结构设计更为合理；教材的科学性、继承性、先进性、启发性、教学适应性较前八版有不同程度提高。同时紧密结合学科专业发展和教育教学改革，更新内容，丰富形式，不断完善，将各学科的新知识、新技术、新成果写入教材，形成"十二五"期间反映时代特点、与时俱进的教材体系，确保优质教材进课堂。为提高中医药高等教育教学质量和人才培养质量提供有力保障。同时，"十二五"行规教材还特别注重教材内容在传授知识的同时，传授获取知识和创造知识的方法。

综上所述，"十二五"行规教材由国家中医药管理局宏观指导，全国中医药高等教育学会教材建设研究会倾力主办，全国各高等中医药院校高水平专家联合编写，中国中医药出版社积极协办，整个运作机制协调有序，环环紧扣，为整套教材质量的提高提供了保障，打造"十二五"期间全国高等中医药教育的主流教材，使其成为提高中医药高等教育教学质量和人才培养质量最权威的教材体系。

"十二五"行规教材在继承的基础上进行了改革和创新，但在探索的过程中，难免有不足之处，敬请各教学单位、教学人员及广大学生在使用中发现问题及时提出，以便在重印或再版时予以修正，使教材质量不断提升。

国家中医药管理局教材办公室

全国中医药高等教育学会教材建设研究会

中国中医药出版社

2014 年 12 月

编写说明

如何编写一本融知识性和实用性为一体的《药事管理学》教材，使读者产生学习兴趣并引导他们掌握药事管理的基本理论、基本方法和法律规章之规范，并为执业药师考试和药学服务提供参考，是我们编写本教材的基本出发点和最大愿望，同时也是一个难题。为此，我们在探索和实践基础上编写了这本《药事管理学》教材。该教材是以药品的研发、生产、经营、使用、不良反应监测和召回之过程为主线，站在政府药品安全监管和企事业单位药品质量管理的不同角度，为保证药品质量安全和保障药品使用安全提供管理理论和方法，我们希望通过本书的撰写给读者以帮助，服务于大众用药安全。本书特点如下：

结构体系完整。本书以药事管理的法律规章为主导，将药事管理的全过程作为本书的结构主线，从相关概念、理论、方法以及管理依据（法律规章）讨论药事管理的实际内容，使读者能较系统地学习和掌握药事管理学之相关内容和方法。

内容务实前沿。在内容安排上注重结合相关学科（管理学、经济学、循证医学、法学等）理论、国家药品监管措施和药事管理技术的前沿成果，在传授理论基础的同时，力求拓展读者的知识面，开阔读者视野。

注重实际需求。结合读者的需要，一是将相关的法律规章进行分类介绍，二是对监管组织的变迁进行梳理，三是预判药事管理学之发展趋势，便于读者查阅和选择。

吸引学生参与。每章都通过"引导案例"，让学生直观地感知本章的主题；每章结束时，给出一个案例，检验学生综合利用本章所学知识及解决实际问题的能力，同时，还配有思考题，供学生思考和讨论。用身边事来吸引学生高度关注，并参与所学内容的思考和实践。

全国中医药行业高等教育"十二五"规划教材《药事管理学》是首次撰写，我们坚持实用性与理论性相结合的原则，尽量将学科前沿的理论和知识在本书中呈现，就药事管理组织的变化、法律规章的变更等用表和图的形式进行总结。结合执业药师考试、临床药学服务等要求，本书增加了"管理理论在药事管理学中的运用""循证医学方法与药事管理""药学服务""药事管理学的发展趋势""药品类易制毒化学品管理""药品信息监管"等内容，使读者能准确、快速地掌握药事管理的内容和方法，了解药事管理的前沿，为胜任实际工作，提供了知识准备。

本教材主要是为药事管理专业、药学专业和卫生管理专业的硕士、本科和专科学生编写，同时也为医疗专业和护理专业的硕士、本科和专科学生拓展药事管理知识提供借鉴，供药品监管部门、企事业单位中从事药事管理的相关人员查阅，并为执业药师考试和药师继续教育培训提供参考。

本教材能较高质量地呈现在读者面前，离不开学识渊博的学长们之无私奉献，离不开中国中医药出版社的领导和编辑同志们的严格把关和悉心指导，离不开编写成员的敬业和认真，离不开校对人员的严谨求实，在此，我们向他们表示深深的感谢！

本书在写作过程中，我们直接或间接地借鉴了国内外大量论著、教科书中的一些素材，在此一并致谢！

药事管理学科发展迅速，药事管理相关法律规章、信息技术和科学研究发展变化不断，加之作者水平的有限，疏漏不妥之处在所难免，敬请广大读者提出宝贵意见，以便再版重印时修订提高。

《药事管理学》编委会

2015 年 2 月

目　录

第一章 导 论

1. 掌握：药品的定义与分类，药品标准的定义、内容、格式和国家药品标准，药事管理的定义与内容；药师的定义、分类及管理。
2. 熟悉：药品的属性与质量特性，药品标准管理的制定与颁布、修订与废止，药事监管组织体系及主要职能；药学服务的概念与内容。
3. 了解：《中国药典》的载入原则、编纂体例，药事管理的发展历史，药师的职业道德规范。

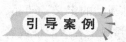

国家药品安全"十二五"规划

为进一步提高我国药品安全水平，维护人民群众健康权益，促进医药产业持续健康发展，依据《中华人民共和国国民经济和社会发展第十二个五年规划纲要》和党中央、国务院有关方针政策，2012 年 1 月 20 日，国务院以国发〔2012〕5 号印发《国家药品安全"十二五"规划》。该《规划》分药品安全形势，指导思想、基本原则与发展目标，主要任务与重点项目，保障措施 4 部分。

我国已形成较为完备的药品生产供应体系，基本建立覆盖药品研制、生产、流通和使用全过程的安全监管体系，药品安全状况明显改善，药品安全保障能力明显提高。但是，医药企业诚信体系不健全、监管力量和技术支撑体系薄弱等问题还比较突出，药品安全仍处于风险高发期。必须坚持安全第一、科学监管的原则，落实药品安全责任，提高监管效能，确保药品质量，全面提高药品安全保障能力，降低药品安全风险。

1. 总体目标

经过 5 年努力，药品标准和药品质量大幅提高，药品监管体系进一步完善，药品研制、生产、流通秩序和使用行为进一步规范，药品安全保障能力整体接近国际先进水平，药品安全水平和人民群众用药安全满意度显著提升。

2. 规划指标

（1）全部化学药品、生物制品标准达到或接近国际标准，中药标准主导国际标准制定。医疗器械采用国际标准的比例达到90%以上。

（2）2007年修订的《药品注册管理办法》施行前批准生产的仿制药中，国家基本药物和临床常用药品质量达到国际先进水平。

（3）药品生产100%符合2010年修订的GMP要求；无菌和植入性医疗器械生产100%符合《医疗器械生产质量管理规范》要求。

（4）药品经营100%符合GSP要求。

（5）新开办零售药店均配备执业药师。2015年零售药店和医院药房全部实现营业时有执业药师指导合理用药。

思考：

为保证目标的实现，应该提供哪些保障措施？

第一节　药品概述

人类在与疾病长期的抗争中，发现、发明了对抗疾病的相应物质，该物质被称为药品。在不同的社会阶段、从不同的角度或观点出发，人们对药品的定义、特性、分类和管理等都有着不同的解释。本章将从法律和管理的角度对药品管理的相关问题进行阐述。

一、药品的定义

《中华人民共和国药品管理法》（以下简称《药品管理法》）对药品的定义：药品，是指用于预防、治疗、诊断人的疾病，有目的地调节人的生理机能并规定有适应证或者功能主治、用法和用量的物质，包括中药材、中药饮片、中成药、化学原料药及其制剂、抗生素、生化药品、放射性药品、血清、疫苗、血液制品和诊断药品等。

美国对药物的定义：药物（Drug）指：①法定《美国药典》（United States Pharmacopoeia）、法定《美国顺势疗法药典》（Homeopathic Pharmacopoeia of the United States）或法定《国家处方集》（National Formulary），或对其中之一的任何增补中认定的物品；以及②预期用于诊断、治愈、缓解、治疗或预防人或其他动物疾病的物品；以及③预期用于影响人或其他动物身体结构或任何功能的物品（食物除外）；以及④预期用作第①、②或③目中所指定的任何物品的一种成分。"药物"必须是一种食物或饮食补充剂，应根据有关条款规定进行申明，它不仅仅是一个药物，它作为一种食物、饮食成分或饮食补充剂时，应按相应条款要求对其作出一种真实和不误导的声明，而不只是③项下的一个药物，因为标签或标记含有这样一种声明。

欧盟《关于人用药品的欧洲议会及其理事会指令（2001/83）》中人用的药品定义：药品是用于诊断、治疗人类疾病，恢复或影响人体的生理功能的物质或物质的组合，包括专利药、仿制药、免疫系统药、放射性药、血液及血浆制品、顺势疗法药品。

世界卫生组织对药品的定义：药品具有治疗、缓解、预防或诊断人和动物的疾病、身体异常或症状的，或者恢复、矫正或改变人或动物的器官功能的单一物质或混合物。

本书采用《药品管理法》中对药品的定义。

二、药品的分类

按不同的要求、不同的给药途径、不同的性质等可以将药品进行不同的分类，不同的学科采用不同的分类方法，中国药品管理法律法规中有关药品的分类如下。

（一）现代药与传统药

从药品的历史发展角度看，药品可分为现代药与传统药。

1. 现代药（modern medicines）

是指用现代医学观点和理论表述其特征，并能够用现代医学理论指导其研究与开发、制造和使用的药品，采用合成、分离提取、化学修饰、生物工程等方法制取。现代药首先在西方国家开始开发生产，后传入中国，老百姓常称其为西药，主要是指 19 世纪以来发展起来的化学药品（化学原料药及其制剂）、天然药物、抗生素、放射性药品、疫苗、血清、血液制品、生化药品和生物技术药品以及诊断药品等。现代药发展很快，已有数万个品种，该类药品的结构基本清楚，有控制质量的标准和方法。

2. 传统药（traditional drugs）

是指用传统医学观点和理论表述其特征，并能用传统医学理论指导其研究、开发、制造和使用的药品，是传统医学的主要组成部分，包括有植物药、矿物药、动物药。中国传统药有中药和民族药，民族药主要有藏药、蒙药、维药、彝药、傣药等，中药是世界传统药中的典型代表。

（二）处方药与非处方药

根据药品品种、规格、适应证、剂量及给药途径不同，药品可分为处方药和非处方药。

1. 处方药（prescription drugs/ethical drugs）

处方药是指凭执业医师和执业助理医师处方方可购买、调配和使用的药品。处方药中还有特殊管理的药品（包括麻醉药品、精神药品、医疗用毒性药品和放射性药品四大类）、其他严格管理的药品（易制毒化学品）、兴奋剂等。

2. 非处方药（nonprescription drugs/over – the – counter drugs）

非处方药是指由国务院药品监督管理部门公布的，不需要凭执业医师和执业助理医师处方，消费者可以自行判断、购买和使用的药品。

（三）新药、仿制药

按药品注册的创新程度、生产者的不同进行分类，可分为新药与仿制药。

1. 新药（new drugs）

新药是指未曾在中国境内上市销售的药品。对已上市药品改变剂型、改变给药途径、增加新适应证的药品注册按新药申请的程序申报。

2. 仿制药（generic drugs）

仿制药是指国家食品药品监督管理总局（China Food and Drug Administration，以下简称 CFDA）已批准上市的已有国家标准的药品。

（四）诊断药、预防药和治疗药

按照药品的用途不同进行分类，可将药品分为诊断药、预防药和治疗药。

1. 诊断药（diagnostic reagents）

诊断药又称诊断试剂，用以帮助医生判定人体健康状况和疾病的化学、生物物质及其理化组合或与器具、设备的组合。我国在注册和监督管理上将用于人体血液筛查，以及放射性核素标记的体外诊断试剂按药品管理，其他体外诊断试剂按医疗器械管理。

2. 预防药（preventive medicines）

预防药指用于疾病预防目的之药品，典型的有计划生育用药和预防用生物制品。直接用于人体的体外消毒杀菌类制剂归入药品，不直接接触人体的按照消毒产品管理。

3. 治疗药（therapeutic drugs）

治疗药是指用于机体疾病治疗，使疾病好转或痊愈的各类药品。

（五）中药与天然药、生物制品、化学药品

按药品成分不同可分为中药与天然药、生物制品、化学药品。

1. 中药与天然药（traditional Chinese medicines & natural drugs）

中药包括植物、动物、微生物和矿物药材，或其有效成分、有效部位的单、复方制剂。天然药物属于现代药，它与中药的主要区别在于其不是以中医理论为指导的组方制剂。

2. 生物制品（biological products）

生物制品是指用基因工程、细胞工程、发酵工程等生物技术制成的或从组织液中分离提取的，或其复合物等的生物大分子单组分、多组分或复方制剂，以及可以用于疾病预防或治疗的免疫制剂、生物活性制剂。

3. 化学药品（chemical drugs）

化学药品是指通过合成或者半合成的方法制得的原料药及其制剂；天然物质中提取或者通过发酵提取的新的有效单体及其制剂；用拆分或者合成等方法制得的已知药物中的光学异构体及其制剂。

（六）基本药物、基本医疗保险目录药品、国家储备药品

从药品的社会价值和社会功能角度对药品进行分类，可分为国家基本药物、国家基本医疗保险目录药品、国家储备药品。

1. 国家基本药物（national essential drugs）

国家基本药物是指适应基本医疗卫生需求，剂型适宜，价格合理，能够保障供应，公众可公平获得的药品。

2. 国家基本医疗保险目录药品（drugs for basic national insurance）

国家基本医疗保险目录药品是指在国家基本医疗保险制度指导下，为保障基本医疗用药，合理控制药品费用，国家本着临床必需、安全有效、价格合理、使用方便的收载原则，所收录的药品品种范围，包括全部基本药物。

3. 国家储备药品（national reserved drugs）

国家为维护社会稳定，加强药品储备管理，以确保发生灾情、疫情及突发事故时药品的及时有效供应所储备的药品，国家储备药品分中央与地方（省、自治区、直辖市）两级进行。

（七）进口药、医疗机构制剂和药械组合产品

从药品的来源渠道，可将其分为进口药、医疗机构制剂和药械组合产品等。

1. 进口药（imported drugs）

进口药是指在境外生产，在国内上市销售的药品。

2. 医疗机构制剂（hospital preparations）

医疗机构制剂是本单位临床需要而市场上没有供应的品种，须经所在地省、自治区、直辖市人民政府药品监督管理部门批准后方可配制。

3. 药械组合产品（drug - device combination products）

药械组合产品系指由药品与医疗器械共同组成，并作为一个单一实体生产的产品。以药品作用为主的药械组合产品，需申报药品注册；以医疗器械作用为主的药械组合产品，需申报医疗器械注册。如带药物涂层的支架、带抗菌涂层的导管、含药避孕套、含药节育环等产品，按医疗器械进行注册管理，含抗菌、消炎药品的创可贴、中药外用贴敷类产品等按药品进行注册管理。如心脏起搏器、人工心脏瓣膜、血管内支架及导管、一次性使用塑料血袋、动物源医疗器械等，这些属于高风险医疗器械。

三、药品的属性与质量特性

根据药品的定义可知，药品是指用于预防、治疗、诊断人的疾病，有目的地调节人的生理机能并规定有适应证或者功能主治、用法和用量的物质。

（一）药品的属性

药品从物质总体的概念来看待，它应该有自然和社会属性，从药品的特殊用途来看，对其管理有不同于其他物质的相应法律，药品作为生产企业的产品，其商品属性也必然存在。

1. 自然属性（natural attribute）

自然属性是自然科学中自然界、生物界方面的事物本质的面貌、规律、现象，在人脑的反应和认识。也可以叫作人脑对自然界事物的面貌、规律、现象本质属性的反应和认识。药品的自然属性是指其本质的特性，如它的分子结构、药理特性、作用机理等就是人们对其本质的认识。

2. 社会属性（social attribute）

随着人类社会的发展，生产力和科学技术的提高，自然界里自然属性的东西也在不断地发展和变化，而被改变了的事物的属性就是社会属性范畴了。药品的研发、生产、经营、使用使其与社会的经济、文化、科学、环境、人群等形成了一定区域内的关系网络，药品关系到整个人类社会的繁衍和发展，还体现了公共福利和社会公共性的特点，这就是药品的社会属性所在。

3. 法律属性（legal attribute）

首先，在法学中，药品首先是产品，其次还是特殊产品，为保证人群的用药安全，国家制定一系列法律法规来实施监管，药品的质量等应符合《产品质量法》的规定，且受《消费者权益保护法》等一般法的调整，并受《药品管理法》等特别法的规制；药品的定义、注册、生产、经营、使用、知识产权、广告等都有明确的法律界定，充分体现了药品与其他商品的法律地位的不同，药品具有法律属性的特征。其次，药品的有效性和安全性是否包括法定性的问题则有探讨余地。

4. 商品属性（commodity attribute）

生产出来的药品要通过货币这一媒介同消费者进行交换，以取得药品生产者生产支出的补偿，维持其再生产，这种商品属性是药品在交换过程中所产生的附加属性。药品不仅是商品，而且是特殊商品，因为它具有：①生命关联性；②高质量性（药品只有合格品与不合格品的区分）；③公共福利性（国家对基本医疗保险药品目录中的药品实行政府定价，保证人们买到质量合格、价格适宜的药品）；④高度的专业性；⑤品种多样性。

（二）药品的质量特性

药品质量特性是指药品与满足预防、治疗、诊断人的疾病，有目的地调节人的生理机能的要求有关的固有特性。药品的质量特性表现在4个方面：

1. 安全性（safety）

安全性是指按规定的适应证和用法、用量使用药品后，人体产生毒副作用反应的程度。新药的审批中要求提供急性毒性、长期毒性、致畸、致癌、致突变等数据。在规定的用药条件下，药品使用应该是安全的。

2. 有效性（effectiveness）

有效性是指在规定的适应证、用法和用量的条件下，能满足预防、治疗、诊断人的疾病，有目的地调节人的生理机能的要求。我国对药品的有效性表述分为"痊愈""显效"和"有效"。国际上有的采用"完全缓解""部分缓解"和"稳定"来区别。

3. 稳定性（stability）

稳定性是指在规定的条件下保持其有效性和安全性的能力。规定的条件包括在规定的效期内，以及生产、贮存、运输和使用等条件。

4. 均一性（uniformity）

均一性是指药物制剂的每一单位产品都符合有效性、安全性的规定要求。化学药品其均一性很好理解，但是中药的饮片是不是符合这一特性？均一性是在制药过程中形成的固有特性。

第二节　药品标准的管理

药品与人类的健康和社会发展关系密切，因此对药品的管理显得尤为重要。制定相应的药品标准是管理的基础，是判断某一物质是否是药品，是否是合格药品的标准。

一、药品标准概述

（一）药品标准的定义

药品标准是国家对药品的质量规格和检验方法所做的技术规定，是药品生产、销售、使用和检验单位共同遵守的法定依据。合格的药品应有肯定的疗效、尽量小的毒性及副作用。好的药品质量标准应能控制药品的内在质量。药品质量的好坏，集中表现在有效性和安全性两方面，它取决于药品本身的性质和纯度。药品的有效性是发挥治疗效果的基本条件，安全性是保证药品充分发挥作用而又减少损伤和不良影响的必要条件。

（二）药品标准的内容和格式

1. 药品标准的内容

药品标准的内容一般包括：名称、成分或处方的组成；含量及其检查、检验的方法；制剂的辅料；允许的杂质及其限量、限度；技术要求以及作用、用途、用法、用量；注意事项；贮藏方法；安装等。其目的就是在正常的原辅料与正常的生产条件下通过药品标准检查与检验，以证明该药品的质量是符合专用要求的。制定药品标准必须坚持质量第一，充分体现"安全有效，技术先进，经济合理"的原则，药品标准应起到促进提高质量、择优发展的作用。

凡例、正文、附录、标准物质（对照品、对照药材、对照提取物、标准品）组成完整的药品标准。

2. 药品标准的格式

正文内容根据品种和剂型不同，按照顺序可分别列有：品名；有机药物的结构式；分子式与分子量；来源或有机药物的化学名称；含量或效价规定；处方；制法；性状；鉴别；检查；含量或效价测定；类别；规格；贮藏；制剂等。

（三）国家药品标准

《药品管理法》规定，国务院药品监督管理部门颁布的《中国药典》和药品标准为国家药品标准。其内容包括质量标准、检验方法和生产工艺等技术要求。

国家药品标准由国家药品监督管理局批准颁布施行；并对其所批准颁布药品标准有解释、修订、废止的权力。《中华人民共和国标准化法》规定："保障人体健康，人身、财产安全的标准和法律是强制性标准。"为此，符合国家药品标准的药品才是合格药品，只有合格的药品才可销售、使用。

除中药饮片炮制外，药品必须按照国家药品标准和国务院药品监督管理部门批准的生产工艺进行生产，生产记录必须完整准确。药品生产企业改变影响药品质量的生产工艺，必须报原批准部门审核批准。

地方药品标准是指各省级药品监督管理部门批准颁布的药品质量标准。"地方药品批准文号"是指各省级药品监督管理部门核发的药品批准文号〔如"粤卫药准字（1994）第×××××号"〕。使用地方药品批准文号的药品，有的执行地方标准，有的执行国家标准。1985 年施行的《药品管理法》允许有地方药品标准存在；2001 年 12

月 1 日施行修订的《药品管理法》则取消了地方药品标准。

1. 国家药典

《中国药典》由国家药典委员会编纂，国家食品药品监督管理局颁布。《中国药典》是国家药品标准的核心，是国家为保证药品质量、保护人民用药安全有效而制定的法典。

《中国药典》于 1953 年编纂出版第一版以后，相继于 1963 年、1977 年分别编纂出版第二版、第三版。从 1985 年起每 5 年修订颁布新版药典一次，现行版为 2010 年版《中国药典》，是新中国成立以来第九版药典。国务院药品监督管理部门的药品检验机构负责标定国家药品标准品、对照品。药品标准的废止由 CFDA 按程序公布，新标准实施之日起旧标准废止。

2. 药品标准

国家食品药品监督管理局颁布的药品标准，是指未列入《中国药典》而由国家食品药品监督管理局颁布的药品标准，以及与药品质量指标、生产工艺和检验方法相关的技术指导原则和规范。

3. 药品注册标准

药品注册标准是指 CFDA 批准给申请人特定药品的标准，生产该药品的生产企业必须执行该注册标准。药品注册标准是针对某一个企业的标准。根据《标准化法》规定和国际惯例，国家标准是市场准入的最低标准，原则上行业标准高于国家标准，企业标准应高于行业标准。所以，药品注册标准不得低于《中国药典》的规定。

4. 中药饮片炮制规范

《药品管理法》规定，中药饮片必须按照国家药品标准炮制；国家药品标准没有规定的必须按省、自治区、直辖市人民政府药品监督管理部门制定的炮制规范炮制。省、自治区、直辖市人民政府药品监督管理部门制定的炮制规范应当报国务院药品监督管理部门备案。

二、药品标准管理

（一）药品标准的制定与颁布、修订与废止

1. 药品标准的制定与颁布

《中国药典》的制定按立项、起草、复核、审核、公示、批准、颁布等环节进行。载入《中国药典》的药品标准，是国家对同品种药品质量的最基本的要求，该药品的研制、生产、经营、使用、监督及检验等活动的要求标准均不得低于《中国药典》的要求。

药品标准的载入应当按照《中国药典》收载原则进行，一般为质量可控、疗效确切，且工艺成熟的药品品种，其来源为药品注册标准、技术指导原则或规范，及其他需要制定国家药品标准的，凡涉及专利的，按照国家有关规定执行。

2. 药品标准的修订与废止

《中国药典》的修订，是指对已载入的及需要载入但尚未载入的药品标准，按照《中国药典》收载原则重新审定，一般每五年修订一次。虽然《中国药典》是每 5 年颁

布一次，但是在整个 5 年过程中，对药品标准的提高是不间断的，由增补本补充。对载入《中国药典》的药品标准修订及对经审定认为需要载入的药品标准，按照《中国药典》的制定程序进行。新版《中国药典》颁布实施后，原版《中国药典》载入的及增补本的药品标准同时废止。

（二）《中国药典》的载入原则、编纂体例

1.《中国药典》的载入原则

（1）科学性原则　药品的使用是为了提高大众的健康水平，《中国药典》载入的药品必须遵循科学性的原则，有严格的科学标准和科学依据，并能经受科学检验。

（2）实用性原则　药品的载入要体现出实用性，能够满足基本医疗卫生需求，剂型适宜、保证供应、基层能够配备、国民能够公平获得的药品，载入力求覆盖国家基本药物目录品种的需要，并扩大了中药饮片和常用辅料的收载。

（3）规范性原则　《中国药典》载入的药品其成分、作用机理、毒副作用等都必须是清楚的，应严格按使用量、用药途径等规范要求进行载入。

（4）质量可控性原则　载入的药品在其生产、运输、储存和使用过程中要做到质量可以控制，这样才能使药品发挥正确的作用。

（5）标准先进性原则　随着国家科技的发展与进步，载入药品的标准应该与时俱进，体现标准的先进性。

（6）动态发展性原则　为适应药品研发、生产、检验、应用以及监督管理等方面的需要，国家药典委员会及时对国家药品标准进行新增修订和订正，也就是体现了药品载入的动态发展性。

新版《中国药典》遴选品种应基本覆盖我国临床常用必备药品，全面覆盖国家基本药物目录和国家医保目录。新版《中国药典》在中药标准方面要引领国际传统和天然药物发展方向，化学药和生物制品标准要与国际同步发展。为此，要充分调动药品生产企业、高等院校、药检所等参与提高标准的积极性，进一步扩大《中国药典》品种收载，加快落后品种的淘汰及现有标准的提高工作，形成有进有出、有增有减的新格局，增强药典的权威性。

2.《中国药典》编撰体例

药典编撰体例包括：凡例、正文、附录、标准物质（对照品、对照药材、对照提取物、标准品），他们组成完整的药品标准。

（1）凡例　凡例是为正确使用《中国药典》进行药品质量检定的基本原则，是对《中国药典》正文、附录及与质量检定有关的共性问题的统一规定。其包含：总则；正文；附录；名称与编排；项目与要求；检验方法和限度；对照品、对照药材、对照提取物、标准品；计量；精确度；试药、试液、指示剂；动物试验；说明书、包装、标签等。

（2）正文　系根据药物自身的理化与生物学特性，按照批准的处方来源、生产工艺、贮藏运输条件等所制定的、用以检测药品质量是否达到用药要求并衡量其质量是否稳定均一的技术规定。

正文内容根据品种和剂型不同，按照顺序可分别列有：①品名；②有机药物的结构

式；③分子式与分子量；④来源或有机药物的化学名称；⑤含量或效价规定；⑥处方；⑦制法；⑧性状；⑨鉴别；⑩检查；⑪含量或效价测定；⑫类别；⑬规格；⑭贮藏；⑮制剂等。

正文与《药品生产质量管理规范》（Good Manufacturing Practice for Pharmaceutical Products，以下简称 GMP）的关系：虽然正文所做的各项规定是针对符合 GMP 的产品而言，但是任何违反 GMP 所生产的产品，即使符合《中国药典》也不能认为其符合规定。

（3）附录　附录主要收载制剂通则、通用检测方法和指导原则。制剂通则是按照药物剂型的分类，针对剂型特点所规定的基本技术要求；通用检测方法系各正文品种进行相同检查项目的检测时所应采用的统一设备、程序、方法及限度等；指导原则系为执行药典、考察药品质量、起草与复核药品标准等所制定的指导性规定。

第三节　药事管理

一、药事管理定义

（一）药事范畴

"事"即"事情"，指自然界和社会中的一切现象和活动。"药事"一词可理解为自然界和社会中一切与药有关的现象和活动事项（或事务）。由于各国"药事"内容范围的不同，与药有关的事项也不相同，因此，对"药事"的含义也不尽相同。

根据中共中央国务院 2009 年 4 月 6 日发布的文件《中共中央国务院关于深化医药卫生体制改革的意见》，概括我国"药事"范畴和主要内容为：建立国家基本药物制度；规范药品生产流通。完善医药产业发展政策和行业发展规划，严格市场准入和药品注册审批，大力规范和整顿生产流通秩序，推动医药企业提高自主创新能力和医药产业结构优化升级，发展药品现代物流和连锁经营，促进药品生产、流通企业的整合；建立便民惠农的农村药品供应网；完善药品储备制度；支持用量小的特殊用药、急救用药生产；规范药品采购，坚决治理医药购销中的商业贿赂；加强药品不良反应监测，建立药品安全预警和应急处置机制。

（二）药事管理内容

不同国家药事管理的内容有所不同。我国药事管理的内容主要包括：药事管理体制、药品管理法规制定、药品质量管理、药品注册管理、药品生产管理、药品经营管理、药品使用管理、药品包装管理、药品广告管理、药品说明书管理、药品价格管理、特殊管理药品的管理、中药管理、药品知识产权管理、药学技术人员管理等。

1. 药事管理体制

药事管理体制是指一定社会制度下药事系统的组织方式、管理制度和管理方法；是关于药事工作的国家行政机关、企事业单位机构设置、隶属关系和管理权限划分的制度；是药事组织运行机制的体系和工作制度。

2. 药品管理法规制定

药品关乎人群的生命和健康，是特殊的商品，所以对其管理有严格的法律规章约束，从国务院颁布的《药品管理法》，到 CFDA 的部门规章，再到省级食品药品监督管理局颁布的管理规定等，对药品进行严格的法制化管理，包括药品和药事管理立法和执法。

3. 药品质量管理

药品管理法规主要是保障药品质量。药品质量管理包括研究药品的特殊性及其管理的方法，制定药品质量标准，制定影响药品质量标准的工作标准和制度，制定国家基本药物目录，实施药品分类管理制度、药品不良反应监测报告制度、药品公报制度，对上市药品再进行评价，整顿与淘汰药品品种，并对药品质量监督、检验进行研究。

4. 药品注册管理

药品注册是指国家食品药品监督管理局根据药品注册申请人的申请，依照法定程序，对拟上市销售药品的安全性、有效性、质量可控性等进行审查，并决定是否同意其申请的审批过程。国家鼓励研究创制新药，对创制的新药、治疗疑难危重疾病的新药实行特殊审批。CFDA 主管全国药品注册工作，负责对药物临床试验、药品生产和进口进行审批，并遵循公开、公平、公正的原则。

5. 药品生产管理

药品生产管理包括国家对药品生产的管理和企业自身的管理。根据我国 GMP 的规定，企业应当建立药品质量管理体系，该体系应当涵盖影响药品质量的所有因素，包括确保药品质量符合预定用途的有组织、有计划的全部活动。企业应当建立符合药品质量管理要求的质量目标，将药品注册的有关安全、有效和质量可控的所有要求，系统地贯彻到药品生产、控制及产品放行、贮存、发运的全过程中，确保所生产的药品符合预定用途和注册要求。

6. 药品经营管理

《药品经营质量管理规范》（Good Supply Practice for Pharmaceutical Products，GSP）是药品经营管理和质量控制的基本准则，企业应当在药品采购、储存、销售、运输等环节采取有效的质量控制措施，确保药品质量。企业应当依据有关法律法规及本规范的要求建立质量管理体系，确定质量方针，制定质量管理体系文件，开展质量策划、质量控制、质量保证、质量改进和质量风险管理等活动。

7. 药品使用管理

药品使用管理的核心是保障合理用药，重点是药房管理，涉及药房的作用、地位、组织机构，药师的职责及其能力，药师与医护人员、患者的关系及信息沟通和顺利的交流，药品的分级管理、经济管理、信息管理以及临床药学、药学服务的管理等。

8. 药品包装管理

药品包装材料和容器是药品的有机组成部分，其质量与药品的质量息息相关；而药品包装工艺质量管理又是 GMP 的重要组成部分。在《药品管理法》中专列一章，强调了药品包装的管理，直接接触药品的包装材料和容器（药包材）的生产质量管理体系必须符合国家标准，而药品生产的包装过程也必须符合 GMP 要求。直接接触药品的包装材料和容器的管理办法、产品目录和药用要求与标准，由国务院药品监督管理部门组织制定并公布。

9. 药品价格和广告管理

国家对药品价格实行政府定价、政府指导价或者市场调节价。列入国家基本医疗保险药品目录的药品以及国家基本医疗保险药品目录以外具有垄断性生产、经营的药品，实行政府定价或者政府指导价；对其他药品，实行市场调节价。

发布药品广告应当向药品生产企业所在地省、自治区、直辖市人民政府药品监督管理部门报送有关材料。核发药品广告批准文号的，应当同时报国务院药品监督管理部门备案。发布进口药品广告，应当向进口药品代理机构所在地省、自治区、直辖市人民政府药品监督管理部门申请药品广告批准文号。在药品生产企业所在地和进口药品代理机构所在地以外的省、自治区、直辖市发布药品广告的，发布广告的企业应当在发布前向发布地省、自治区、直辖市人民政府药品监督管理部门备案。接受备案的省、自治区、直辖市人民政府药品监督管理部门发现药品广告批准内容不符合药品广告管理规定的，应当交由原核发部门处理。

10. 药品说明书管理

针对药品说明书的管理有相应的法规，是用于指导药品注册申请人根据药品药学，药理毒理，临床试验的结果、结论和其他相关信息起草和撰写药品说明书的技术文件，也是药品监督管理部门审核药品说明书的重要依据。

从说明书、标签的内容要求、药品名称使用规定、商标使用规定，到说明书的修订、格式，以及标签的管理都有明确的规范。

11. 特殊管理药品的管理

狭义的特殊管理药品，是指"麻、精、毒、放"，即麻醉药品、精神药品、毒性药品、放射性药品。对特殊管理药品在研制、生产、经营、使用、运输、进出口等各环节均实行严厉的管制，国务院对这四类药品均颁布了相应的管理条例或办法。广义的特殊药品，即特殊管理的药品。除上面的 4 类药品外，还包括药品类易制毒化学品、兴奋剂、含特殊药品类复方制剂。为了加强易制毒化学品管理，规范易制毒化学品的生产、经营、购买、运输和进口、出口行为，防止易制毒化学品被用于制造毒品，维护经济和社会秩序，制定《易制毒化学品管理条例》。

12. 中药管理

中药是中国医药学的重要组成部分，独具特色和优势，与西药共同承担着保护人们健康的任务。中药管理从中药材种植、中药饮片，到中药材资源保护和中药材资源合理利用，以及提高中药质量，积极发展中药产业，推进中药现代化等内容均属于中药管理。

13. 药品知识产权管理

知识产权是高科技条件下企业最重要的资产之一，只有对包括知识产权资产在内的资源进行合理配置，才能形成竞争优势，药品知识产权的管理是运用相关法律对药品知识产权进行保护，涉及药品的商标权保护、专利权保护、著作权保护等。

14. 药学技术人员管理

药学技术人员是保障药品质量的关键因素，对药学技术人员管理是药事管理中的重要环节。药学技术人员的管理从药学人才培养，相应法律法规学习、执业资格获得，到继续教育、药学技术人员的药学服务、药学道德与伦理等。

（三）药事管理定义

药事管理是以药品为管理对象，以药品的安全为管理核心，围绕与药品有关的所有事项开展的各种管理活动。宏观上国家依照宪法通过立法，政府依法通过施行相关法律，制定并施行相关法规、规章，以保证人群用药安全、有效、经济、合理、方便、及时；微观上药事组织依法通过施行相关的管理措施，对药事活动施行必要的管理，其中也包括职业道德范畴的自律性管理。

二、药事管理发展历史

（一）中国药事管理发展史

中国药事管理从"神农尝百草，一日而遇七十毒"的传说，到《周礼》对医药行政管理制度和责任的文字记载，反映了中国药事管理有着悠久的历史，对人类的文明进步与健康作出了伟大的贡献。

1. 古代酿酒技术与医药管理

中国古代对药物的管理，有着与中医药同时发展的历史，从神农尝百草的药学实践过程起，就有意识地选择、辨别将动植矿物用于治疗疾病。特别是夏商时代酿酒与汤液的发明，奠定了药物管理的历史地位。"酒为百药之长"，"医"字从"酉"，可看出酒与医药的密切关系。随着酿酒技术之发展，到商周时期，发现了酒的一些特殊作用，酒可能是人类最早认识的兴奋剂（小剂量时）和麻醉剂（大剂量时），因此，在周朝出现了专管酒的官吏"酒正""掌酒之政令"，制定了具体的行政管理与责任制度。

2. 中国古代医药管理制度

古代药政管理始于周朝，建立了一整套医药行政管理组织和考核制度。《周礼·天官冢宰》记载："医师掌医之政令，聚毒药以供医事。凡邦之有疾病者、疡伤者造焉，则使医分而治之。岁终则稽其医事，以制其食，十全为上，十失一次之，十失二次之，十失三次之，十失四为下。"这里所说的医师，为众医之长，掌管国家医药卫生的行政事务。"医师"之下分设"上士二人，下士四人，府二人，史二人，徒二十人"。士即指食医、疾医、疡医、兽医等人员；府为掌药物、器械人员；史掌文书和医案；徒供役使并看护病人及制药。这里分工明确，人员各司其职，年终由医师考察其医药事务执行优劣情况，以制定人员级别和俸禄。这是中国最早建立的医药管理制度，"府"为最早专司药物管理的专门人员。

3. 中国古代医药行政管理发展

从周朝设立专门管酒的"酒正"和专掌药物事宜的"府"起，历代朝廷设置专门的医药管理机构和人员，掌医药之政令。春秋战国至秦汉时期，由于社会的急剧变革和学术上的百家争鸣，社会经济和科学文化呈现出前所未有的繁荣景象。在"诸子蜂起，百家争鸣"局面影响下，加上医药实践的成就，中医药理论体系和辨证论治原则开始建立并逐渐形成，推动医药管理制度不断发展完善。

秦汉王朝设太医令和太医丞掌握医药之政令。"药丞、方丞各一人"，药丞主药，方丞主药方。还有本草待诏、医待诏、典领方药、中宫药长、尝药太官等医药职官。南北朝至隋唐时期，在太医署下设立专门的药藏局，出现了专门负责药物收发、存储管理的人员。《通志略十三·职官略第五》记载："药藏郎，北齐门下坊领药藏局，有监、丞各二人，侍药四人。隋如齐之制。唐药藏局有郎二人，丞二人。郎掌和剂、医药之事、丞贰之。"唐太医署既是国家最高医疗机构，又是医学教育机构，由行政管理、教学、医疗、药工等四部分人员组成。《旧唐书·卷四十四·官职·三》记载："太医署，令二人，丞二人，府二人，史四人，主药八人，药童二十四人，医监四人，药园师二人，药园生八人。太医令掌医疗之法，丞为之二。……诸医药博士一人，助教一人，药师二十人。博士掌以医术教授诸生。"唐朝医药管理机构及人员分工细化，职责明确。

宋代，医药管理组织进一步发展，设立翰林医官院，为能加强医药管理，改进太医局管理体制，该院专管医之政令和医疗事务，并设专管药政的机构"御药院""尚药局"，御药院保管国内外进献的珍贵药物，专为皇室贵族服务。尚药局为最高的药政机构。太医局专管医药教育。宋代的医药管理体制改革，是在唐、宋社会经济和城市工商业日益繁荣的基础上，为适应社会变革要求而产生的。北宋王安石变法，推行新政，按"市易法"设立了国家的药物贸易机构——"官药局"，后改为"太平惠民局"，这是我国历史上最早的国家药局，使药物管理纳入国家法制管理的范围，由国家控制药物贸易，实行专营，制止商人投机，对制药实行监管。宋·周密《癸辛杂识·别集上》记载：和济惠民药局，当时制药有官，监造有官，监门又有官，药药成。分之内外，凡七十局，出售则又各有监官。皆以选人经任者为之，谓之京局官，皆为异时朝士之储，悉属之太府寺。其药价比之时直损三之一，每岁糜户部缗钱数十万，朝廷举以偿之，祖宗初制，可谓仁矣。"药局"的创办，颁布了药物标准《太平惠民和剂局方》（简称《局方》），推行了成药，降低了药价，对人民的身体健康和疾病的救治、药物的贸易发展都产生了很大的作用。在药事管理发展史上，其制定的管理措施，如药物标准《局方》、药物生产监管与卖药轮值制度、药物质量检查制度等，其作用巨大，影响深远，尤其是其专卖制度。宋代还曾以法律形式规定了医生的职业道德及医疗事故的责任，凡利用医药诈取财物者，以匪盗论处；庸医误伤致人死命者，以法绳之；主管官员不恤下属病苦者，亦予惩处。

元、明、清时期，医药管理机构与医药制度有了一些新的发展。元代朝廷除设有御药院、典药局管理机构，为皇室贵族修制御用药物及和剂外，还设置有面向民间的药政机构（广惠司、广济提举司、大都惠民局、回回药物院等）。"掌修合药饵，以施贫民"；"大都、上都回回药物院二，秩从五品，掌回回药事。"明初置医学提举司，洪武三年（1370 年）在太医院设惠民药局、生药库，有大使一人，副使一人。其职责为："凡药，辨其土宜，择其良楛（楛：恶也，劣也），慎其条制而用之。四方解纳药品，院官收储生药库，时其燥湿……礼部委官一员稽察之。"清朝设太医院，"置院使、左右院判各一员，御医十员，吏目二十员，俱属礼部职，专诊视疾病，修合药饵之事"。"凡药材出入隶礼部"。清朝在医药管理制度上，以刑律代罚比前代更为严厉，对开方配药有错者，处以笞杖之刑；医生误用针、药而使病人致死的，命其他医生来辨认方药、穴位，如属无意致害者，则以过失杀人论处，罚其不准行医；故意用假药治病以诈取他人财物者，则以盗窃论处；如因故意用假药致人而死或因事故用药杀人，则处以死刑。并且规定，未经官方许可而行医用药者，处以罚款。对太医院用药管理，"凡烹调御药，本院官请脉后开方，具本奏明同内臣监视，每二服合为一服，候熟分贮二器，本院官先尝之，次内臣尝之，其一器进御"。太医院内设专司药品加工的"切割医生"。使医药分工日趋完善。

4. 中国近代药事管理

鸦片战争前后的中国，烟毒泛滥，清政府多次下令查禁鸦片入口，但烟毒反而愈演愈烈。中国近代的药品管理受当时政治、经济的影响，清政府在 1840 年鸦片战争之后对药政管理处于失控的状态，国外大量化学原料药源源不断地输入中国。

民国时期的药政管理，明令禁止种植和吸食鸦片，在内务部下设卫生司，主管医药行政，由第四科主办药政管理。当时药政管理主要工作是：①审定、认可药剂士资格，发给或取消药剂士执照，对药剂士业务进行监督；②药商的呈报登录及取缔；③监督制药厂；④药品、毒剧品的核查及限制贩卖事宜；⑤调查方药等。1927 年国民党中央政府成立后，照搬美国行政管理的模式，药政管理由卫生署内设医政科办理，1947 年恢复建立卫生部后曾公布建立药政司。国民政府药政管理工作的主要内容：①1930 年的卫生部颁布《中华药典》，它以《美国药典》1926 年版为蓝本，参考《英国药典》和《日本药局方》等组织编订而成，收载药物 718 种。先后影印七次，未作任何修订。②公布了一批药政法规：《药师暂行条例》（1929 年），《管理药商规则》（1929 年），修正《麻醉药品管理条例》（1929 年），修正《管理成药规则（1930 年）》，《细菌学免疫学制品管理规则》（1937 年），《药师法》（1944 年 9 月）。③设立药品检验机构。1932 年在全国经济委员会设中央卫生设施处，1933 年改称卫生实验处，负责卫生实验及药品检验工作；1947 年在卫生部下设药品食品检验局。

5. 新中国药事管理

（1）初创时期 药事管理工作从新中国成立就受到重视。新中国建立初期，中央人民政府建立了卫生部，国家制定了保护人民身体健康，发展医药卫生事业的方针政策，确定了"预防为主，面向工农兵，团结中西医工作者"的卫生工作原则，统一全国医药卫生人员的思想，办好全国卫生医药事业。确定制药工业方针，以原料药为主，制剂为辅，对中药应有重点、有计划地进行整理。颁布药品管理的行政法规，如《关于严禁鸦片烟毒的通令》《管理麻醉药品暂行条例》《管理麻醉药品暂行条例实施细则》《中国药典》等。

药事管理组织机构逐步建立。卫生行政部门设立药政管理机构，1950 年中央卫生部医政局设置药政处；1953 年改为药政司，各省级卫生行政部门设药政处，负责国家各级药政管理工作。组建全国药品检验机构，1950 年卫生部接管原设置在上海的药品、食品检验局，组建卫生部药品检验所，并设立生物制品检定所。1954 年全国各省级卫生行政部门均组建省级药检所。至 1956 年，部分地、县设立了药检所，全国药品检验机构系统逐步建立。

国家药品生产经营管理机构成立。1952 年 9 月政务院财经委员会批准轻工部设立医药工业处，管理医药生产。1952 年 11 月经政务院批准轻工部医药工业处改为医药工业管理局。1956 年医药工业管理局划归化工部；1958 年改为医药司。1954 年 4 月，政务院财经委员会批准组成国家医药工作委员会、中药管理委员会，由卫生部副部长苏井观任主任委员，协调全国医药管理工作，分工负责，加强联系。

（2）调整发展时期　20世纪50年代后期药事管理工作步入调整发展时期，国家成立药品质量小组，加强药政管理工作，出台了一系列药品监督管理的行政法规，如《药品新产品管理办法》（1956年），第一次明确了新药的定义和新药临床、生产审批的具体要求；《关于药品宣传工作的几点意见》，对药品宣传的内容和原则作出了规定，宣传内容必须实事求是，不得夸大，并须经省级卫生行政部门审查批准。

改革开放后，恢复和建立药事管理行政法规，1978年7月起，国务院先后批转卫生部《药政管理条例（试行）》，颁布了《麻醉药品管理条例》；卫生部、国家医药管理总局制定颁发《新药管理办法（试行）》、《医疗用毒药、限制性剧药管理规定》（1979年）、《药品标准工作管理办法》（1980年）、《医院药剂工作条例》（1981年）等一系列药政管理文件，使我国药政管理工作得到恢复和加强，这些行政文件的颁布实施，为中国药事管理工作走上依法管理的轨道奠定了基础。国家有关部门开始组织起草《药品管理法》（草案）。并开展了药品生产企业的摸底和整顿，加强对医院制剂室的管理，下达了《医院药剂工作条例》。

（3）法制化时期　1984年9月20日第六届全国人民代表大会常务委员会第七次会议审议通过了《药品管理法》，自1985年7月1日起施行。依据《药品管理法》，国务院先后发布了《麻醉药品管理办法》（1987年11月）、《医疗用毒性药品管理办法》和《精神药品管理办法》（1988年12月）、《放射性药品管理办法》（1989年4月）等法规，国家对特殊管理的药品实行特殊的监管措施。卫生部作为《药品管理法》的行政执法主管部门，依据《药品管理法》制定发布了一系列配套文件：《中华人民共和国药品管理法实施办法》（1989年2月）、《新药审批办法》（1985年7月）、《新生物制品审批办法》（1985年9月）。从1985年10月1日起，全国实行新药统一审批的管理办法、《药品广告管理办法》、《药品监督员工作条例》、GMP、《医院药剂管理办法》。到20世纪80年代末，以《药品管理法》为核心的药品监督管理法规体系基本形成，强化了国家对药品研究、生产、流通、使用过程的监管，推动了药事管理法制化进程。

2001年2月28日，《药品管理法》由中华人民共和国第九届全国人民代表大会常务委员会第二十次会议修订通过，2000年下发《关于城镇医药卫生体制改革的指导意见》（国办发〔2000〕16号），全面推进实施城镇职工基本医疗保险制度改革、医疗卫生体制改革、药品生产流通体制改革，对医药卫生体制改革中的药品生产、经营、使用、价格等管理提出要求。2009年发布《中共中央国务院关于深化医药卫生体制改革的意见》，对建立国家基本药物制度、规范药品生产流通等提出要求。2013年12月28日第十二届全国人民代表大会常务委员会通过了对《药品管理法》的修改。

（二）国外药事管理发展史

世界各国在经历了曲折复杂的药学实践经验教训的基础上，特别是欧美等西方发达国家在20世纪经历了多次药物性灾难事件的悲剧后，对药品加强监督管理，并不断完善药事法规的建设。世界卫生组织（WHO）对有些管理经验进行推荐，得到普遍推广，成为药事管理的国际惯例。

1. 美国药事管理法制化发展

（1）法律法规的建立和完善 早在 1906 年美国国会就通过了《联邦食品和药品法》，由美国农业部化学局负责执行，这是第一部联邦药事法。20 世纪 30 年代（磺胺酏剂中毒事件）和 60 年代（反应停事件）发生的两次用药悲剧事件，促使美国国会进一步修订、修改药品法案。

第一部联邦药事法出台后，经过了不断的修正和完善。1911 年 Sherley 修正案取缔在专利药品标识上的欺骗性。1933 年，Tugwell 法案被国会通过，建立了更强有力的确保医疗器械和药品安全的法规。1938 年，通过《联邦食品、药品和化妆品法》，使食品、药品的管理更趋完善。同时，使化妆品和医疗器械的管理首次列入法规。1941 年，修正案增加了对每一批生产的胰岛素的安全性和疗效鉴定。1946 年，修正案补充了对青霉素的安全性和疗效鉴定。1951 年，Durham - Humphray 修正案对处方药和非处方药进行了划分。1953 年，修正案明确规定了 FDA 的检查职能。1954 年，杀虫剂修正案通过。1958 年，食品添加剂修正案通过。1962 年发生"反应停"事件，Kefauver Harris 药品修正案通过，要求药品上市不仅要有效，还需安全。1966 年，FDA 组织评价 1938 年至 1962 年上市药品的有效性。1972 年，FDA 开始评价非处方药（OTC）药品。1976 年，医疗器械修正案通过。1980 年，婴儿营养食品法颁布。1983 年，珍稀药品法通过。1992 年，新药加速审批规定出台。美国的《食品、药品和化妆品法》也有不断的发展和完善。1962 年《药品修正案》进一步授权 FDA 在所有药品上市之前，要求生产者提供有效性和安全性的证据，并可命令有危险性的药品立即撤出市场。1976 年，《医疗器械修正案》授权 FDA 取缔有危害性的医疗器械，医疗器械在上市前必须证明其安全性。1994 年底，美国国会通过了"关于饮食补充剂"（Dietary Supplement）的法律，为天然草药制品进入美国市场打开了方便之门。

为了满足患者用药需要，美国针对管理中的现实情况，通过法律程序，支持制药企业的研究开发，使美国的药品管理法律不断完善，并形成国际上公认的科学的药品管理法律制度。1983 年国会通过《罕见病药物法案（Orphan Drug Act）》（也称为《孤稀药品法》），该法案同意每年拨款 1200 万美元作为临床研究基金，鼓励药品研究组织与制药公司将注意力集中在少见病患者身上，开发罕见病药品。1984 年颁布《价格竞争和专利期恢复法案》，主要为了增进制药工业的竞争和降低药价，以利于消费者。1987 年颁布《处方药销售法》，禁止处方药从合法渠道转向非法渠道的销售；1992 年颁布《处方药使用申请税法》，要求药品及生物制品制造商支付申请的附加费。1992 年 FDA 关于新药优先加快审批的规定出台。1994 年国会通过《食品补充剂卫生及教育法案》，建立起对食品补充剂标签的规定。

（2）管理组织的建立和完善 FDA 最初隶属于农业部，1940 年，FDA 从农业部转到新成立的保护公众健康的联邦安全机构，后者又于 1953 年并入健康、教育部和福利部（HEW）。1979 年，美国国会通过法案将 HEW 中的教育部分离出来成立教育部，余下部分，其中包括 FDA，改名为健康和人类服务部（HHS）。1988 年，国会肯定了 FDA 有效地保护了公众的健康，并认为其存在和重要地位应得到保护，其独立性和完整性应加强，以利于公众的健康。该法令提出 FDA 局长由总统直接任命。FDA 下设 7 个办公室和 5 个业务管理中心，以及一个地区业务系统，共有人员近 8000 人，其中 1/2 在本部，1/2 在其他地区工作。

FDA 的执行活动大致有三种：分析、监督和纠正。大多数分析工作是预防性的，在新产品上市过程中起到清理作用，他们复审新的药品、食品添加剂、兽药和生物制品有关文献和试验结果，并与有关的咨询委员会进行商讨。FDA 的地区办公室则负责化验市售的药品，以保证他们符合 FDA 的标准。发生违法事件，如发现伪劣或违标产品时，FDA 有权依法予以处理。

世界各国对药品管理的程序、管理体制等都在参考借鉴其科学规范的先进经验，特别是在药品生产管理规范制定实施方面，美国为各国提供了学习借鉴的模式，成为其他国家与国际惯例接轨的一个重要文件。

2. 欧洲及英国药事管理发展

（1）药事管理法起源　中世纪（5 世纪～17 世纪）意大利西西里统治者佛莱德立克二世于 1224 年公布第一个正式的药事管理法令，该法令规定：①药学职业从医学职业中分离出来；②官方要监督药学实践；③用誓言保证制备可靠的药品，这些药品是根据熟练的技术制备的，有均匀、一致的质量。这三条对欧洲及英国药事管理立法产生了重要的影响，使近代欧洲及英国的药事法管理制度不断完善。

13 世纪开始，欧洲的医院逐渐从宗教垄断控制中脱离，置于国家市政当局的领导下，药学作为卫生事业的一部分，属政府管理。随着医学的发展和药物数量品种的增加，产生了药房，专门配制药物和发售药物，推动了药学的发展，由此产生了药学方面的专家，医师和药师的分业开始出现。佛莱德立克二世法令适应了这一社会发展，从立法上确定了药学职业从医学职业中分离出来。"官方要监督药学实践"为近现代国家依法加强药品管理奠定了法律基础，如意大利热亚那市于 1407 年制定发布的药师法，对药师的职责等问题作了规定，从法律上加强对药学实践过程的管理。中世纪以后欧洲各国政府以国家名义制定国家药品标准，为保证药品质量"均匀、一致"打下了技术管理的法律基础，使欧洲各国纷纷制定《药典》，实施标准化管理。如 1499 年的《佛洛伦斯药典》、1546 年的《纽伦堡药典》、1618 年作为第一版大不列颠王国全国性药典的英国《伦敦药典》等在欧洲都曾产生过重大影响。

（2）英国药事法发展　受中世纪欧洲药事法制度的影响，英国很早就通过制定药事法律管理药品及其实践。17 世纪早期成立的伦敦药剂师协会于 1841 年转变为大英药学会，即英国皇家药学会，该学会提出了控制毒药零售供应的法规和药剂师注册的规定。1859 年，英国议会制定通过了《药品、食品法规》，明确了对"商人制造出售掺假药物者须给予严厉惩罚"。同年对英国药典的出版作了法律的规定。1925 年在治疗药物法规中提出了对"生物制品"管理的要求，这个法规还规定了对药品生产者的登记注册及对审批产品制度和质量的检查。1933 年英国制定了《药房和毒药管理法规》，加强了有关药品毒性的管理。1961 年因孕妇服用"反应停"而导致畸胎事件，英国也深受其害。这一教训引起社会广泛关注，从政府到公众都认识到制定法规加强药品管理的重要性。英国医学顾问委员会建议政府成立专家委员会复审新药，并提出了对新药毒性问题的看法。1963 年英国卫生部成立了药物安全委员会。同时建议应有一项新法规，对药物安全委员会的工作给予法定支持，并对所有（英国）颁布的有关药品管理的法规进行一次清查检查。鉴于药品管理的实际情况，1968 年英国议会颁布了《药品法》（也称作《1968 年药品法》)。除了麻醉药品另有法律外，该法包括了英国药政管理各个方面的内容。

政府任命药品"检查员"。英国在医、药分化成独立的职业前，主要由医生负责药品的调配与管理。1540 年英国任命四名伦敦医生为检查员，受命对"药商、药品和原料"进行检查，以保护消费者免受不法药商的欺骗。随着草药、香料、调味品贸易的发展，香料商发展了独特的手艺而成为药剂师，以及由炼金术士发展为化学师并转化为药师的演变。1545 年英国通过法律提出药剂师应具备草药使用和管理知识经验的要求。1617 年创立形成伦敦药剂师技艺协会，由此时起，在医生任"检查员"对"药商、药品和原料"进行检查的过程中，开始有药剂师协会的代表参加。

3. 日本药事管理的发展

日本药事管理的法规起源于 19 世纪，1847 年颁布的"医务工作条例"为第一个法规，这个法规主要明确了调剂的原则，对医师调配药品作了规定。1884 年制定了"医药条例"；1925 年制定了《药剂师法》，它是从"医药条例"中分出来的，后发展成为 1943 年的旧《药事法》，1948 年对旧《药事法》作了进一步的修订。这次修订的药事法包括了对化妆品和医疗用具的管理。"反应停事件"促使日本厚生省在 1967 年采取了严格审批新药上市，实行药品再评议以及制药企业有义务向国家管理当局提供药品副作用情报等措施，加强对药品管理。20 世纪 60 年代在日本发生了 Smon（斯蒙）病例，引起成千上万人患亚急性脊髓视神经炎，死亡人数达到约 400 人。"Smon 事件"再一次给各国药品行政管理带来冲击，强化药事法建设再次引起日本各有关方面关注。1977 年 12 月厚生省药物局颁布了《药品副作用受害救济制度试行草案》，并对《药事法》进行修订。1978 年 7 月，日本厚生省发表了《药事法》修改要点后，于 1979 年 8 月作为政府提案向第八十八届国会提出，并于 9 月 7 日国会通过《药事法》修订案，一年后开始施行。这次修订法案进一步明确药事管理的目的是：确保药品的质量、有效性、安全性。

《药事法》《药剂师法》《麻醉药品控制法》《阿片法》《大麻控制法》《兴奋剂控制法》等为日本主要的药事管理法律。

第四节　药事监管组织

为保障人体用药安全，药事管理有法可依是前提，谁来立法和执法是关键，必须有完整的监管组织体系，主要由药品行政监督管理组织体系和技术监督管理组织体系两部分组成。该体系从药品管理法律法规的建设、技术监督的实施，保障药品符合一系列的标准，在规定的范围内保证用药者的安全。

一、药品行政监管组织体系

药品行政监管组织是指管理药品及药学企事业组织的政府行政机构（各级药品监督管理部门），其功能是代表国家以法律授予的权力，对药品、药学企事业组织和药事活动进行管理、监督和控制，对药品运行全过程的质量进行严格监督，保证向社会提供合格药品，保证国家意志的贯彻执行，依法处理违反药品管理法律、法规和规章的行为。

药品监督管理行政机构介绍如下:

药品行政监督管理机构可分为:国家级、省(自治区、直辖市)级、市(地)级和县(市)级。

1. 国家食品药品监督管理局(CFDA)

CFDA 是中华人民共和国国务院正部级直属机构,成立于 2013 年 3 月 22 日,取代了原国家食品药品监督管理局和国务院食品安全委员会办公室。

(1)主要职责

① 负责起草食品(含食品添加剂、保健食品,下同)安全、药品(含中药、民族药,下同)、医疗器械、化妆品监督管理的法律法规草案,拟订政策规划,制定部门规章,推动建立落实食品安全企业主体责任、地方人民政府负总责的机制,建立食品药品重大信息直报制度,并组织实施和监督检查,着力防范区域性、系统性食品药品安全风险。

② 负责制定食品行政许可的实施办法并监督实施。建立食品安全隐患排查治理机制,制定全国食品安全检查年度计划、重大整顿治理方案并组织落实。负责建立食品安全信息统一公布制度,公布重大食品安全信息。参与制定食品安全风险监测计划、食品安全标准,根据食品安全风险监测计划开展食品安全风险监测工作。

③ 负责组织制定、公布国家药典等药品和医疗器械标准、分类管理制度并监督实施。负责制定药品和医疗器械研制、生产、经营、使用质量管理规范并监督实施。负责药品、医疗器械注册并监督检查。建立药品不良反应、医疗器械不良事件监测体系,并开展监测和处置工作。拟订并完善执业药师资格准入制度,指导监督执业药师注册工作。参与制定国家基本药物目录,配合实施国家基本药物制度。制定化妆品监督管理办法并监督实施。

④ 负责制定食品、药品、医疗器械、化妆品监督管理的稽查制度并组织实施,组织查处重大违法行为。建立问题产品召回和处置制度并监督实施。

⑤ 负责食品药品安全事故应急体系建设,组织和指导食品药品安全事故应急处置和调查处理工作,监督事故查处落实情况。

⑥ 负责制定食品药品安全科技发展规划并组织实施,推动食品药品检验检测体系、电子监管追溯体系和信息化建设。

⑦ 负责开展食品药品安全宣传、教育培训、国际交流与合作。推进诚信体系建设。

⑧ 指导地方食品药品监督管理工作,规范行政执法行为,完善行政执法与刑事司法衔接机制。

⑨ 承担国务院食品安全委员会日常工作。负责食品安全监督管理综合协调,推动健全协调联动机制。督促检查省级人民政府履行食品安全监督管理职责并负责考核评价。

⑩ 承办国务院以及国务院食品安全委员会交办的其他事项。

(2)内设机构　根据上述职责,CFDA 设 17 个内设机构:

① 办公厅。负责文电、会务、机要、档案、督查等机关日常运转工作,承担政务公开、安全保密和信访等工作。

② 综合司(政策研究室)。承担国务院食品安全委员会办公室日常工作,以及有关部门和省级人民政府履行食品安全监督管理职责的考核评价工作。研究食品、药品、医疗器械、化妆品监督管理重大政策,起草重要文稿。

③ 法制司。组织起草法律法规草案和规章，承担规范性文件的合法性审核工作，承担行政执法监督、行政复议、行政应诉等工作。

④ 食品安全监管一司。掌握分析生产环节食品安全形势、存在问题并提出完善制度机制和改进工作的建议，督促下级行政机关严格依法实施行政许可、履行监督管理责任，及时发现、纠正违法和不当行为。

⑤ 食品安全监管二司。掌握分析流通消费环节食品安全形势、存在问题并提出完善制度机制和改进工作的建议，其余同食品安全监管一司。

⑥ 食品安全监管三司。承担食品安全统计工作，分析预测食品安全总体状况，组织开展食品安全风险预警和风险交流。参与制定食品安全风险监测计划，并根据该计划开展食品安全风险监测。

⑦ 药品化妆品注册管理司（中药民族药监管司）。严格依照法律法规规定的条件和程序办理药品注册和部分化妆品行政许可并承担相应责任，优化注册和行政许可管理流程，监督实施药物非临床研究、药物临床试验质量管理规范、中药饮片炮制规范，实施中药品种保护制度。

⑧ 医疗器械注册管理司。严格依照法律法规规定的条件和程序办理第三类、进口医疗器械产品注册并承担相应责任，优化注册管理流程，组织实施分类管理，监督实施医疗器械质量管理规范。

⑨ 药品化妆品监管司。掌握分析药品、化妆品安全形势、存在问题并提出完善制度机制和改进工作的建议，其余同食品安全监管一司。承担放射性药品、麻醉药品、毒性药品及精神药品、药品类易制毒化学品监督管理。组织开展药品不良反应监测、再评价。

⑩ 医疗器械监管司。掌握分析医疗器械安全形势、存在问题并提出完善制度机制和改进工作的建议，其余同食品安全监管一司。组织开展医疗器械不良事件监测、再评价。

⑪ 稽查局。组织查处重大食品药品安全违法案件，指导和监督地方稽查工作，规范行政执法行为，推动完善行政执法与刑事司法衔接机制。监督问题产品召回和处置。指导地方药品、医疗器械、保健食品广告审查工作。

⑫ 应急管理司。推动食品药品安全应急体系建设，组织编制应急预案并开展演练，承担重大食品药品安全事故应急处置和调查处理工作，指导协调地方食品安全事件应急处置工作。

⑬ 科技和标准司。组织实施食品药品监督管理重大科技项目，推动食品药品检验检测体系、电子监管追溯体系和信息化建设。拟订食品药品检验检测机构资质认定条件和检验规范并监督实施。组织拟订药品、医疗器械、化妆品标准以及直接接触药品的包装材料和容器产品目录、药用要求、标准，参与拟订食品安全标准。

⑭ 新闻宣传司。拟订食品安全信息统一公布制度，承担食品药品安全科普宣传、新闻和信息发布。

⑮ 人事司。承担机关和直属单位的人事管理、机构编制、队伍建设、培训工作。拟订并完善执业药师资格准入制度，监督和指导执业药师注册工作。

⑯ 规划财务司。拟订食品药品安全规划并组织实施。承担机关和直属单位预决算、财务、国有资产管理及内部审计。

⑰ 国际合作司（港澳台办公室）。组织开展食品药品监督管理的国际交流与合作，

以及与港澳台地区的交流与合作。机关党委，负责机关和在京直属单位的党群工作。离退休干部局，负责机关离退休干部工作，指导直属单位离退休干部工作。

2. 省（自治区、直辖市）药品监督管理部门

省（自治区、直辖市）药品监督管理部门是省级人民政府的工作部门，负责本行政区域内的药品监督管理工作，并对省级以下药品监督管理机构实行业务管理。

（1）省级食品药品监督管理行政机构的设置　省、自治区、直辖市食品药品监督管理局（以下简称省药品监督管理局），为同级人民政府的工作部门。省药品监督管理局的主要职责是，领导省以下药品监督管理机构，履行法定的食品药品监督管理职能。地（州、盟）、地级市根据工作需要，设置食品药品监督管理局，为同级人民政府的工作部门（2000 年是省级食品药品监督管理局的直属下级机构，到 2008 又划归同级人民政府，但有个别省份未进行变更）。直辖市及较大城市所设的区，根据工作需要，可设药品监督管理分局，为上一级药品监督管理机构的派出机构。药品监督管理分局的主要职责是，在上一级药品监督管理机构的领导下，负责本行政区域内药品监督管理工作，领导下属机构开展药品监督管理业务。药品监督管理任务重的县（市），根据工作需要设置药品监督管理分局。

（2）省药品监督管理部门的主要职责

① 在辖区内执行《药品管理法》《药品管理法实施条例》及相关法规、规章；

② 依法对辖区内药品、医疗器械实施监督管理；

③ 核发《药品生产许可证》《药品经营许可证》《医疗机构制剂许可证》；

④ 对辖区内药品和特殊管理药品的生产、经营、使用进行监督及监督抽验；

⑤ 审查批准药品广告；

⑥ 对辖区内违反《药品管理法》及相关法规的行为进行调查，决定行政处罚；

⑦ 组织培训辖区内的药品监督管理干部。

下面以江西省和北京市食品药品监督管理局为例，看其组织架构和职责划分。

（1）江西省食品药品监督管理局　内设机构：办公室、综合与应急管理处、法制监督与新闻宣传处、食品生产监管处、食品流通监管处、餐饮服务食品监管处、保健食品监管处、药品化妆品注册管理处、药品化妆品生产监管处、药品化妆品流通监管处、医疗器械监管处、科技与标准监督处、人事处、规划财务处、直属机关党委、监察室、受理中心、后勤中心。

主要职责：

① 贯彻执行食品（含食品添加剂、保健食品，下同）安全及药品（含中药、民族药，下同）、医疗器械、化妆品监督管理的法律法规，拟订政策规划，起草地方性法规规章，推动建立落实食品安全企业主体责任、地方政府负总责的机制，建立食品药品重大信息直报制度，并组织实施和监督检查，着力防范区域性、系统性食品药品安全风险。

② 负责食品行政许可的监督实施。建立食品安全隐患排查治理机制，制定全省食品安全检查年度计划、重大整顿治理方案并组织落实。负责建立食品安全信息统一公布制度，公布重大食品安全信息。参与制定食品安全风险监测方案、食品安全标准，根据食品安全风险监测方案开展食品安全风险监测工作。

③ 负责监督实施国家药典等药品和医疗器械标准、分类管理制度，负责监督实施药品和医疗器械研制、生产、经营、使用质量管理规范。负责药品、医疗器械注册并监督检查。建立药品不良反应、医疗器械不良事件监测体系，并开展监测和处置工作。组织实施执业药师资格准入制度，指导监督执业药师注册工作。参与制定国家基本药物目录，配合实施国家基本药物制度。负责贯彻实施化妆品监督管理办法。

④ 负责制定全省食品、药品、医疗器械、化妆品监督管理的稽查制度并组织实施，组织查处重大违法行为。建立问题产品召回和处置工作机制并监督实施。

⑤ 负责食品药品安全事故应急体系建设，组织和指导食品药品安全事故应急处置和调查处理工作，监督事故查处落实情况。

⑥ 负责制定食品药品安全科技发展规划并组织实施，推动食品药品检验检测体系、电子监管追溯体系和信息化建设。

⑦ 负责开展食品药品安全宣传、教育培训、国际交流与合作。推进诚信体系建设。

⑧ 指导各地食品药品监督管理工作，规范行政执法行为，完善行政执法与刑事司法衔接机制。

⑨ 承担省食品安全委员会日常工作。负责食品安全监督管理综合协调，推动健全协调联动机制。督促检查设区市政府履行食品安全监督管理职责并负责考核评价。

⑩ 承办省政府以及省食品安全委员会交办的其他事项。

（2）北京市食品药品监督管理局·根据《中共北京市委办公厅北京市人民政府办公厅关于印发〈北京市食品药品监督管理体制改革方案〉的通知》（京办发〔2013〕19号）和《北京市人民政府办公厅关于设立北京市食品药品监督管理局的通知》（京政办发〔2013〕39号），设立北京市食品药品监督管理局。

内设机构：办公室、综合协调处（对外交流合作处）、法制处（研究室）、食品生产监管处、食品流通监管处、食品市场监管处、餐饮服务监管处、药品注册处、药品生产监管处、医疗器械注册和监管处、药品医疗器械市场监管处（广告审批处）、保健食品化妆品注册和监管处、应急管理处（医药物资储备管理处）、风险监测处、科技和标准处（信息管理处）、新闻宣传处、人事教育处（离退休干部处）、财务处（审计处）。

主要职责：

① 贯彻落实国家关于食品药品监督管理的法律、法规、规章和政策，拟订本市相关地方性法规草案、政府规章草案、政策和规划，并组织实施。

② 负责组织实施食品行政许可和监督管理。建立食品安全隐患排查治理机制，制定食品安全检查年度计划、重大整顿治理方案并组织落实。实施食品安全信息统一公布制度，公布重大食品安全信息。会同有关部门制定并组织实施食品安全风险监测计划，参与制定食品安全标准。

③ 依法负责药品、医疗器械、保健食品、化妆品的注册和监督管理。组织并监督实施药品、医疗器械、保健食品、化妆品标准以及药品、医疗器械分类管理制度。组织并监督实施药品和医疗器械研制、生产、经营、使用质量管理规范。组织开展药品、化妆品不良反应和医疗器械不良事件监测、处置工作。配合实施国家基本药物制度。

④ 负责监督实施中药材生产质量管理规范，制定并实施中药饮片炮制规范，组织实施中药品种保护制度。

⑤ 负责药品、医疗器械、保健食品广告的审批及监督管理。负责互联网药品信息服务和药品、医疗器械交易服务的资格审批及监督管理。

⑥ 负责执行执业药师资格准入制度，组织实施执业药师注册工作。

⑦ 负责组织实施食品药品监督管理的稽查制度，组织查处重大违法行为。组织实施问题产品召回和处置制度。

⑧ 负责食品药品安全事故应急体系建设，组织和指导食品药品安全事故应急处置和调查处理工作，监督事故查处落实情况。负责医药物资储备管理工作。

⑨ 负责制定食品药品安全科技发展规划并组织实施，推动食品药品检验检测体系、电子监管追溯体系和信息化建设。

⑩ 负责开展食品药品安全宣传、信息发布、教育培训、对外交流与合作。推进诚信体系建设。

⑪ 承担市食品药品安全委员会日常工作。

⑫ 承办市政府及市食品药品安全委员会交办的其他事项。

二、药品技术监管组织体系

药品监督管理工作的技术性很强，在实施行政监督的过程中，必须有技术监督的支撑。药品技术监管组织体系包括国家级药品技术监督机构和药品检验机构。

（一）国家级药品技术监督机构

CFDA 下属单位有中国食品药品检定研究院、国家药典委员会、药品审评中心、药品评价中心、国家中药品种保护评审委员会、食品药品审核查验中心、国家药品不良反应监测中心、医疗器械技术审评中心等。这些机构重点承担日常检验检测、检验技术方法研究、实验动物保种、标准化研究、注册申请技术审评、药品不良反应监测等工作。

（二）药品检验机构

《药品管理法》第六条规定："药品监督管理部门设置或确定的药品检验机构，承担依法实施药品审批和药品质量监督检查所需的药品检验工作。"据此，药品检验机构是法定的技术机构。

中国食品药品检定研究院，是行使国家对药品和生物制品的质量实行审批检验和监督检验职能的法定机构，是全国药品检验的最高技术仲裁机构和全国药品检验所业务指导中心。其主要职责是依照《药品管理法》及有关法规负责全国药品、生物制品（包括进出口药品）质量检定和技术仲裁等。

省、自治区、直辖市药品检验所是省级人民政府药品监督管理部门设置的药品技术监督机构，其主要职责是依照《药品管理法》及有关法规负责本辖区的药品生产、经营、使用单位的药品检验和技术仲裁等。

（三）CFDA 的相关部门

1. 食品安全委员会办公室

CFDA 加挂国务院食品安全委员会办公室牌子。

2. 与农业部的有关职责分工

农业部门负责食用农产品从种植养殖环节到进入批发、零售市场或生产加工企业前的质量安全监督管理，负责兽药、饲料、饲料添加剂和职责范围内的农药、肥料等其他农业投入品质量及使用的监督管理。食用农产品进入批发、零售市场或生产加工企业后，按食品由食品药品监督管理部门监督管理。农业部门负责畜禽屠宰环节和生鲜乳收购环节质量安全监督管理。两部门建立食品安全追溯机制，加强协调配合和工作衔接，形成监管合力。

3. 与国家卫生和计划生育委员会的有关职责分工

① 国家卫生和计划生育委员会负责食品安全风险评估和食品安全标准制定。国家卫生和计划生育委员会会同 CFDA 等部门制定、实施食品安全风险监测计划。CFDA 应当及时向国家卫生和计划生育委员会提出食品安全风险评估的建议。国家卫生和计划生育委员会对通过食品安全风险监测或者接到举报发现食品可能存在安全隐患的，应当立即组织进行检验和食品安全风险评估，并及时向 CFDA 通报食品安全风险评估结果。对于得出不安全结论的食品，CFDA 应当立即采取措施。需要制定、修订相关食品安全标准的，国家卫生和计划生育委员会应当尽快制定、修订。完善国家食品安全风险评估中心法人治理结构，健全理事会制度。

② CFDA 会同国家卫生和计划生育委员会组织国家药典委员会，制定国家药典。

③ CFDA 会同国家卫生和计划生育委员会建立重大药品不良反应事件相互通报机制和联合处置机制。

4. 与国家质量监督检验检疫总局的有关职责分工

① 国家质量监督检验检疫总局负责食品包装材料、容器、食品生产经营工具等食品相关产品生产加工的监督管理。质量监督部门发现食品相关产品可能影响食品安全的，应及时通报食品药品监督管理部门，食品药品监督管理部门应当立即在食品生产、流通消费环节采取措施加以处理。食品药品监督管理部门发现食品安全问题可能是由食品相关产品造成的，应及时通报质量监督部门，质量监督部门应当立即在食品相关产品生产加工环节采取措施加以处理。

② 国家质量监督检验检疫总局负责进出口食品安全、质量监督检验和监督管理。进口的食品以及食品相关产品应当符合我国食品安全国家标准。国家质量监督检验检疫总局应当收集、汇总进出口食品安全信息，并及时通报 CFDA。境外发生的食品安全事件可能对我国境内造成影响，或者在进口食品中发现严重食品安全问题的，国家质量监督检验检疫总局应当及时采取风险预警或者控制措施，并向 CFDA 通报，CFDA 应当及时采取相应措施。

5. 与国家工商行政管理总局的有关职责分工

食品药品监督管理部门负责药品、医疗器械、保健食品广告内容审查，工商行政管理部门负责药品、医疗器械、保健食品广告活动的监督检查。食品药品监督管理部门应当对其批准的药品、医疗器械、保健食品广告进行检查，对于违法广告，应当向工商行政管理部门通报并提出处理建议，工商行政管理部门应当依法作出处理，两部门建立健全协调配合机制。

6. 与商务部的有关职责分工

① 商务部负责拟订药品流通发展规划和政策，CFDA 负责药品流通的监督管理，配

合执行药品流通发展规划和政策。

② 商务部负责拟订促进餐饮服务和酒类流通发展规划和政策，CFDA 负责餐饮服务食品安全和酒类食品安全的监督管理。

③ 商务部发放药品类易制毒化学品进口许可前，应当征得 CFDA 同意。

7. 与公安部的有关职责分工

公安部负责组织指导食品药品犯罪案件侦查工作。CFDA 与公安部建立行政执法和刑事司法工作衔接机制。食品药品监督管理部门发现食品药品违法行为涉嫌犯罪的，应当按照有关规定及时移送公安机关，公安机关应当迅速进行审查，并依法作出立案或者不予立案的决定。公安机关依法提请食品药品监督管理部门作出检验、鉴定、认定等协助的，食品药品监督管理部门应当予以协助。

三、中国药品监督管理组织体系变革

中国药品监督管理组织体系自新中国成立至今发生了 7 次变革，从隶属于卫生部的正处级机构，变革为现今的国务院直属的正部级机构；由主管药品到现今的药品、医疗器械、食品、保健品和化妆品的监督管理。主要的时间节点、机构名称、主要职能、隶属关系见表 1 - 1。

表 1 - 1　中国药品监督机构变革概况

时间	机构名称	职能	隶属
1949	药政处/药政局	药品监督管理	卫生部
1978	国家医药管理总局	统一管理中西药品、医疗器械的生产、供应及使用	国务院（卫生部代管）
1982	国家医药管理局	统一管理中西药品、医疗器械的生产、供应及使用	国家经贸委
1998	国家药品监督管理局	药品、医疗器械监督管理	国务院
2003	国家食品药品监督管理局	药品、医疗器械、食品、保健品、化妆品的监督管理	国务院
2008	国家食品药品监督管理局	职能调整：见《国家食品药品监督管理局主要职责内设机构和人员编制规定》（国办发〔2008〕100号）	卫生部
2013	CFDA	职能调整：见《国务院机构改革和职能转变方案》和《国务院关于机构设置的通知》（国发〔2013〕14号）	国务院

根据第十二届全国人民代表大会第一次会议批准的《国务院机构改革和职能转变方案》和《国务院关于机构设置的通知》（国发〔2013〕14 号），设立 CFDA（正部级），为国务院直属机构。其职能发生了变化，主要如下。

（一）取消的职责

1. 将药品生产行政许可与药品生产质量管理规范认证两项行政许可逐步整合为一项行政许可。

2. 将药品经营行政许可与药品经营质量管理规范认证两项行政许可逐步整合为一项行政许可。

3. 将化妆品生产行政许可与化妆品卫生行政许可两项行政许可整合为一项行政许可。

4. 取消执业药师的继续教育管理职责，工作由中国执业药师协会承担。

5. 根据《国务院机构改革和职能转变方案》需要取消的其他职责。

（二）下放的职责

将以下职责下放到省级食品药品监督管理部门：

1. 药品、医疗器械质量管理规范认证职责。
2. 药品再注册以及不改变药品内在质量的补充申请行政许可职责。
3. 国产第三类医疗器械不改变产品内在质量的变更申请行政许可职责。
4. 药品委托生产行政许可职责。
5. 进口非特殊用途化妆品行政许可职责。
6. 根据《国务院机构改革和职能转变方案》需要下放的其他职责。

（三）整合的职责

1. 将原卫生部组织制定药品法典的职责划入 CFDA。
2. 将原卫生部确定食品安全检验机构资质认定条件和制定检验规范的职责划入 CFDA。
3. 将国家质量监督检验检疫总局化妆品生产行政许可、强制检验的职责划入 CFDA。
4. 将国家质量监督检验检疫总局医疗器械强制性认证的职责划入 CFDA 并纳入医疗器械注册管理。
5. 整合国家质量监督检验检疫总局、原国家食品药品监督管理局所属食品安全检验检测机构，推进管办分离，实现资源共享，建立法人治理结构，形成统一的食品安全检验检测技术支撑体系。

（四）加强的职责

1. 转变管理理念，创新管理方式，充分发挥市场机制、社会监督和行业自律作用，建立让生产经营者成为食品药品安全第一责任人的有效机制。
2. 加强食品安全制度建设和综合协调，完善药品标准体系、质量管理规范，优化药品注册和有关行政许可管理流程，健全食品药品风险预警机制和对地方的监督检查机制，构建防范区域性、系统性食品药品安全风险的机制。
3. 推进食品药品检验检测机构整合，公平对待社会力量提供检验检测服务，加大政府购买服务力度，完善技术支撑保障体系，提高食品药品监督管理的科学化水平。
4. 规范食品药品行政执法行为，完善行政执法与刑事司法有效衔接的机制，加大对食品药品安全违法犯罪行为的依法惩处力度。

第五节　药师与药学服务

药师在保证人群用药安全有效、经济合理方面，履行着重要的职责，发挥着越来越重要的作用。目前，世界上有许多国家都对药学技术人员实行资格准入制度，明确只有取得国家资格并注册的药师才能在相关岗位上执业，这已成为国际惯例。我国执业药师制度虽然起步较晚，但发展迅速。

一、药师

（一）药师的定义

药师（Pharmacist）的定义在不同时代不同国家有着不尽相同的含义。美国的韦氏词典（Webster）将"药师"定义为"从事药学的人"，美国《州药房法》对"药师"的定义是指"州药事管理委员会正式发给执照并准予从事药房工作的个人"。英国《药品法》规定："药师是指领有执照，可从事调剂或独立开业的人。"中国《辞海》定义药师是"指受过高等药学教育或在医疗预防机构、药事机构和制药企业从事药品调剂、制备、检定和生产等工作并经卫生部门审查合格的高级药学人员"。

（二）药师分类

从不同的角度，药师可划分为不同的类别。

1. 根据工作领域的不同进行分类

医院药房药师、社会药房药师、药品生产企业药师、药品销售公司药师、药品研发机构药师、药品监督管理药师。

2. 根据职称的不同进行分类

药师（初级职称）、主管药师（中级职称）、副主任药师和主任药师（高级职称）。

3. 根据所学专业不同进行分类

西药师、中药师、临床药师。

4. 根据是否通过执业药师资格考试和注册

取得《执业药师资格证书》并经注册登记的药师称为"执业药师"。

（三）执业药师的定义

执业药师（Licensed Pharmacist）也称药剂师，或称药师，是负责提供药物知识及药事服务的专业技术人员。执业药师是药物专家，同时是解答市民大众有关药物问题的最适当人选。

（四）国家执业药师资格制度

为不断加强药师队伍建设，提高药师职业道德和业务素质，切实保护人群生命健康，国家建立了执业药师资格制度，并全面推行，对于规范、引导和保障药师行业的发展，促进中国药品生产、经营、使用和管理与国际接轨发挥着重大的作用。

1. 执业药师制度

1994 年 3 月 15 日，人事部、劳动部颁布了《执业药师资格制度暂行规定》，1995年举行了首次执业药师考试、认定和注册，填补了我国执业药师的空白，我国开始了执业药师管理工作。但由于其实施范围的局限性，执业药师资格制度只在药品生产、经营领域施行，执业药师的作用、重要性没有得到足够和广泛的重视，药学技术人员报考执业药师的积极性一度不高。

随着医药管理体制改革的深入，1998 年成立了国家药品监督管理局，把"管理执业药师资格考试和注册工作"作为重要工作之一，揭开了我国执业药师管理工作新的篇章。1999 年 4 月国家人事部和国家药品监督管理局，重新修订了《执业药师资格制度暂行规定》（人发［1999］34 号），规定将原来的执业药师和执业中药师合并为执业药师（分为药学和中药学），并将执业药师的实施范围由药品的生产、流通领域扩大到药品的使用领域。随后相继修订发布了《执业药师资格考试实施办法》《执业药师注册管理暂行办法》《执业药师继续教育管理暂行办法》等一系列规范性文件，逐步形成了规范的执业药师资格考试、注册、继续教育和监督管理的体系，执业药师管理工作取得了突破性的进展。

2. 执业药师资格考试

人事部、CFDA 共同负责执业药师资格考试工作，日常管理工作由 CFDA 负责。《药品管理法》规定具体考务工作委托人事部人事考试中心组织实施。各地对考务工作的领导，明确职责、互相配合、密切协作。

执业药师资格考试日期定为每年 10 月，报名时间定为每年 3 月。

考试科目：药学（中药学）专业知识（一）、药学（中药学）专业知识（二）、药事管理与法规、综合知识与技能四个科目。考试科目中，药事管理与法规、综合知识与技能两个科目为执业药师资格考试的必考科目；从事药学或中药学专业工作的人员，可根据从事的本专业工作，选择药学专业知识（一）、药学专业知识（二）或中药学专业知识（一）、中药学专业知识（二）的考试。考试分四个半天进行，每个科目考试时间为两个半小时。

考试以两年为一个周期，参加全部科目考试的人员须在连续两个考试年度内通过全部科目的考试。免试部分科目的人员须在一个考试年度内通过应试科目。

按照国家有关规定评聘为高级专业技术职务，并具备下列条件之一者，可免试药学（或中药学）专业知识（一）、药学（或中药学）专业知识（二）两个科目，只参加药事管理与法规、综合知识与技能两个科目的考试。①中药学徒、药学或中药学专业中专毕业，连续从事药学或中药学专业工作满 20 年。②取得药学、中药学专业或相关专业大专以上学历，连续从事药学或中药学专业工作满 15 年。

报名参加考试者，由本人提出申请，所在单位审核同意，并携带有关证明材料到当地考试管理机构办理报名手续。考试管理机构按规定程序和报名条件审查合格后，发给准考证，应考人员凭准考证在指定的时间、地点参加考试。党中央、国务院各部门、部队及其直属单位的人员，按属地原则报名参加考试。考场设在省辖市以上的中心城市和行政专员公署所在的城市。

3. 执业药师注册管理

根据人事部、国家药品监督管理局《执业药师资格制度暂行规定》（人发［1999］34 号），为加强执业药师管理，规范执业药师注册工作，国家药品监督管理局在 2000 年 4 月修订颁发了《执业药师注册管理暂行办法》和《执业药师注册管理工作实施意见》，规定执业药师实行注册制度，持有《执业药师资格证书》者，在取得《执业药师注册证》后，方可以执业药师身份执业。执业药师按照执业类别、执业范围、执业地区注册。执业类别为药学类、中药学类；执业范围为药品生产、药品经营、药品使用；执业地区为省、自治区、直辖市。执业药师只能在一个执业药师注册机构注册，在一个执业单位按照注册的执业类别、执业范围执业。

（1）申请执业药师注册的条件　申请人必须同时具备下列条件：

① 取得《执业药师资格证书》；

② 遵纪守法，遵守职业道德；

③ 身体健康，能坚持在执业药师岗位工作；

④ 经执业单位同意。

（2）注册程序　CFDA 为全国执业药师注册管理机构，各省级药品监督管理局为本辖区执业药师注册机构。首次申请人填写《执业药师首次注册申请表》，并按规定提交有关材料；注册机构在收到申请 30 日内，对符合条件者根据专业类别进行注册；在《执业药师资格证书》中的注册情况栏内加盖注册专用印章；发给国家食品药品监督管理部门统一印制的《执业药师注册证》。

（3）再次注册　执业药师注册有效期为 3 年，有效期满前 3 个月，持证者须到原注册机构申请办理再次注册。再次注册必须提交执业药师继续教育学分证明。超过期限，不办理再次注册手续者，其《执业药师注册证》自动失效，并不能再以执业药师身份执业。

4. 执业药师继续教育管理

执业药师接受继续教育，不断提高依法执业能力和业务水平，正确地履行其职责。执业药师继续教育由各省级药品监督管理部门组织实施，由批准的执业药师培训机构承担，教育内容要适应执业药师的实际需要，注重科学性、先进性、实用性和针对性。

（1）继续教育实行项目制　执业药师继续教育项目包括培训、研修、学术讲座、学术会议、专题研讨会、专题调研和考察、撰写论文和专著以及单位组织的业务学习等。继续教育项目分为指定、指导和自修三类。指定项目为国家有关政策法规和职业道德等，是执业药师的必修项目；指导项目为药学或相关专业的新理论、新知识、新技术、新方法等，作为选修项目；自修项目为执业药师自行选定的项目，如参加学术会议，专题考察，撰写论文、专著及单位组织的业务学习等。

（2）继续教育实行学分制　执业药师每年参加继续教育获取的学分不得少于 25 学分，注册期 3 年累计不少于 75 学分，其中指定和指导项目学习每年不得少于 10 学分。

（3）继续教育实行登记制度　登记内容包括：项目名称、内容、形式、学时学分数、考核结果、日期、举办单位等。《执业药师继续教育登记证书》由国家药品监督管理局统一印制，由执业药师本人保存，经考核合格后，由培训机构在证书上登记盖章，并以此作为再次注册的依据。

5. 执业药师的职责

《执业药师资格制度暂行规定》对执业药师的职责做了以下规定。

（1）执业药师必须遵守职业道德，忠于职守，以对药品质量负责、保证人民用药安全有效为基本准则。

（2）执业药师必须严格执行《药品管理法》及国家有关药品研究、生产、经营、使用的各项法规及政策。执业药师对违反《药品管理法》及有关法规的行为或决定，有责任提出劝告、制止、拒绝执行并向上级报告。

（3）执业药师在执业范围内负责对药品质量的监督和管理，参与制定、实施药品全面质量管理及对本单位违反规定的处理。

（4）执业药师负责处方的审核及监督调配，提供用药咨询与信息，指导合理用药，开展治疗药物的监测及药品疗效的评价等临床药学工作。

6. 处罚

（1）对未按规定配备执业药师的单位，应限期配备，逾期将追究单位负责人的责任。

（2）对涂改、伪造或以虚假和不正当手段获取《执业药师资格证书》或《执业药师注册证》的人员，发证机构应收回证书，取消其执业药师资格，注销注册。并对直接责任者根据有关规定给予行政处分，直至送交有关部门追究法律责任。

（3）对执业药师违反本规定有关条款的，所在单位须如实上报，由药品监督管理部门根据情况给予处分。注册机构对执业药师所受处分，应及时记录在其《执业药师资格证书》中的《执业情况》栏内。

（4）执业药师在执业期间违反《药品管理法》及其他法律法规构成犯罪的，由司法机关依法追究其刑事责任。

二、药师职业道德

药师的职业道德直接关系到人群用药安全和生命安危，关系到现代药学事业的发展。加强药师的职业道德建设应作为培养药师的一项重要任务贯穿于整个药学教育和思想教育之中。

（一）职业道德概念

职业道德是整个社会道德的重要组成部分，也是个人道德的重要内容。职业道德是指从事一定职业的人们在职业生活中所应遵循的道德规范以及与之相适应的道德观念、情操和品质。它是人们同社会中其他成员发生联系的过程中逐渐形成和发展起来的。

各行各业人员的行为都应受到法律和道德的约束。而道德不同于法律，它不是靠强制手段来要求人们去服从，而是靠个人的自觉意识，将职业道德作为自己的行为规范，即使没有受到惩罚他也会自觉遵守，如果违背职业道德将受到公众舆论的压力和自我良心的谴责，是对法律没有规定的不好行为的一种自我规范。因此，在不断健全法制的同时，也应重视职业道德建设。

药师执业伦理是药师职业道德的组成部分，反映了药事组织社会责任，涵盖了药品研发、生产、经营、使用、定价、广告、药品检验等过程中药师的社会责任。药师执业伦理主要包括：尊重病人、认真负责、刻苦钻研、廉洁正直、诚实守信、团结协作、文明礼貌。

（二）药学职业道德规范

1. 药学职业道德的基本原则

药学职业道德原则，是从事药品研究、生产、经营、使用和监督管理等药学人员在药学领域活动和实践中应遵循的根本指导原则。由于药学领域的实践都与人民的健康紧密相关，这就决定了药学职业道德的基本原则应是：以病人为中心，为人民防病治病提供安全、有效、经济、合理的优质药品和药学服务，实行人道主义。

2. 药学职业道德规范的基本内容

目前许多国家成文的药学职业道德规范主要是药学会发布的药房药师道德规范或准则。例如，美国药学会制定的《道德准则》（Code of Ethics）；美国药学院协会制定的《药师誓言》（Oath of a Pharmacist）；国际药学联合会（IPF）制定的《药师道德准则》（The Code of Ethics for Pharmacists）。药学职业道德规范是判断药师、药学技术人员行为是非、善恶的标准，是药师、药学技术人员在药事实践中形成的一定道德关系的反映和概括。

药学职业道德规范的基本内容：文明礼貌，遵守社会公德；慎言守密，对工作、对事业极端负责；爱岗敬业，对技术精益求精；团结协作，共同为人民健康服务；坚持社会效益和经济效益并重；遵纪守法，廉洁奉公。

（三）药师的职业道德准则

药师是一个特殊的职业，他同医师一样，与人们的健康和生命有着特殊的关系。因此，为了保证病人的健康和生命安全，特别需要药师有高尚的道德水准。药师的职业道德是调节和正确处理药师与病人或服务对象之间、药师与社会之间以及药师之间关系的行为规范的总和。

1. 药师职业道德准则

药师职业道德准则的基本内容包括 3 个方面：

（1）对药师自身的要求 爱岗敬业，尽职尽责。认真负责，实事求是。尊重科学，精益求精。不为名利，廉洁正直。

（2）对病人、社会的责任 保证质量，满足需求。关爱病人，热忱服务。一视同仁，平等对待。尊重人格，保护隐私。

（3）药师之间的关系 相互尊重，平等相待。团结协作，紧密配合。互相关心，维护集体荣誉。共同努力，发展药学科学。

2. 中国执业药师职业道德准则

执业药师是药学技术人员队伍的重要组成部分，是保证人民用药安全、有效，维护人民身体健康和用药合法权益不可或缺的药学技术力量。执业药师除了应理解和遵守一般性的药学职业道德规范和药师职业道德准则之外，还应遵守与自己的执业活动有关的更具体的道德准则。

2005 年 4 月，将执业药师职业道德建设工作正式提上日程。经过一年多的研究、论证和修改，2006 年 10 月 18 日，中国执业药师协会正式发布实施《中国执业药师职业道德准则》。规定的执业药师职业道德要求共有五项，具体内容如下：①救死扶伤，不辱使命：执业药师应当将患者及公众的身体健康和生命安全放在首位，以自己的专业知识、技能和良知，尽心尽职尽责为患者及公众提供药品和药学服务。②尊重患者，一视同仁：执业药师应当尊重患者或者消费者的价值观、知情权、自主权、隐私权，对待患者或者消费者应不分年龄、性别、民族、信仰、职业、地位、贫富，一律平等相待。③依法执业，质量第一：执业药师应当遵守药品管理法律、法规，恪守职业道德，依法独立执业，确保药品质量和药学服务质量，科学指导用药，保证公众用药安全、有效、经济、合理。④进德修业，珍视声誉：执业药师应当不断学习新知识、新技术，加强道德修养，提高专业水平和执业能力；知荣明耻，正直清廉，自觉抵制不道德行为和违法行为，努力维护职业声誉。⑤尊重同仁，密切协作：执业药师应当与同仁和医护人员相互理解，相互信任，以诚相待，密切配合，建立和谐的工作关系，共同为药学事业的发展和人类的健康奉献力量。

为了更好地贯彻、执行《中国执业药师职业道德准则》，中国执业药师协会于2007年3月又公布实施了《中国执业药师职业道德准则适用指导》，它对执业药师该如何实践准则进行了详细的阐释，共分为七章四十八条，每项职业道德要求都被细化成许多具体的规定。我国执业药师职业道德建设工作的展开，对树立中国执业药师的良好形象，推动医药事业的健康发展具有重大的意义。

三、药学服务

（一）药学服务的定义

药学服务（pharmaceutical care，PC，又译为药学保健、药学监护）由美国的药学专家 Hepler 和 Strand 于1990年定义为："提供负责的药物治疗，获得确定的结果，以改善病人的生活质量。"其特点是无固定服务对象、无固定服务时间、无固定服务场所。这一概念强调的是以人为中心，实现了由过去的"以药物为中心"向"以病人为中心"的转变。将"改善病人生活质量"作为服务的最终目标，在提供药物治疗的过程中，关心病人的心理、行为、经济、职业等社会因素的影响，不单纯把病人看作一个有生命的个体，更是从社会人的角度关注服务对象，从病人身心的全方位进行服务。同时，全程化的药学服务不再是医院药师的专职，而是全社会药师的共同责任。"2000年中国药师周"明确要求，药师应把自己的全部活动建立在以病人服务为中心的基础上，以最大限度地改善病人身心健康为目的，承担起监督、执行、保护病人用药安全、经济、合理、有效的社会责任，这标志着中国倡导药学服务的开始。

许多药学学术团体根据自己的理解，分别给出自己关于药学服务的定义。

美国药剂师协会对药学服务的定义是："药师的任务是提供药学服务。药学服务是直接、负责地提供与药物治疗相关的保健，其目的是达到改善病人生命质量的确切效果。"

美国药学会（AAPS）给药学服务下的定义是："药学服务是一种以病人为中心、面向结果的药学实践，它要求药师与病人以及病人的其他卫生保健提供者协作，以增进健康、预防疾病，以及评价、监测、启动和修改药物疗法的使用，确保药物治疗方案安全和有效。药学服务的目的是在符合实际的经济开支范围内，尽可能改善病人的健康相关生存质量，达到积极的临床结果。"

国内学者认同药学服务的定义为：药学服务是药师应用药学专业知识向公众，含医务人员、病人及其家属，为他们提供直接的、负责任的、与药物使用有关的服务（包括药物选择、药物使用知识和信息），以期提高药物治疗的安全性、有效性与经济性，实现改善与提高病人生活质量的目标。

从以上定义可以看出，药学服务不是少数药师的工作，而是一种新的医院药学工作的服务模式。

药学服务不是临床药学的一个新名词，它是高于临床药学之上的一个重要的新概念，是临床药学发展的新阶段。药学服务与临床药学之间主要的区别在于：药学服务是以病人为中心的主动服务，是注重结果的关心和关怀（care），而临床药学则注重用药过程的服务（service）。

（二）药学服务的内容

药学服务的内容从服务患者，到服务与药物相关的机构，包括药品监管部门，主要内容有：

1. 药物调配供应服务

药品调配是药师为病人提供的最基本、最直接的药学服务工作。药师通过严格审查处方排除药品使用中的配伍禁忌；仔细询问病人的疾病情况和用药史；详细介绍药品知识及药物使用的方法、剂量、不良反应、注意事项等，促进病人合理用药。

2. 药物咨询服务

开设专门的药物咨询服务窗口，解答病人关于药品购买、使用、贮藏、不良反应、禁忌证等各问题；同时其他相关职能部门共同参与，解答来自各方的疑难问题。尤其是全程化的药学服务广泛开展后，药物咨询服务将成为广泛分布在基层的药师最主要也是最重要的任务。

3. 药师临床服务

药师深入临床第一线，参与查房、会诊、抢救、病案讨论等，增强医药间的沟通，帮助临床医师选择治疗药物，指导合理用药，改变临床医师的一些不良用药习惯；向临床推荐和介绍新药及药物信息，及时解答医护人员提出的有关药物治疗、相互作用、配伍禁忌以及药物不良反应等方面的问题，提高医护人员的用药能力。临床药师除了关注药物本身外，更关注病人，通过询问病情、用药史及药物不良反应等情况，建立药历，对药物治疗的全过程进行监护和处理。从科学的角度以病人能够接受的方式向病人宣传合理用药和健康教育知识，逐渐提高病人的自我保健能力，帮助病人理解用药的目的和重点，提高病人用药依从性。

4. 药学科研服务

积极开展药学科学研究，为药学服务提供理论基础。对不同病理（肝、肾功能不全，胃肠道疾病等）、生理（儿童、老年人、肥胖等）状况下的药动学、药物相互作用、时辰药理学、遗传药理学（药物基因组学）等进行深入研究，建立相应的基础数据库。根据疾病特征和药物临床治疗难点，对现有药物疗效进行再评价，并在此基础上拟定新的设计思路，研究更具临床疾病针对性的新药。另外，结合医院用药特征，根据临床用药的特殊需求，及时研制医院制剂，为临床提供迫切需求而市场缺乏供应的医院制剂，补充和完善医院的药物治疗体系。这样不仅可推动医院制剂的发展，还能充分发挥药学人员的专业知识潜能。

5. 药物经济学服务

从经济学的角度出发，结合临床疗效，针对某一药物、或具有某些特性的药物、或某一疾病的药物治疗选择、或具体到某个病人的药物治疗方案，从节约卫生资源、最大化药品使用的社会和经济效益等方面，综合分析评价药物使用的合理性。开展药物经济学服务，可以减轻病人经济负担，减免不必要的用药浪费。

6. 药学信息服务

向药物研制开发者提供疾病变化趋势、药物疗效、新药研究进展等信息；向药品供应商提供药物消耗、市场需求、临床应用变化等信息；向药物使用者提供药物本身特性、药物疗效、不良反应及与饮食间相互作用等信息；向政府管理者提供药物使用人群的安全性、有效性及宏观调控药品市场等方面的信息。

（三）实施药学服务的步骤

药学服务步骤是药师通过对相关数据的收集和整理，提出相应的药学服务计划，在对实际对象的服务过程中针对服务对象的要求开展相关服务，并收集对象的反馈信息，加以分析，不断改善服务水平，也为今后相同的服务问题提供借鉴。

1. 制定药学服务计划

制定药学服务计划是药师更好履行药学服务的首要工作和关键步骤。

（1）相关数据资料的收集　对服务对象的人口统计学资料（姓名、年龄、性别、住址、婚姻状况、家庭成员等）、现病史、既往病史、家族史、诊断、既往和当前用药情况、各种检查报告进行资料收集，并通过服务对象的叙述、医师药师的检查等，掌握个体情况。

（2）数据整理分析　药师对收集到的信息进行整理和分析，寻找和发现需要解决的问题，确定某种临床症状与药物的相关性，如哪些药物可能引发或加重症状，为药学服务设计计划方案提供必要的素材。

（3）制定计划　药师针对产生问题的原因，提出解决问题的方案，并且注意准备多种解决方案，以备选择，比如对药物过敏者，可能要提供多种药物的选择方案等。

2. 执行药学服务计划

药师面对面服务于病人，监测药物治疗过程，了解病人及医护人员的反映，实施必要的干预（如测定血药浓度，调整给药剂量，对发生的药物不良反应采取相应对策，纠正不合理的合并用药等），追踪随访用药结果。

针对不同的疾病类型，通过不同方式实施药学服务，提高药学服务的质量和成效。

药学服务实施过程中要进行临床监测，这是一个系统而连续的过程，包括对药物治疗效果的评价、对预防性药物的使用评价，评价中的关注点不仅是药物对身体的作用，还包括药物对心理和生活质量的影响。

药学服务计划实施的全过程应有详细的记录。药学服务计划实施是动态的过程，执行过程中随时有可能根据病人情况的变化进行修正。药学服务计划因服务对象而异，不存在固定的模式，也没有标准的执行范式。

（四）评价药学服务结果

药学服务的结果是与既定的药物治疗结果联系在一起的，可以用 Hepler 和 Strand 提出的药学服务定义中提到的 4 种结果进行评价，也可以用目前比较流行的 ECHO 模型全面衡量和评价药学服务的价值，包括临床的（clinical）、经济的（economical）和人道主义（humanistic）三方面，是一个综合指标，用来评价药学服务的必要性、过程的合理性和结果的效益性。

（五）信息反馈

对药学服务实施过程中的情况，进行阶段性的总结，并将总结的情况不断反馈，一是为了不断修正和改进服务，二是强化有效的服务过程，使药学服务获得更好的效果。

随着人类对生活质量要求的不断提高，药学的发展也更关注于服务对象的多方面的需求，应充分调动包括医师在内的各级各类工作人员，提高开展药学服务的积极性与主动性，更好地服务于药学服务对象。

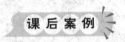

网络销售处方药将解禁

2014 年 5 月，CFDA 出台"关于《互联网食品药品经营监督管理办法（征求意见稿）》公开征求意见的通知"。《征求意见稿》对放宽经营主体、开放处方药销售、承认第三方平台合法等内容均有明确表述。这意味着我国原来严格监管的网络不能销售处方药，将迎来"解禁"。处方药网购放开，有可能出现假药和用药风险。

思考：

1. 为了保障大众用药安全，网上售药之路，究竟面临哪些障碍？

2. 网上售药怎样才能走得更稳更远，请你试着给出管理方案。

思考题

1. 请列举药品的分类方式。

2. 药品特性有哪些？

3. 药事管理包括哪些内容？

4. 药学服务的内容有哪些？

5. 哪些人可提供药学服务？

6. 药师职业道德是什么？

第二章 药事管理学概论

1. 掌握：药事管理学的定义与性质，药事管理学的主要研究方法。
2. 熟悉：药事管理学的任务及研究内容。
3. 了解：药事管理发展历程。

引导案例

安徽华源生物药业有限公司是一家大型正规的医药化工企业，并于 1999 年就通过了国家 GMP 认证。2006 年，青海、广西、浙江、黑龙江和山东等省、自治区陆续出现部分患者使用安徽华源公司生产的"欣弗"后，出现胸闷、心悸、心慌、寒战、肾区疼痛、腹痛、腹泻、恶心、呕吐、过敏性休克、肝肾功能损害等临床症状。截至 2006 年 8 月 16 日，全国共导致 11 人死亡。经过调查，安徽华源公司违规生产，未按批准的工艺参数灭菌，进而影响灭菌效果成为导致该药品在使用过程中产生严重后果。

思考：

药品生产企业通过国家 GMP 认证说明该企业生产药品就能保证质量安全吗？

第一节 药事管理学的定义与研究内容

一、药事管理学的定义与性质

（一）药事管理学的定义

药事管理学（the discipline of pharmacy administration）是一门正在发展的学科，美国学者 Manasse 和 Rucker 认为："药事管理学是药学科学的一个分支学科，它的研究和教育集中应用于社会、行为、管理和法律科学，研究药学实践中完成专业服务的环境性质与影响。"

明尼苏达大学药学院认为，与现在的以强调药物的合成、分离、吸收、分布、代谢、机理、活性物质等方面的药学学科比较，社会与管理药学研究的是药学的另一个系统，它研究药师、患者、其他医药卫生人员的相互关系、表现、行为、报酬、服务、教育；它研究这一系统与环境的关系。

《药事管理学科的历史发展》一书写到："药事管理学是一个知识领域，它具有社会科学的特性，与行政管理、经济、政策、行为、分配、法律和经营管理的功能、原理和实践紧密相连，涉及生产、分配、机构和人员，涉及满足法定药品的需求，满足给患者、处方者、调配者和卫生保健工业部门提供药学服务和药物信息。"

以上概念基本趋于一致，概括起来药事管理学是药学与社会科学相互交叉、渗透而形成的以药学、法学、管理学、社会学、经济学为主要基础的药学类边缘学科，是应用社会科学的原理和方法研究药事管理活动的规律和方法的学科。

（二）药事管理学的性质

1. 药事管理学是一门交叉学科

药事管理学是药学与社会科学交叉渗透而形成的边缘学科，涵盖了药学、管理学、社会学、法学、经济学、心理学等学科的理论和知识，是一门交叉学科。

2. 药事管理学是药学的一个分支学科

药事管理学是药学科学的重要组成部分，运用社会科学的原理和方法研究现代药学事业各部门活动及其管理，探讨药学事业科学管理的规律，促进药学事业的发展，因而是药学科学的一个分支学科。

3. 药事管理学具有社会科学的性质

药事管理学主要是探讨与药事有关的人们的行为和社会现象的系统知识，研究对象是药事活动中管理组织、管理对象的活动、行为规范以及他们之间的相互关系。因此，药事管理学具有社会科学的性质。

二、药事管理学的任务及研究内容

（一）药事管理学的任务

药事管理学科的任务是促进药学事业的发展，保证人民用药安全、有效、经济、合理，为保护人民群众的身心健康做出贡献。药事管理学科研究的最终目的，是通过对医药学领域各种社会、经济现象的探讨，剖析其影响因素，揭示其内在规律和发展趋势，从而为发展医药学事业提供理论依据和对策建议。

（二）药事管理学的研究内容

药事管理学是研究药学事业的活动和管理问题，提供药物的信息和药学服务，从而保障人体用药安全、维持人民身体健康和用药的合法权益。随着药学科学和药学实践的发展，药事管理学研究内容也在不断完善。根据教学、科研和实践情况，药事管理学科的研究内容主要有以下九个方面。

1. 药事管理体制

研究药事工作的组织方式、管理制度和管理方法，研究关于药事组织机构设置、职能配置及运行机制等方面的制度。运用社会科学的理论，进行分析、比较、设计和建立完善的药事组织机构及制度，优化职能配备，减少行业、部门之间重叠的职责设置，提高管理水平。

2. 药品监督管理

研究药品的特殊性及其管理的方法，制定药品质量标准，制定影响药品质量标准的工作标准、制度，制定国家药物政策，包括基本药物目录、实施药品分类管理制度、药品不良反应监测报告制度、药品质量公报制度等，对上市药品进行再评价，提出整顿与淘汰的药品品种，并对药品质量监督、检验进行研究。

3. 药品法制管理

用法律的方法管理药品和药事活动，是大多数国家的基本做法和有效措施。药品和药学实践管理的立法与执法，是该学科的一项重要内容，要根据社会和药学事业的发展，完善药事管理法规体系，对不适应社会需求的或过时的法律、法规、规章要适时修订。药事法规是从事药学实践工作的基础，药学人员应能够在实践工作中辨别合法与不合法，做到依法办事。同时具备运用药事管理与法规的基本知识和有关规定分析和解决药品生产、经营、使用以及管理等环节实际问题的能力。

4. 药品注册管理

主要对药品注册管理制度进行探讨，包括新药注册管理、仿制药注册管理以及进口药品注册管理等。对新药的分类、药物临床前研究质量管理、临床研究质量管理及其申报、审批进行规范化、科学化的管理，制定实施管理规范如《药物非临床研究质量管理规范》（简称GLP）、《药物临床试验质量管理规范》（简称GCP），建立公平、合理、高效的评审机制，提高我国上市药品在国际市场的竞争力。

5. 药品生产、经营管理

运用管理科学的原理和方法，研究国家对药品生产、经营企业的管理和药品企业自身的科学管理，研究制定科学的管理规范如GMP、GSP及《中药材生产质量管理规范（试行）》（简称GAP）指导企业生产、经营活动。

6. 药品使用管理

药品使用管理的核心问题是向患者提供优质服务，保证合理用药，提高医疗质量。研究的内容涉及药房的工作任务、组织机构，药师的职责及其能力，药师与医护人员、病人的关系及信息的沟通与交流，药品的分级管理、经济管理、信息管理以及临床药学、药学服务的管理。随着临床药学、药学服务工作的普及与深入开展，如何运用社会和行为科学的原理和方法，研究在使用药品的过程中，药师、医护人员和病人的心理与行为，研究沟通技术，推动药师和医生、护士的交流，药师和病人的互动，提高用药的依从性是今后药品使用管理的一项重点内容。

7. 药品信息管理

药品信息管理包括对药品信息活动的管理和国家对药品信息的监督管理。从药事管理的角度来讲，主要讨论国家对药品信息的监督管理，以保证药品信息的真实性、准确性、全面性，以完成保障人们用药安全有效，维护人们健康的基本任务。国家对药品信息的监督管理包括药品说明书和标签的管理、药品广告管理、互联网药品信息服务管理、药品管理的计算机信息化。

8. 药品知识产权保护

包括知识产权的性质、特征、专利制度、药品专利的类型、授予专利权的条件，运用专利法律对药品知识产权进行保护，涉及药品的注册商标保护、专利保护、中药品种保护等内容。

9. 药学技术人员管理

药学技术人员的管理在药事管理中尤为重要。保证药品的质量，首先要有一支依法经过资格认定的药学技术人员队伍，他们要有良好的职业道德和精湛的业务技术水平，优良的药学服务能力。因此，研究药师管理的制度、办法，通过立法的手段实施药师管理是非常必要的。

第二节　药事管理学研究方法

一、药事管理学研究的哲学基础

（一）实证主义哲学方法

实证主义（positivism）是强调感觉经验、排斥形而上学传统的西方哲学派别，又称实证哲学。实证主义产生于 19 世纪 30 ~ 40 年代的法国和英国，创始人为法国哲学家、社会学始祖 A. 孔德，主要代表人物有英国的 J. S. 密尔和 H. 斯宾塞。其形成标志为 1830 年陆续出版的孔德的 6 卷本《实证哲学教程》。实证主义的基本特征是：将哲学的任务归结为现象研究，以现象论观点为出发点，拒绝通过理性把握感觉材料，认为通过对现象的归纳就可以得到科学定律。它把处理哲学与科学的关系作为其理论的中心问题，并力图将哲学溶解于科学之中。

（二）规范主义哲学方法

规范主义（prescriptivism）是指依据一定的价值判断为基础，提出某些分析和处理问题的标准，树立起某理论的前提，作为政策制定的依据。由于资源的稀缺性，因而在对其多种用途上就必然面临选择问题，选择就存在一个选择标准，选择标准就是活动的规范。可以看出，规范主义哲学方法要解决的是"应该是什么"的问题。

人们在研究问题时，会有两种态度和方法，即对现状及变化要做出好不好的评价，或对该不该如此作出判断。注重人与人的关系研究的是规范主义哲学方法，它关心人们的行为"应该是什么"，研究中涉及道德规范与价值判断的问题，以一定的价值判断原则来评价人们行为的是非善恶。换言之，它从一定的价值判断出发，提出人们行为的规范（即标准），并探讨和制定满足这些行为规范的行动步骤和政策建议。它的重点在于如何建立规范，如何运用规范于行为。

（三）药事管理学研究中归纳与演绎的方法

1. 归纳与演绎（Induction and deduction）**的基本释义**

归纳是归拢并使其有条理，从许多个别的事物中概括出一般性概念、原则或结论的思维方法，即由特殊到一般的一种推理。演绎是从前提必然地得出结论的推理，从一些假设的命题出发，运用逻辑的规则，导出另一命题的过程，即由一般到特殊的一种推理。

2. 归纳与演绎的关系

归纳和演绎反映了人们认识事物两条方向相反的思维途径，前者是从个别到一般的思维运动，后者是从一般到个别的思维运动。

（1）归纳与演绎相互联系，互为条件　一方面，没有归纳就没有演绎，归纳是演绎的基础，为演绎提供前提。演绎要从一般推导出个别，作为演绎出发点的一般原则，往往是先由归纳得出来的。例如，生物遗传的基因学说，就是归纳了大量生物实验事实得出来的。又如，"人皆有死"作为演绎推理的前提，是从社会实践中归纳得出的结论。另一方面，没有演绎也没有归纳，演绎为归纳提供指导。归纳要从个别概括出一般，作为对实际材料进行归纳的指导思想，往往又是某种演绎的结果。

（2）归纳和演绎相互补充、相互转化　这是由于，在思维运动中，二者虽然都有重要作用，但各自也都存在一定的局限性：归纳法只是对现存的有限的经验材料进行概括，因而不仅不能保证归纳结论的普适性，而且难以区分事物的本质属性与非本质属性，这就使得归纳推理的结论可能为真，也可能为假。演绎法从一般原则出发思考问题，但它无法保证自己的前提即由已出发的一般原则本身是否正确无误。因此，归纳与演绎必须在相互转化过程中，弥补各自的缺陷。归纳之后，需要通过演绎将归纳所得的一般结论推广到未知的事实上，并用这些事实来检验一般结论的正确与否；演绎之后，又要将演绎所得的个别结论与事实相比较，并通过新的归纳来检验、修正、充实原有的演绎前提。归纳和演绎只有在如此周而复始的相互转化过程中，才能弥补各自的缺陷，充分发挥其在探索真理过程中的方法论作用。

由于信息技术大数据的采用，使归纳法准确度越来越高，由归纳得出的结论在演绎使用中就能获得更准确的预判，从而使演绎法的适用范围越来越广。

二、药事管理学的研究方法

（一）药事管理研究方法

药事管理学具有社会科学属性，其研究方法属于社会学研究方法的范畴。根据研究的目标与问题的性质，可将研究方法分为调查研究、描述性研究、历史研究、发展性研究、实验研究、原因比较研究等。在实际研究中，各类研究方法常有所交叉，但应明确主要是哪种类型的研究并反映其特点。

1. 调查研究（investigative research）

调查研究是药事管理学研究中最常用、最重要的方法，同时也是一种最常用的收集资料的方法。作为研究方法，调查研究是以特定群体为对象，使用问卷、访问等测量工具，收集有关的资料信息，来了解该群体的普遍特征，是收集第一手数据用以描述一个难以直接观察的大总体的最佳方法。调查研究方法虽然准确性低，但较可靠，广泛用于描述性研究、解释性研究和探索性研究。

调查研究分为普查和样本调查两种类型。药事管理研究大多为样本调查。抽样方法是样本调查中的基本步骤，抽样设计对研究结果影响很大。样本大小、抽样方式和判断标准是样本设计的关键环节。

在调查研究中，问卷是收集调查数据的重要方法，包括自填式问卷、访问调查问卷。设计问卷时，应充分考虑问卷格式、答案格式、后续性问题、问题矩阵、提问顺序、答问指南等方面。邮寄的自填式问卷的回收率对样本的代表性有直接影响，一般来说，50%的回收率是可以用来分析和报告的起码比例。

2. 描述性研究（descriptive research）

描述性研究旨在描述或说明变量的特质，对情况或事件进行描述、说明，解释现存条件的性质与特质，弄清情况，掌握事实，了解真相。如药品市场调查，目的是对购买或即将购买的某类、某品种药品的消费倾向进行描述。描述研究的应用范围很广，收集资料的方法也很多。根据描述对象不同，描述性研究可分为概况研究（如我国药品经营企业现状分析）、个案研究（如某制药厂现状分析）。目前，药事管理学研究大多为描述性研究。

3. 历史研究（historical research）

其主要目的是了解过去事件，明确当前事件的背景，探索其中因果关系，进而预测未来发展趋势，如探讨我国药品监督管理的起源与发展，探讨世界药事管理学科发展及启示。也可以结合当前药事管理的论题，作历史的追溯与分析，如以药品价格管理为题材，应用历史研究方法，探本溯源，了解其发展背景及发展轨迹，将对预测未来可能的发展有所帮助。

历史研究最主要的工作是历史资料的收集、鉴别、解释。史料的收集与鉴别往往比研究设计更为重要。历史研究的应用价值及结论在普遍性上受到限制，主要是由于其只能在已存的文献、史料中寻找证据。目前，历史研究方法在药事管理中应用不多。

4. 发展性研究（developmental research）

发展性研究是研究随着时间的演变，事物、群体变化的模式及顺序。如探讨药学教育的发展，了解不同时期药学教育的培养目标、课程设置、教学计划及教学内容，进而归纳其发展模式。发展性研究集中研究在一定时间内的变化和发展，研究变化、成长的模式（方式），及其方向、速度、顺序及影响的因素等问题。发展性研究可分为三类：

① 纵向发展研究。在此研究中，由于取样问题随着时间演变而较复杂，从而增加了研究难度。由于选择性因素的影响，可能导致研究有倾向性而不客观。由于只用于连续性问题的研究，所以纵向研究需要投入较多人力、财力、物力。

② 横向发展研究。其研究对象较多，但不能用于研究人类发展。横向研究虽然花经费少、时间短，但由于取样的样本不同，进行比较就非常困难。

③ 发展趋势研究。其易受无法预测的因素影响，一般来说，长期预测往往是猜想，短期预测则比较可靠、有效。

5. 实验研究（experimental research）

实验研究是指通过一个或多个实验组，用一个或多个控制处理措施后的结果，与一个或多个未进行处理的对照组进行比较，以研究可能的因果关系。适用于概念和命题相对有限的、定义明确的研究课题以及假设检验课题。如在药学教育方法中可采用此方法来研究。以实验研究相比，药事管理学实验研究与自然科学的实验研究虽然在设计方法上有很多相似之处，但在随机取样、确定自变量、测量结果、条件控制等方面均存在较大的差异，特别是人为因素影响，使得因果关系的准确度不高，因此其结果为可能的因果关系。另外，药事管理学研究是在社会事件的一般过程中进行的实验研究，而不是在实验室。

6. 原因比较研究（causal - compare research）

原因比较研究是通过观察现在的结果和追溯似乎可能的原因的材料，调查可能的原因和结果的关系。此方法与在控制条件下收集数据的实验方法对比，称为可能的因果关系的研究。原因比较研究的性质是"事后的"，这是指在有关的所有事件已发生后收集材料，调查者随后取一个或多个结果（依赖变量），并通过对过去的追溯去核查材料，找出原因、关系和意义。如假劣药案件，可以通过药品监督管理机构已掌握的材料，研究假劣药案发生的各种原因，并分析比较各种因素之间的关系。

（二）药事管理调查研究的一般程序

调查研究的一般程序是指对实际问题进行调查、研究和解答的全过程，分为准备阶段、实施阶段和总结阶段三个步骤。

1. 准备阶段

准备阶段包括确定研究课题、研究设计以及具体组织安排。

（1）确定研究课题　进行一项调查研究首先必须确定研究课题，也即必须说明研究的对象是什么，为什么进行这样的研究，应根据社会的需要来选题。药事管理学研究选题要通过到药厂、医药公司、医院药剂科、药品检验所、药品监督管理部门及广大人群中去调查、了解药学各个领域工作的现状，发现问题，针对工作中存在的尚未解决的实际问题确定研究内容。

研究课题提出来后，必须对它加以评价。评价主要是说明课题研究的意义、价值、可行性以及研究条件等问题。评价一个课题是否值得研究，可根据三个原则来衡量。

① 需要性原则：该原则体现了科学研究的目的性。有两种需要，一是实际工作中发现的对加强药事管理，提高药品质量，提高服务质量，维护人民健康有直接影响的问题，即社会实践的需要；另一种是出现一些事实与现有理论之间有矛盾的问题，即科学发展的需要。

② 创造性原则：该原则体现了科学研究的价值，即题目应是新颖的、创新的，国内外尚无人研究的。

③ 科学性原则：该原则体现了科学研究的根据，即研究课题必须以客观事实和理论为依据。对研究课题的主、客观条件要进行可行性论证。主观条件是指研究人员的数量、专业知识、各种技能，有关人力、物力的配备，经费来源等，客观条件主要是指科学发展的程序，各方面资料的积累，研究方法是否可行等。

（2）研究设计　为实现研究的目的而进行的途径选择和工具准备。包括三个方面，即研究课题的具体化，确定研究的对象即分析单位和研究内容，为方案设计奠定基础；选择研究方式，如调查研究、实验研究、实地研究、文献研究，根据研究条件、内容、目的以及课题需要加以取舍；制定收集资料的具体形式，如调查问卷、访谈提纲、抽样方案的设计等。

（3）组织安排　即对一项研究的具体实施做出安排。首先需要选取或勘探好调查实施的地点，并就相关方面的联系、调查员的挑选与培训、实施过程的人员配置、物质供应、日程等做出具体安排。

2. 实施阶段

根据研究方案抽样、收集资料、整理资料。

（1）抽样　是从总体中按一定方式选择或抽取样本的过程，它是人们从部分认识整体的关键环节，其基本作用是向人们提供一种实现由部分认识总体的途径和手段。在药品质量检验或监督检查时，常常用到抽样的方法。抽样方法分为概率抽样与非概率抽样两大类，前者是依据概率论的基本原理，按照随机原则进行的抽样，可以避免抽样过程中的人为影响，保证样本的代表性；非概率抽样则主要是依据研究者的主观意愿判断或是否方便等因素来抽取对象，因而往往有较大的误差，难以保证样本的代表性。

（2）收集资料　选定具体方法收集有关资料，如采用问卷法收集资料。

（3）整理资料　资料的整理是统计分析的前提，其任务是对收集来的资料进行系统的科学加工，包括校对和简录。校对是对调查来的原始资料进行审查，看有无错误或遗漏，以便及时修正或补充；简录是对原始资料进行编码、登录和汇总，加以科学地分组，使材料系统化，为统计分析奠定基础。

3. 总结阶段

总结阶段是在全面占有调查资料的基础上，对资料进行系统分析和理论分析，进而写出研究报告。

（1）统计分析　统计分析包括叙述统计（描述统计）和推论统计（统计推断）。统计分析主要依据样本资料计算样本的统计值，找出这些数据的分布特征，计算出一些有代表性的统计数字，包括频数、累积频数、集中趋势、离散程度、相关分析、回归分析等。推论统计是在统计分析的基础上，利用数据所传递的信息，通过局部对全体的情形加以推断，包括区间估计、假设检验等内容。

（2）理论分析　理论分析是在对资料整理、汇总、统计分析的基础上进行思维加工，从感性认识上升到理性认识的过程。此过程是各种科学认识方法的综合。

（3）撰写研究报告　研究报告是反映社会研究成果的一种书面报告，它以文字、图表等形式将研究的过程、方法和结果表现出来。其作用与目的是告诉有关读者，作者是如何研究此问题的，取得了哪些结果，这些结果对于认识和解决此问题有哪些理论意义和实际意义等，以便与他人进行交流。

第三节　药事管理学科的发展历程

一、国外药事管理学科的发展历程

19 世纪的美国，贸易发展迅速，开设了很多药房、药店。药师既要配方发药又要经营生意。学习如何开展药房的经营业务以维持药房的生存，被列入当时的学徒式药学教育活动中，这是药事管理学科的萌芽。1821 年费城药学院成立，开始了药学教育，并将"药房业务管理"列为药学教育基本课程；1910 年，美国药学教师联合会首次在药学教育中提出了"商业药学"课程，1916 年，美国开设了"商业与法律药学"课程，在 1928 年，又将其更名为"药学经济"，1950 年再次更名为"药事管理"，最终将其名定为"药事管理学科"，对应的英文为 the discipline of pharmacy administration。随后几十年中，美国药事管理学科有了较大的发展。各药学院校相继成立了药事管理教研室，开设了多门课程。据 1993 年美国药学院协会统计，在美国药学院校中 35% 开设了经济学、管理学、行为药学、药物流行病学、药学经济与政策、药品市场、药学实践伦理学、药学法律和规范等课程。20 世纪 50 年代以后，药事管理学科在美国高等药学教育中日受重视，药事管理学科这门专业不仅招收学士，而且还招收硕士、博士。目前攻读药事管理的硕士、博士研究生占全美药学研究生的 8% 左右。在高校，该学科的教师人数与药剂学、药物化学、药理学等学科基本相同。

前苏联将"药事管理学科"称为"药事组织"。1924 年，苏联在药学教育大会上明确提出"药事组织学"是高、中等药学教育的必修专业课，各药学院校均设置药事组织学教研室。国家设有中央药事科学研究所和地方药事科学研究室（站）。20 世纪 50 年代后在全苏药师进修学校设有药事组织专业，开设多门专业课程，其课程侧重于药事行政组织机构、规章制度及行政管理方面。

一些欧洲国家及日本称药事管理学为社会药学（social pharmacy）。在药学教育中也开设多门课程，如日本设有医院药局学、药事关系法规、药业经济、品质管理等课程。

二、中国药事管理学科的发展历程

我国药事管理学科创建于 20 世纪 30 年代，当时只有部分教会学校开设了"药物管理学及药学伦理""药房管理"等课程。1954 年高教部仿苏联，在颁布的药学专业教学计划中将"药学组织"列为高等药学院（系）药学专业的必修课程和生产实习内容。1956 年后各高等药学院校普遍开设了"药事组织"课程。1966 年"文革"开始后，此类课程被迫停开。

（一）国家重视药事管理学科建设

1984 年《药品管理法》颁布，我国药事管理学科建设得到医药卫生、教育行政主管部门重视。卫生部先后在当时的华西医科大学、浙江医科大学以及大连市建立了三个国家级药事管理干部培训中心，在全国建立了七个卫生干部培训中心，对在职医药卫生干部进行现代管理知识和药事管理专业技术培训。

（二）药事管理学课程正式列入我国高等药学教育课程体系

1985 年，华西医科大学药学院、北京医科大学药学院、中国药科大学等先后开设"药事管理学"课程。1987 年，国家教委高等教育专业目录中将"药事管理学"列为药学、制药学、中药学、医药企业管理等专业必修课程。

1988 年，李超进主编的《药事管理学》由人民卫生出版社出版发行。1993 年，吴蓬主编卫生部规划教材《药事管理学》出版发行，之后对该教材进行了五次修订。1995 年，山东中医药大学、辽宁中医药大学等 10 所高等中医药大学合作编写出版了我国第一本供高等中药类专业使用的《药事管理学》教材。之后，各种《药事管理学》教材陆续出版发行。除此之外，有些院校还自编特色讲义和教材。教材建设推动了我国药事管理学科的发展。1995 年，国家执业药师、执业中药师资格考试将"药事管理与法规"列为四大考试科目之一，并组织专家编写了《药事管理》《中药药事管理》《药事法规汇编》等应试指导性教材。

1996 年，中国药科大学首次开设药事管理学本科专业。2002 年，北京中医药大学开设"工商管理专业药事管理（方向）"本科专业。1994 年，我国高等医学院校招收药事管理方向硕士研究生。2000 年，沈阳药科大学开始按照药学一级学科招收药事管理方向博士研究生。随后，其他大学也陆续招收了药事管理博士研究生。人才培养促进了我国药事管理学科的发展。

（三）药事管理学科研学术得到发展

1987 年，我国创办《中国药事》杂志，至今已有 20 多年的历史，在药学领域具有广泛而深远的影响。特别是在药监药检系统更是具有其他期刊不可比拟的作用。1996 年，中国药学会组建成立药事管理专业委员会（全国二级）学术机构，每年举办全国性药事学术交流。各单位和个人申报、主持了多项国家、省级药事管理学科科研课题，发表千余篇论文。这一系列教学、科研学术活动的开展，促使我国药事管理学科进入健康、快速发展的时期。

三、药事管理学的发展趋势

20 世纪，药事管理学科的发展，对药学学科和药学实践做出了重大贡献并开辟了药学新领域。特别是一个国家、一个地区药品管理的有效经验，通过药事管理学科的传播，能迅速地推广到其他国家。药事管理理论与药学实践相结合，提高了药学领域各分支系统自身的水平，活跃了学术气氛，促进了整个药学事业的发展进步。

药事管理学科在发展过程中，同时受到各国政治、经济等多种因素的影响，这种影响也使药事管理学科不断地发展变化。总的发展趋势是从早期的商业药学（药品经营管理）向药品生产、经营企业的管理发展，继而发展到运用法律、行政手段进行药品质量的监督管理，由此向以保证药品安全有效、合理用药为目的的全面质量管理发展。当前，药事管理学科向以人为核心，运用社会学、心理学知识，面向患者和用药者的社会与技术服务发展。

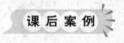

PPA 不良反应案

PPA 即苯丙醇胺，是一种人工合成的拟交感神经性胺类物质，它与肾上腺素、去氧肾上腺素、麻黄碱和苯丙胺的结构类似，很多治疗感冒和抑制食欲药品中都含有这种成分。国内含 PPA 的药品制剂种有复方盐酸苯丙醇胺稀释胶囊（康泰克稀释胶囊）、复方氨酚茶沙芬片（康得、复方右茶沙芬片、复方茶沙芬片）、复方美沙胶囊、复方右美沙芬胶囊、复方氢溴酸右茶沙芬糖浆、复方美沙芬溶液、复方盐酸苯丙醇胺颗粒、复方盐酸苯丙醇胺糖浆、复方苯丙醇胺片、复方苯丙胶囊、盐酸苯丙醇胺片、复方氯化铵糖浆、感冒灵胶囊、斯可服糖浆等。

原国家药品监督管理局于 2000 年 11 月 16 日紧急告诫病患者，立即停止服用所有含 PPA 成分的药品，要求各医药部门暂停使用和销售含 PPA 成分的药品，同时暂停国内含 PPA 成分的新药、仿制药、进口药的审批工作。该类制剂暂停使用的原因是国家药品不良反应监测中心的统计资料表明，由于 PPA 能使血管收缩和刺激中枢神经系统兴奋，服用含 PPA 成分的制剂后可能引起服用者人体外周血管收缩，血压升高，还可能加重出血性中风长期病患者的病情，以及过敏、心律失常、高血压、紧张头痛等不良反应，存在较大安全隐患。曾有文献报道，孕妇即使服用正常剂量的此类药物，也可能出现子宫收缩、腹痛等症状，导致流产，小孩可能发生癫痫样症状。

思考：

1. 国家食品药品监督管理局及国家药品不良反应监测中心处理上述药品不良反应事件的依据是什么？

2. 我国药品不良反应的处理结果除上述情形外还有哪些？

思考题

1. 简述药事管理学科的性质。
2. 简述药事管理学科的研究内容。
3. 简述药事管理研究的方法。
4. 简述药事管理调查研究的一般程序。
5. 简述药事管理学研究中归纳与演绎方法的应用。

第三章　药事管理相关学科基础知识

1. 掌握：管理理论在药事管理中的运用，政府药品价格管理的主要方法。
2. 熟悉：国家基本药物制度、药品分类管理制度等药品政策。
3. 了解：药物流行病学方法在药事管理中的运用，循证医学方法与药事管理。

引导案例

南京冠生园事件

2001 年 9 月 5 日，中央电视台等多家媒体报道了南京冠生园陈馅月饼事件，随后，全国月饼整体销售量下降了 40%，各地带有"冠生园"名称的企业受到影响最大。上海冠生园 10 天内销售量下降了 50%，在全国 12 个主要市场中退出了 5 个，估计利润损失在 70% ~ 80% 之间。9 月 20 日，上海冠生园宣布要起诉南京冠生园。2002 年春节之后，南京冠生园食品有限公司向南京市中级法院申请破产。显然，市场对月饼生产厂家实施了"连带性惩罚"，一些学者将这一事件称之为"品牌株连"。

思考：

1. 为什么以前人们没有发现南京冠生园的陈馅月饼，而一旦发现后会出现品牌株连，也就是连带性惩罚？试运用信息不对称理论加以解释。

2. 如果南京冠生园生产的不是月饼而是一种药品，会出现什么后果，请讨论一下应采取什么样的措施，来避免药品行业由于生产者与消费者之间的信息不对称而出现类似问题。

第一节　管理学与药事管理

一、管理概述

管理活动自古就有，它起源于人类的共同劳动。当人们组成一个群体去实现共同目标，就必须有管理，目的是协调集体中每个成员的活动。管理的范围很广，是我们这个现实世界普遍存在的现象。管理是人们在共同劳动中需要进行协作而产生的，而且协作劳动的规模越大，复杂程度越高，持续的时间越长，就越表现出管理的重要性。

（一）管理的定义与管理的职能

1. 管理的定义

自从 20 世纪初，管理学作为一门新兴学科形成发展以来，管理学者们对管理的定义做了大量的研究，并从不同的角度和侧重点，提出了大量的关于管理的定义。

"科学管理之父"泰罗提出："管理就是确切地知道你要别人干什么，并使他用最好的方法去干。"他认为：管理，就是指挥他人能用其最好的工作方法去工作。

现代经营管理理论的创始人、法国管理学家亨利·法约尔提出："管理是由计划、组织、指挥、协调及控制等职能为要素组成的活动过程。"该定义明确了管理的过程和职能。他的观点经历了 90 多年的研究与实践，虽然在此期间，对管理职能的提法各有不同，但基本上没有本质的变化，并已成为现代管理理论的基础。

美国管理学家彼得·德鲁克提出："管理是一种以绩效为基础的专业职能。"他认为，管理是专业性的工作，与其他技术工作一样，有自己特有的技能和方法；管理人员是一个专业管理阶层；管理的本质和基础是负有执行组织任务的责任。德鲁克的观点注重强调管理的自然属性，淡化管理的社会属性。

诺贝尔经济学奖获得者赫伯特·西蒙提出："管理就是决策。"他认为：管理者所做的一切工作归根到底是在面对现实与未来以及面对环境与员工时，不断地做出各种决策，使组织可以不断地运行下去，直到获得满意的结果，实现令人满意的目标要求。

综合来讲，比较完整的管理定义是：管理是指一定组织中的管理者通过有效地利用人力、物力、财力、信息等各种资源，通过决策、计划、组织、领导、激励和控制等职能，协调他人的活动，共同实现既定目标的活动过程。

管理定义包括以下含义：

（1）管理的目的是有效实现目标。所有的管理行为，都是为实现目标服务的。管理是一种有意识、有目的的活动过程。管理只有在目标明确的基础上，才能组织并实施。

（2）管理的过程是由一系列相互关联、连续进行的活动所构成的，实现目标的手段是管理的各项职能。任何管理者，要实现管理目标就必须实施计划、组织、领导、控制等管理行为与过程。这些，是一切管理者在管理实践中都要履行的管理职能。

（3）管理的本质是协调。要实现目标，就必须使资源与职能活动协调，而执行管理职能的直接目标与结果就是使资源与活动协调。因此，所有的管理行为在本质上都是协调问题。

（4）管理的对象是以人为中心的组织资源与职能活动。一方面，指出管理的对象是各种组织资源与各种实现组织功能目标的职能活动；另一方面，强调了人是管理的核心要素，所有的资源与活动都是以人为中心的。

（5）管理是在一定的环境条件下进行的，环境既为组织提供了机会，也对组织形成威胁。正视环境的存在，一方面，要求组织设计和维持一种良好的环境，这种环境相对稳定又同时具有适应性；另一方面，管理的方法和技巧必须因环境条件的不同而随机应变，没有一种在任何情况下都能奏效和通用的管理办法。

（6）管理的作用在于它的有效性。管理者的最终责任是取得高的绩效，即以有效益和高效率的方式使用资源来实现组织的目标。效率与效益是相互联系的，效益是解决做什么的问题，它要求我们确定正确的目标；效率是解决怎么做的问题，它要求选择合适的行动方法和途径，以求比较经济地达到既定的目标。

2. 管理的职能

一般来讲，计划、组织、领导、控制是各学派公认的管理的职能的表述。

管理的各项职能是相互联系的。为了实现组织目标，首先管理者要根据组织内外部环境条件，确立组织目标并制定出相应的行动方案；一旦目标明确，就要组织力量去完成，为了落实计划，管理者要进行组织工作；由于目标的完成有赖于组织成员的共同努力，为了充分调动组织成员的积极性，在目标确定，计划落实下去以后，管理者还要加强领导工作；在设立目标、形成计划、建立组织、培训和激励员工以后，各种偏差仍可能出现，为了纠正偏差，确保各项工作的顺利进行，管理者还必须对整个活动过程进行控制，开展控制工作。如此不断循环，把管理工作推向前进。

（二）管理的基本问题

1. 管理资源的配置

组织目标确定后若要实现，必须有资源的支撑。一个组织能否调动更多的资源来支撑本组织目标的实现，充分表明了该组织调配资源能力的高低。现实中，组织的资源都是有限的。为了充分利用这些资源，管理活动就不得不比较它的成本与收益，选择更合适的管理活动。"资源有限，创意无限"，这才是现代组织在面对自己有限资源时的正确态度。

所谓资源的配置，就是指对组织中的人力资源、金融资源、物质资源、信息资源以及关系资源等不同类型的资源，根据组织目标和产出物内在结构的要求，在量和质等方面进行不同的配比，并使之在产出过程中始终保持相应的比例。管理作为对组织内有限资源整合的活动，贯穿于组织资源配置的全过程。

2. 管理环境的变化

管理环境，是指存在于社会组织内部与外部的影响管理实施和管理功效的各种力量、条件和因素的总和。随着经济、社会、科技等诸多方面的迅速发展，特别是世界经济全球化、一体化过程的加快，全球信息网络的建立和消费需求的多样化，组织所处的环境更为开放和动荡。这种变化几乎对所有组织都产生了深刻的影响。

按照环境因素是对所有相关组织都产生影响还是仅对特定组织具有影响，可以将组织所处的环境分为外部环境和内部环境。一般来说，组织的外部环境因素决定了一个组织可以做什么和不可以做什么，有哪些机会和威胁；内部环境因素则决定了该组织中的管理者能够做什么以及怎么做，做到何种程度等。

组织内部环境一般包括组织文化环境和组织经营环境两部分。组织文化环境是处于一定经济社会文化背景下的组织，在长期发展过程中逐步形成的独特的价值观、行为规范、道德准则以及群体意识等，对组织的绩效有着长期的和间接的影响；组织经营条件是指组织所拥有的各种资源的数量和质量的状况，包括人员素质、资金状况、技术能力、物质条件、信息管理水平、企业信誉等，对组织的绩效有着直接的影响。

组织外部环境一般分为任务环境因素和一般环境因素。所谓任务环境因素是指对组织目标的实现有直接影响的外部环境因素，又称微观环境，主要包括供应者（供应商）、服务对象（顾客）、竞争者、政府管理部门和社会特殊利益代表组织等；一般环境因素指政治法律、经济、社会文化、科学技术等对所有组织都产生间接影响的外部环境因素，又称宏观环境。

3. 管理机制的选择

管理机制是以客观规律为依据，以组织的结构为基础，由若干子机制组合而成的。对于一般管理系统，主要包括运行机制、动力机制和约束机制三个子机制。

运行机制是组织中最基本的管理机制，是管理机制的主体。运行机制主要指组织基本职能的活动方式、系统功能和运行原理。任何一个组织，大到一个国家，小到一个企业、单位、部门，都有其特定的运行机制。

动力机制是管理系统动力的产生与运作的机理。动力机制主要由利益驱动、政令推动和社会心理推动三方面构成。

约束机制是对管理系统行为进行限定与修正的功能与机理。约束机制主要包括权力约束、利益约束、责任约束和社会心理约束四个方面。

4. 管理方法的运用

管理方法是指管理者为实现组织目标，组织和协调管理要素的工作方式、途径或手段。管理方法是实现目标的中介和桥梁，对于管理功效及目标实现，具有非常重要的意义。在管理方法体系中，主要包括经济方法、行政方法、辩证逻辑思维方法、创造性思维方法、权变思维方法等。

二、管理理论概述

（一）科学管理学派

管理科学学派的理论渊源可以追溯到20世纪初泰罗的科学管理。"科学管理"的实质，是反对凭经验、直觉、主观判断进行管理，主张用最好的方法、最少的时间和支出，达到最高的工作效率和最大的效果。这一点与管理科学所要求的最优化不谋而合。但作为科学管理学派的进一步发展，它的研究范围已经远远不是泰罗时代的操作方法和作业研究，管理科学学派运用了更多的现代自然科学和技术科学的成就，研究的问题也比科学管理更为广泛。

管理科学学派的管理思想，注重定量模型的研究和应用，以求得管理的程序化和最优化。他们认为，管理就是利用数学模型和程序系统来表示管理的计划、组织、控制、决策等职能活动的合乎逻辑的过程，对此做出最优的解答，以达到企业的目标；数量管理科学就是制定用于管理决策的数学或统计模式，并把这种模式通过计算机应用于企业管理理论和方法的体系中，这种方法通常就是运筹学。因为这个学派是新理论、新方法与科学管理理论相结合，而逐渐形成的一种以定量分析为主要方法的学派，因此它是泰罗科学管理理论的拓展。

（二）系统管理学派

系统管理学也是 20 世纪形成的新型学科。它是一门理论深刻、严谨而又有强烈技术实践能力的科学学科。该学派的主要理论要点是：组织是一个由相互联系的若干要素组成的人造系统；组织是一个为环境所影响，并反过来影响环境的开放系统。组织不仅本身是一个系统，它同时又是一个社会系统的分系统，它在与环境的相互影响中取得动态平衡。组织同时从外界接受能源、信息、物料等各种投入，经过转换，再向外界输出产品。

系统学派从系统观点出发，认为企业是一个由相互联系而共同工作的各个要素（子系统）所组成的以便达到一定目标（既有组织的目标，又有其成员个人的目标）的系统。企业又是一个开放的系统，它同周围环境（顾客、竞争者、工会、供货者、政府等）之间存在着动态的相互作用，并具有内部和外部的信息反馈网络，能够不断地自动调节，以适应环境和自身的需要。

系统管理学派的影响是很大的，尤其是利用系统的方法来进行管理，使管理的思想有了一个巨大的发展。任何一个现代的管理人员都应该掌握的管理思想就是系统管理思想。系统管理学派对管理的定义是：用系统论的观点对组织或企业进行系统分析，进行系统管理的过程。系统管理学派认为，要进行成功有效的管理，就要对企业系统的基本问题进行系统分析，以便找出关键所在。系统分析要求有严格的逻辑性，即在拟定方案前先要确定方案的目的，实现的场所、地点、人员和方法。

（三）权变管理学派

权变理论学派是 20 世纪 60 年代末 70 年代初在美国经验主义学派基础上进一步发展起来的管理理论。权变理论认为，在组织管理中要根据组织所处的环境和内部条件的发展变化随机应变，没有什么一成不变、普遍适用、最好的管理理论和方法。

以往其他的理论有两个方面的缺陷，一是忽略了外部环境的影响，主要侧重于研究加强企业内部的组织管理。如泰罗的科学管理，法约尔的古典组织理论等。尽管系统管理理论也强调系统和环境之间的关系，但是又把企业作为一个独立的系统来研究，其实在许多情况下，企业不仅仅是一个独立系统，而是一个与环境紧密相连的实体。二是以往的管理理论大都带有普遍真理的色彩，追求理论的普遍适用性和最合理的原则、最优化的模式，但是真正在解决企业的具体问题时，却常常显得无能为力，而权变理论的出现意味着管理理论向实用主义方向发展前进了一大步。

权变学派的主要作用是将管理理论有效地指导管理实践，它在管理理论与实践之间成功地架起了一座桥梁。它反对不顾具体的外部环境而一味追求最好的管理方法和寻求万能模式的教条主义，强调要针对不同的具体条件采用不同的组织结构领导模式及其他的管理技术等。该理论把环境作为管理理论的重要组成部分，要求企业各方面活动要服从环境的要求。

但是，权变理论在方法论上也存在着严重的缺陷，主要问题是仅仅限于考察各种具体的条件和情况，而没有用科学研究的一般方法来进行概括；只强调特殊性、否认共性。这样研究，不可避免地滑到经验主义的立场上去。权变学派把各个学派的优点加以综合，也看到了其他学派的不足。尽管它得到了广泛的应用，但是权变学派对于管理理论没有突破性的发展，它的成绩在于对以往的管理理论的灵活应用，所以它本身并没有独特的内容。

三、管理理论在药事管理中的运用

（一）科学管理思想与药事管理

泰罗的科学管理的一个重要贡献是提出了标准化管理的思想，这种思想在后来的管理实践中不断得到发展，不仅仅运用在生产的管理，还运用在各个方面的管理。在药事管理中标准化管理的思想体现在诸多方面，甚至可以说无处不在。以下仅举几个例子予以说明。

1. 药品标准

在药事管理中对于所有注册药品设立了药品标准，最典型的代表就是国家药典。药品标准的作用体现在两方面：一是对于同一品种药品的质量指标和加工工艺进行统一规定，以保证不同企业和同一企业不同批次生产的同一品种药品符合相同的质量要求；其次，对于有关检验方法进行统一规定，以保证所有的企业内部质量检验和外部监管符合同一规定的要求。

2. GMP 认证标准

政府的药品监督管理部门对所有药品生产企业进行 GMP 认证，也就是要求所有药品生产企业符合 GMP 标准。这意味着药品生产企业在机构与人员、厂房设施及设备、洁净区、物料与产品、文件管理、生产管理、质量控制与质量保证、无菌药品灭菌方式及药品批次划分等诸多方面符合国家规定的标准才能进行相关药品的生产。GMP 认证正是国家运用标准化管理的思想来保证药品质量的一种科学、先进的管理方法。与药品标准不同，GMP 标准是一种动态的标准，或者说是一系列原则性的标准。

3. 执业药师资格考试

我国的执业药师资格考试制度实际上也是对于药学技术人员的一种标准化考试和管理制度。所有的人员需通过药学（或中药学）专业知识（一）、药学（或中药学）专业知识（二）、药事管理与法规、综合知识与技能等四门课程考试合格后才能进行注册和执业。这样就建立了一套药学技术人员的知识体系的专业化标准，只有符合这个标准通过考试的人员才能承担有关的药学技术工作。

药品各种标准化管理的关键是各类标准中包含了技术、管理、知识的进步和经验的总结，标准本身就是技术与管理的结合，是随着有关技术和管理的进步而不断改进和演化的。

（二）系统管理思想与药事管理

国家对于药品行业的监管方式及监管模式体现在《药品管理法》的有关内容中，其中一个重要的监管思想是系统管理的思想。药品管理法把药品行业从研发、生产、流通到使用看作一个完整的系统。

国家对药品监管的首要方式是对进入系统的所有企业和药品进行监管，医药企业需要领取《药品生产许可证》《药品经营许可证》《医疗机构制剂许可证》，而药品需要获得《药品进口注册证》、《医药产品注册证》、药品批准文号等文件。

对于这个大系统的监管包括了人员、企业、药品以及信息等方面的监管，对于人员的监管《药品管理法》在第二章、第三章和第四章给出了相应的规定，对于药品信息的监管包括标签、说明书以及药品广告，《药品管理法》分别在第六、七章做出了规定。

这个药品大系统是不断变化和演化的，比如说 2012 年新修订的新版 GSP 认证标准就把对于药品物流企业的要求纳入了监管的范围，这是随着系统变化而做出的相应的管理方面的调整。

（三）权变管理思想与药事管理

权变管理思想在药事管理中最典型的应用是对于中药的监管。体现在两个方面：第一是规定城乡集贸市场可以出售中药材，第二是中药品种实施行政保护。

中药的监管存在一些特殊情况，一是存在药食同源的药品，二是大量中药材分散种植或采收，三是标准化体系不完善。这些特殊情况给许多环节的标准化管理和系统化监管带来了一定的困难，但是又不存在比较符合要求的其他监管方式，所以规定城乡集贸市场可以出售中药材是一种权变管理的方式，对于中药品种实施行政保护而不是专利保护也是一种权变的管理方式。

权变理论在方法论上存在缺陷，主要问题是仅仅限于考察各种具体的条件和情况，而没有用科学研究的一般方法来进行概括，是一种特殊的管理方式。所以对于中药的管理和监管方式是需要不断论证和加以改进的。

第二节　经济学与药事管理

一、经济学概述

（一）经济学定义

经济学是研究人类社会在各个发展阶段上的各种经济活动和各种相应的经济关系，以及其运行、发展规律的科学。

经济学之所以重要的原因在于资源具有稀缺性。正是由于各种资源不是无限的，不能挥霍浪费，才产生了如何有效配置和利用资源这个难题。合理配置资源，就是要求在社会经济活动中，以最少的资源消耗取得最大的经济效果。因此，资源的稀缺性及由此决定的人们要以最少消耗取得最大经济效果的愿望，是经济学作为一门独立的科学产生和发展的原因。

大多数自然资源和社会资源几乎都是稀缺的，人类的产品都要靠消耗自然资源和社会资源来生产，所以人类的产品也是稀缺的。经济学要研究如何生产、分配和利用这些资源和产品，以节省资源、达到最佳效用。

（二）需求

1. 需求的定义

一种商品的需求是指消费者在一定时期内，在各种可能的价格水平下愿意而且能够购买的该商品的数量。根据定义，需求要具备两个条件：购买欲望和购买能力。如果消费者对某种商品只有购买欲望而没有购买能力，就不能算作需求；如果消费者不愿意购买某种商品，则无论他是否具有购买能力，都不能构成对这种商品的需求。经济学里的需求是一种有效需求，即消费者对某种商品的购买欲望和购买能力的统一。

需求有个别需求和市场需求之分。个别需求是指单个消费者在一定时期内，对某种商品在每一可能价格下愿意并能够购买的数量。市场需求是个别需求的总和，即与市场上每一可能的价格相对应的所有个别需求的全部加总的结果。

2. 需求的影响因素

一定时期内，消费者对某种商品的需求数量是由多种因素共同决定的，主要有如下几个因素。

① 商品的自身价格。一般来说，在其他条件不变的情况下，一种商品的价格越高，该商品的需求量就会越小。相反，价格越低，需求量就会越大。

② 消费者的收入水平。对于大多数商品来说，当消费者的收入水平提高时，就会增加对商品的需求量；相反，当消费者的收入水平下降时，就会减少对商品的需求量。

③ 相关商品的价格。当一种商品本身的价格保持不变，而与它相关的其他商品的价格发生变化时，这种商品本身的需求量也会发生变化。相关商品分为替代品和互补品。

替代品是指两种功能相同或相近，都能够用来满足同一种用途，可以互相替代的商品，如肥皂和洗衣粉、牛肉和猪肉等。在替代品中，一种商品的价格上升，该商品的需求量就会减少，它的替代品若是价格不变，其需求量就会上升；反之，一种商品的价格下降，该商品的需求量就会增加，它的替代品的需求量就会减少。

互补品是指共同用来满足某种用途，而且必须同时使用的商品，如汽车和汽油等。在互补品中，一种商品价格的上升不仅使该商品的需求量减少，也使它的互补品的需求量减少；相反，一种商品的价格下降，不仅使该商品的需求量增加，也使它的互补品的需求量增加。如汽车销量的增加导致汽油销量的增加，油价的上涨导致汽车销量的下降等。

④ 消费者偏好。当消费者对某种商品的偏好程度增强时，该商品的需求量就会增加；反之，则会减少。

⑤ 消费者对商品的价格预期。当消费者预期某商品的价格在未来会上涨时，就会增加对该商品的现期需求量；当消费者预期某种商品的价格在未来会下降时，就会减少对该商品的现期需求量。

3. 需求定理

需求定理反映商品本身价格和商品需求量之间的关系。对于正常商品来说，在其他条件不变的情况下，商品价格与需求量之间存在着反方向的变动关系，即一种商品的价格上升时，这种商品的需求量减少；相反，价格下降时需求量增加，这就是需求定理。

（三）供给

1. 供给的定义

在经济学中，供给是与需求相对应的概念。一种商品的供给是指生产者在一定时期内，在各种可能的价格下愿意而且能够提供出售的该种商品的数量。根据供给的定义，供给要具备两个条件：供给欲望和供给能力。如果生产者对某种商品只有供给欲望而没有供给能力，就不能算作供给；如果生产者不愿意供给某种商品，则无论他是否具有供给能力，都不能构成对这种商品的供给。经济学里的供给是一种有效供给，即生产者对某种商品的供给欲望和供给能力的统一。

2. 供给的影响因素

一种商品的供给数量受多种因素的影响。

（1）该商品的价格　一般来说，一种商品的价格越高，生产者提供的产量就可能越大；价格越低，生产者提供的产量就越小。

（2）生产成本　在商品自身价格不变的条件下，生产成本上升会减少利润，从而使得商品的供给量减少；相反，生产成本下降会增加利润，从而使得商品的供给量增加。

（3）生产技术水平　生产技术水平的提高可以降低生产成本，增加生产者的利润，生产者会提供更多的产量。

（4）相关商品的价格　在一种商品的价格不变，而其他相关商品的价格发生变化时，该商品的供给量会发生变化。例如，对于某个生产小麦和玉米的农户来说，在玉米价格不变和小麦价格上升时，该农户就可能增加小麦的耕种面积而减少玉米的耕种面积。

（5）生产者对未来的预期　如果生产者对未来的预期看好，如预期某商品的价格将上涨，往往会扩大生产，增加供给；如果生产者对未来的预期是悲观的，如预期商品的价格会下降，往往会缩减生产，减少供给。

3. 供给定理

供给定理反映了商品价格和供给量两者之间的一种动态关系。对于正常商品而言，在其他条件不变的情况下，商品的供给量随着商品价格的上升而增加，随着商品价格的下降而减少，这就是供给定理。

（四）均衡

1. 均衡的概念

在西方经济学中，均衡是一个被广泛运用的概念。均衡是指经济事物中的有关的变量在一定条件下所达到的相对静止的状态。处于均衡状态时，有关该经济事物的各参与者的力量能够相互制约、各经济行为者的愿望都能得到满足。所以，西方经济学家认为，经济学的研究目的往往是寻找在一定条件下经济事物的变化最终趋于相对静止之点的均衡状态。

2. 均衡价格的决定

在西方经济学中，一种商品的均衡价格是指该种商品的市场需求量和市场供给量相等时的价格。在均衡价格水平下相等的供求数量被称为均衡数量。从几何意义上说，一种商品市场的均衡出现在该商品的市场需求曲线和市场供给曲线相交的交点上，该交点被称为均衡点。均衡点上的价格和相等的供求量分别被称为均衡价格和均衡数量。市场上需求量和供给量相等的状态，也被称为市场出清的状态。

（五）市场结构与产业组织

由于产品本身的特点和市场发育阶段的不同，商品市场的结构有许多种类型，最典型的结构就是竞争的市场结构和垄断的市场结构。在实际生活中，绝对的竞争市场和绝对的垄断市场都是不存在的。大多数市场介于两者中间，有的竞争性强一些，有的垄断性强一些。

1. 竞争的市场

对于一个市场来讲，如果满足下列条件，称其为竞争市场：卖者和买者的数目必须很多，没有一个卖者能对价格施加较大影响；进入和退出市场比较容易；产品是完全无差异的；信息是完备和对称的。

2. 垄断的市场

对于一个市场来讲，如果满足下列条件，称其为垄断市场：只有一个卖者而买者有很多，没有一个买者能对价格施加较大影响，卖者对价格起到决定作用；市场上不存在替代品；卖者对买者实行差别价格。

3. 市场集中度

产业组织理论认为，一个产业的结构会影响产业中的企业行为，企业行为也会对产业结构造成影响，同时产业结构和企业行为会影响一个产业的绩效。

那么如何衡量一个产业的结构是竞争性强一些还是垄断性强一些，以及其结构对产业绩效的影响呢？其中一个重要的概念是产业集中度。所谓产业集中度是指产业内规模最大的前几位企业的有关指标数值（销售额、增加值、职工人数、资产额等）占整个市场或行业的份额。一般来讲，产业集中程度高的行业垄断性强一些，而产业集中度低的行业竞争性强一些。

二、药品市场

药品市场是一个非常特殊的市场，其原因在于药品作为一种商品，与其他商品相比较具有非常不同的经济性质。

（一）信息不对称

药品作为一种商品的重要特点在于生产者和使用者之间存在信息不对称的性质，也就是说对于药品的质量和性能，生产者知道而使用者不知道，也无法进行有效的检测。这种信息不对称性由于医生的介入而不为人们所注意。但是随着越来越多的 OTC 药品的出现和使用，这种信息不对称性质的影响越来越显著。

信息不对称的存在会削弱市场配置资源的能力和效果，出现市场失灵的情况，所以需要政府加以严格地监管，以最大限度减轻或消除信息不对称的影响。这种监管体现在国家的药品监督管理部门对于药品的研发、生产、流通和使用进行封闭式的监管。

研发的监管，包括对于进行临床前研究和临床试验的过程和结果信息的真实性进行严格的审评，对于通过审评的药品信息进行注册，并发给药品批准文号以告知使用者，未通过审评的药品不准上市生产和销售。生产和流通的监管，包括对于生产企业进行GMP认证，以保证生产的药品符合注册的药品标准。对于流通企业进行GSP认证，以保证流通的药品来自于有资格的生产企业，并保证其质量。未通过认证的企业不允许生产和经营相关的药品。对于使用的监管，包括对医院和社会药房药师和药学技术人员的资格认定等，以保证药品保管、调配的正确性，也包括配备临床药师保证药品使用的合理性。

（二）流通环节的重要性

药品的另一个重要特点是品种繁多，生产比较分散，一般的药品企业所生产的品种只占所有药品品种很少的比例。而药品的使用也是比较分散的，各个医院和药品零售机构遍布各个基层社区和农村。这种特点使得药品的流通环节具有重要的经济价值。

药品流通企业购进生产企业的药品，然后通过相对固定的分销渠道，把成套的药品配送到各个医院和零售网点，实现了药品生产者和使用者之间的连接，从而降低了流通的成本，为生产企业减轻了销售的负担。

药品流通环节的重要性和存在，使得药品企业分化为两类，一类是药品生产企业，另一类是药品经营企业。药品市场分化为两个市场，一个是药品的批发市场，即药品企业之间的市场，另一个是药品的零售市场，或者称为终端市场，是药品企业（或医院）与消费者之间的市场。

（三）规模经济性

药品具有规模经济性，所谓的规模经济性是指药品的平均成本会随着生产数量的不断提高而逐步降低。药品的固定成本相对大大高于变动成本，所以随着产量的不断提高，单位产品摊销的固定成本逐步降低，同等价格之下的利润提高。

与一般商品相比较，大多数药品的生产能力往往大大高于市场需求的数量，也就是说提高生产能力比较容易一些，而困难在于销售和市场需求的扩大和提高。所以越是销量大的药品，其利润提高的速度要高于销售量提高的速度。

因为药品具有这种性质，所以同类药品企业的兼并一般是具有经济效益的，而世界上全球化的医药公司比一般的区域性的公司具有更大的竞争能力。我国医药企业与世界其他医药企业相比较处于劣势的重要原因是企业规模太小，产量较少而不具备规模经济的优势。

（四）药品专利制度

由于药品研发作为一种知识创新活动具有外部性，也就是说研发者所获得的收益要远远低于社会总收益，研发的成果容易被其他生产者仿制，所以为了鼓励药品研发活动，各国政府设立药品专利制度来保护药品研发者的利益。因此新药研发者在该药品市场上，在一定期限内获得了产品的垄断地位。

专利制度的设立使得一些药品市场上会同时存在专利药品和非专利药品。专利药品一般是对于非专利药品的创新或改良，专利药品由于付出了较多的研发成本和推广成本，为了收回成本所以市场定价较高。原有的非专利药品在性能上不如专利药品，但是非专利药品具有价格优势和使用者忠诚度和方便的优势，所以两者可以长期共存。

拥有较多专利药品的企业由于具有一定程度的垄断地位，所以会获得较高的利润，相对来讲比一般企业具有更大的竞争力。同时，为了在专利期内获得更多利润，倾向于获得更大的市场份额和更愿意兼并同类型企业。

三、政府药品价格管理

（一）药品价格的决定

1. 影响因素　药品的价格可以从市场供方的因素和需方的因素两方面来考虑。前者包括研究和开发成本，市场成本和制造成本，但无论哪一种因素对药品价格的影响都不是主要的。影响药品价格的主要因素应该是需方的因素，包括对消费者的价值，以及消费者的意愿支付。

（1）研究与开发的费用　早在 2002 年，美国 Tufts 大学药品发展研究中心报告一个新药的开发需要 8.02 亿美元的研发成本。因此，在制定药品价格时，研究和开发成本、时间成本（包括投入和获得收益的时间、从研究到 FDA 审批的时间）均要考虑。研究和开发的成本可以看作为沉没成本，包括工厂投入的固定设备等成本，有时其不能直接影响到市场的真正价格。无论制定的药品价格是高还是低，药厂的前期投入已经存在了。

（2）制造成本　药品价格与药厂生产药品的制造成本有关，在大型的研究型的药厂，一般生产成本不到药品价格的一半。大部分药品的边际成本是相对比较低的，不能解释药品价格的巨大差异。

（3）治疗的先进性　从需方角度来决定药价，最主要的影响因素是与市场上已有的药品治疗效果的比较。对于疗效更好的新药，医生、患者和医疗机构会愿意支付更高的费用。医药代理表示决定药价的主要因素，是新旧药物的相对效果，而不是投入研发的费用有多少。美国学者 Lu 和 Comanor 的研究提出老药与新药的平均中位数价格比值的概念，治疗急性病的药物应为 2.97，治疗慢性病的药物应为 2.29。在其他选择性用药的情况下如果没有增量效果的新药，其价格比应为市场上已有药品的 0.94 ~ 1.22 倍，也就是说没有太大的明显差别。

（4）市场开发的费用　药品的市场开发成本，可以认为是从药品早年的生产周期一直到进入市场，也是一种沉没成本。无论是生产什么药或产量的多少，对药价的影响是不大的，也可认为是固定的成本。

（5）医疗保险和支付方的因素　药品的费用只有一部分是由个人支付的，大部分则由政府、社会保险或私人保险公司共同支付。药品的费用也是由上述两个渠道补偿的。药品的交易价格由药厂和中介机构来谈判，最后由生产企业对购买者提供较大的回扣和补偿，因此，成交的价格远远低于实际报告的价格。药品的自负价格主要是由医疗保险方来制定的，患者对药品的真实价格感受不深。

（6）竞争力　同类药品的种类越多，竞争的程度越剧烈，降价的机会也越多。仿制药对市场的竞争和价格水平影响很大，它们的价格要比原研药品低得多。此外，同一通用名的药品价格还受到经销商数量的影响，经销商越多价格竞争也越激烈。

2. 药品定价的主要方法

药品价格管理实行政府定价、政府指导价和市场调节价三种形式。列入国家基本医疗保险药品目录的药品以及具有垄断性生产、经营特征的药品，实行政府定价或者政府指导价；其他药品实行市场调节价。

政府定价指由价格主管部门或者其他有关部门，按照定价权限和范围所制定的价格。国务院价格主管部门和省、自治区、直辖市政府价格主管部门根据中央和地方定价目录，分别制定公布本级药品定价目录。药品定价目录中由政府财政统一购买，免费向特定人群发放的药品，实行政府定价，由政府价格主管部门制定出厂（口岸）价格。

政府指导价是由政府价格主管部门或其他有关部门，按照定价权限和范围，规定基准价格及其浮动幅度，指导经营者指定的价格。药品定价目录中其他药品实行政府指导价，由政府价格主管部门制定最高零售价格，其中麻醉药品和一类精神药品应当同时制定最高出厂（口岸）价格。对进入国家医疗保险报销的药品价格实行指导价，采取最高零售限价方法，具体价格水平由经营者在不突破限价的前提下自主确定。

实行政府指导价的药品，符合以下规定之一，政府价格主管部门可以对特定企业生产的药品制定和调整价格，并标注生产企业名称，有商品名的可同时标注商品名，实行单独定价。

① 专利保护药品（含获得中国行政保护的药品），以及国家保密处方药品。

② 专利保护药品保护期结束后，自国内第一家企业生产的仿制药品上市起 5 年内，前三家企业仿制的药品。

③ 经国家药品监管部门认定，质量标准显著高于其他企业生产的相同剂型的同种药品。

④ 中成药主要原材料均使用 GAP 药材或者均使用较高等级药材，国家药品监管部门予以证明或者企业按要求主动向社会公开全部药材采购和使用信息。

⑤ 获得国务院授予国家奖项的药品（自获奖之日起 10 年以内）。

⑥ 中国境内生产，并出口到国际主流市场的药品（指制剂，不包括境外企业委托境内企业加工生产的制剂）。

市场调节价指除列入政府定价和政府指导价范围的药品，其他药品均实行市场调节价，由生产经营企业依据其生产经营成本和市场供求状况等因素，按照公平合法、诚实守信原则自主制定和调整价格。

市场调节价原则：①服从价值规律的客观要求；②也要受到法律和道德规范的制约；③符合公平、合理原则；④诚实信用和质价相符原则，应根据药品质量差异制定不同的价格，做到价格水平与药品内在质量相统一。

（二）药品集中招标采购

1. 药品集中招标采购的意义

在 1989 年至 2000 年之间，我国药品流通秩序较为混乱，存在不正之风，药品价格虚高，在药品流通领域形成了灰色利益团体，严重损害群众利益，所以需要在药品流通领域进行改革，通过药品集中招标采购改变药品流通方式，通过药品集中招标采购引进竞争机制，"促使药厂之间竞争"，让药价"大大下降"。药品集中招标采购对于保证城镇职工基本医疗保险制度的顺利实施，从源头上治理医药购销中的不正之风，规范医疗机构药品购销工作，减轻社会医药费用负担具有重要意义。

2. 药品集中招标采购的主要程序

① 制定药品集中采购实施细则和集中采购文件等，并公开征求意见；

② 发布药品集中采购公告和集中采购文件；

③ 接受企业咨询，企业准备并提交相关资质证明文件，企业同时提供国家食品药品监督管理局为所申报药品赋予的编码；

④ 相关部门对企业递交的材料进行审核；

⑤ 公示审核结果，接受企业咨询和申诉，并及时回复；

⑥ 组织药品评价和遴选，确定入围企业及其产品；

⑦ 将集中采购结果报药品集中采购工作管理机构审核；

⑧ 对药品集中采购结果进行公示；

⑨ 受理企业申诉并及时处理；

⑩ 价格主管部门按照集中采购价格审核入围药品零售价格；

⑪ 公布入围品种、药品采购价格及零售价格；

⑫ 医疗机构确认纳入本单位药品购销合同的品种及采购数量；

⑬ 医疗机构与药品生产企业或受委托的药品经营企业签订药品购销合同并开展采购活动。

3. 药品招标采购的相关概念

（1）招标　是指在一定范围内公开货物、工程或服务采购的条件和要求，邀请众多投标人参加投标，并按照规定程序从中选择交易对象的一种市场交易行为。

（2）药品集中采购　是指医疗机构采用联合采购方式购买药品和伴随服务的行为。采购方式包括公开集中招标采购和竞价采购。集中招标采购是指医疗机构以招标公告的方式，向所有潜在投标人进行公开采购，操作流程上是根据招标人的主观评审、投标人资质的客观评价以及投标人的报价等综合因素确定成交品种的交易方式。

集中竞价采购是指医疗机构以网上竞价公告的方式，邀请不特定的医药企业，对拟采购的药品进行公开的动态竞争性报价，并直接通过价格竞争或其他客观评分确定成交品种的采购方式。

（3）投标　是指投标人接到招标通知后，根据招标通知的要求填写招标文件，并将其送交采购机构的行为。在这一阶段，投标商所进行的工作主要有：申请投标资格，购买标书，编制、投标价格制定和投送标书等。

（4）谈判招标　又称议招，它是非公开的，是一种非竞争性的招标。这种招标由招标人物色几家客商直接进行合同谈判，谈判成功，交易达成。

（三）我国药品现行定价政策

（1）对仿制药品　一般以社会平均成本为基础，考虑合理利润制定统一最高零售限价。

（2）对专利药品（化合物、组合物专利）　根据企业的个别成本制定价格，称为企业自主定价。

（3）对原研制药品（首先研发上市企业生产的已过专利保护期的药品）　允许比仿制药品价格高30%～35%。

（4）对部分质量优势比较明显的仿制药品　经专家论证，可根据具体企业成本和质量等情况，实行单独定价。

（5）对同种药品不同剂型、规格和包装等　规定了差价和比价关系。政府制定价格，首先在同品种中选择代表剂型规格，其他剂型规格价格按规定的差价或比价确定。

（6）县及县以上非营利性医疗机构销售药品　以实际购进价为基础顺加15%销售。

第三节　公共政策与药事管理

一、公共政策概述

（一）政策和公共政策

政策是人类社会发展到一定历史阶段的产物。随着社会生产力的发展，社会关系日益复杂，统治阶级为了实现统治意愿，制定一系列的行为规范或准则来维护自身利益，从而产生法律、法规、政策等。

从广泛意义上说，政策就是国家、团体或个人在具体环境下的行为准则或行动指南。"政策"与"公共政策"的区别就在"公共"二字，因此，凡是为了解决社会公共问题，调整社会利益关系的政策问题都界定为公共政策问题。

由于标准和侧重点的不同，国内外学者对公共政策的理解也各有不同，但一般而言，在把握公共政策的内涵时都会重点关注以下几个方面。

1. 公共政策的主体

公共政策的主体主要指行使决策权的组织或个人，一方面包括国家权威机关、政党；另一方面包括受以上各政策主体的委托而行使权力的企业组织和社会团体、有影响力的人物等。

2. 公共政策的客体

公共政策的客体包括政策问题和政策目标群体，其中政策问题指预计会产生重大影响并已进入政府议事日程的社会问题；政策目标群体则指那些利益会受到政策的产生、变化、发展及终结等影响的社会群体。

3. 公共政策的目标

公共政策的目标是调整不同社会成员利益关系，从而解决特定社会问题。其目标直接指向公共政策制定者所领导或代表的国家、社会或共同体的利益最大化。配置利益关系是满足需求的一种方式，这里的利益主要指社会政治利益、经济利益、文化利益等。

4. 公共政策的表现形式

公共政策系统的产出，通常是以法规、条令、措施、办法、决议以及其他形式实现的。针对政策问题而制定的不同政策产出状态，反映了社会公共事务处理中轻重缓急和地位差异。

综上所述，公共政策是指国家机关、政党组织及其他获得授权的社会政治团体、个人等政策主体，以权威形式标准化地规定在一定的历史时期内要实现的政治、经济、文化、社会和生态目标的行为准则，它是一系列法规、措施、办法、条例等的总称。

（二）公共政策制定过程

公共政策制定是政策主体针对特定的政策问题，依据一定的原则和程序，通过确定政策目标、方案及方案优选，使公共政策合法化的过程。政策制定是整个公共政策过程的首要环节，是政策科学的核心主题。具体而言，公共政策制定主要包括以下几个环节。

1. 政策目标的确立

公共政策目标是政策主体为解决某一政策问题要达到的目的、效果与结果所采取的行动。政策目标的确立不仅是政策方案设计与优选的前提，也是政策执行的指导方针，并且为政策评估与监控提供了参照标准和调整方向。公共政策目标具有问题的针对性和未来的预期性两大特征。

2. 政策方案的设计与选择

政策方案设计的过程较为复杂，在设计方案时要遵循可行性、科学性、系统性、稳定性、灵活性等原则。同时设计出来的方案要统筹考虑实施后预期的效果，并保证制定出的政策方案尽可能详细和具体，一般至少包括确立原则、方针及法律草案和规章制度的制定等内容。通常要设计两种以上的政策方案，以供决策者或决策机构进行最优选择。

选择最优政策方案，也是十分关键的环节，选择了最佳的政策方案有利于充分发挥人力、物力等资源的作用，提高政策资源的利用效率，并能迅速、高效地达到政策的预期目标。当然，最优政策方案的选择有很多的参照标准，在此不赘述。此外，这个过程也会受到内外多种因素干扰，因此，往往最终确定的方案是各个利益相关方进行利益博弈的结果。

3. 政策合法化和法律化

在对政策方案进行抉择之后，就面临着将政策合法化的问题，即将方案合法化成为真正的具有强制性、权威性的公共政策。政策合法化过程包括政策方案内容的合法化和政策程序的合法化。政策合法化是公共政策制定过程的一个必要环节，又是政策执行的前提。政策方案只有经过合法化的过程，才能成为合法有效的政策，才能对特定的人群具有约束和制约能力，从而保证政策的有效贯彻执行。此外，不同的政策方案，不同的合法化主体，往往导致不同的合法程序。政策法律化的过程，即政策向法律转化的过程，也即立法的过程，只有经过法律化过程，政策才具有强制力和法律约束力。

（三）公共政策执行、评估、监控与调整

1. 公共政策的执行

公共政策的执行指政策执行者通过建立组织机构，运用各种政策资源，采取解释、宣传、实验、实施、协调与监控等各种手段，将政策观念形态的内容转化为实际效果，实现

既定政策目标的动态活动过程。政策执行是将公共政策目标转化成为政策现实的唯一合法有效的途径。

2. 公共政策的评估

公共政策的评估是指依据一定的标准和程序，对政策的效果做出判断，确定某项政策的效果、效益及优劣，并搞清政策成功或失败的原因、经验和教训的活动过程。公共政策评估也是公共政策运行过程中一个必不可少的环节，是公共政策过程的重要组成部分。

3. 公共政策的监控

公共政策的监控是政策监督和政策控制的简称，是为了保证制定的政策能够得到切实的贯彻执行，而实行的对政策制定、执行、评估、终结等过程的监督与控制。政策监控贯穿于公共政策过程的始终，是公共政策过程的重要环节。

4. 公共政策的调整与终结

政策调整是在政策评估和监控所获得的有关政策系统运行的反馈信息的基础上，对原有政策中不适应政策对象和政策环境变化的部分，采取渐进的方式，进行增删、修正和更新，以便达成预期政策效果的一种政策行为。公共政策的终结是指一项公共政策实施一段时间以后，在公共政策评估的基础上对已经实现政策目标、不再需要的政策或无效政策予以终止的政策行为。政策终止有强制性、连续性和多样性的特点。政策终结的形式有政策替代、政策合并、政策分解、政策缩减、政策废止等。

二、国家药品政策

国家药品政策是国家政府制定的有关药品研制、生产、经营、使用、监督管理的目标、行动准则、工作策略与方法的指导性文件，该政策有利于政府各部门和社会各界对国家医药工作的目标、策略有全面的、一致的认识，便于协调行动，达到政府要求。

国家药品政策改革的目标是建立以国家基本药物制度为基础的药品供应保障体系，保障人民群众基本用药和安全用药，其涵盖三个基本内容：第一，建立国家基本药物制度，保障药品生产供应，提高药物的可获得性；第二，完善药品质量监管体系，促进药品临床合理使用，保证用药安全；第三，完善"新药创制制度"和科技创新体系，促进医药产业可持续发展，提高医药供给能力和国际竞争力。

关于药品供应保障体系。建立健全药品供应保障体系的过程中，将以建立国家基本药物制度为基础，以培育具有国际竞争力的医药产业、提高药品生产企业集中度、规范药品生产流通秩序、完善药品价格形成机制、加强政府监管为主要内容，建设规范化、集约化的药品供应保障体系，不断完善执业药师制度，保障人民群众安全用药。

（一）国家基本药物制度

国家基本药物制度是对基本药物目录制定、生产供应、采购配送、合理使用、价格管理、支付报销、质量监管、监测评价等多个环节实施有效管理的制度，与公共卫生、医疗服务、医疗保障制度相衔接。

1. 建立国家基本药物制度的目的和意义

国家基本药物制度是国家药物政策的核心内容。建立国家基本药物制度的目标是既满足广大人民群众防病治病的需要，又使国家有限的卫生资源得到有效的利用，达到最佳的社会效益和经济效益，促进人人享有基本卫生保健。

概括起来主要有以下三方面内容。

（1）提高药品的可获得性　通过建立国家基本药物制度，建立基本药物的生产供应和质量保障体系，保证治疗常见病、多发病和危害公众健康的主要疾病基本药物的生产供应，确保公众都能及时得到安全有效的药物治疗，满足广大人民群众防病治病的需求，国家也可通过完善药品流通配送体系，使公众能够多渠道、快速获得基本药物，提高药物的可获得性。

（2）保证药品的可支付性　通过建立国家基本药物制度，建立基本药物的价格管理体系，保证基本药物价格的合理性，并使价格控制在人民群众可承受的范围之内。同时，通过完善医疗保险体系的基本药物支付报销机制，保障人民群众基本药物的应用，提高整体居民对药品的可支付性。

（3）促进药品的合理使用　通过建立国家基本药物制度，完善医疗机构基本药物配备和使用制度，加强对医药人员的培训和指导，促进安全有效、质量可靠、价格合理的基本药物使用，并通过《处方集》与《标准治疗指南》规范临床用药行为，提高合理用药水平。

2. 国家基本药物制度的政策框架

国家基本药物制度政策框架主要包括：国家基本药物目录遴选调整管理；保障基本药物生产供应；合理制定基本药物价格及零差率销售；促进基本药物优先和合理使用；完善基本药物的医保报销政策；加强基本药物质量安全监管；健全完善基本药物制度绩效评估。

3. 国家基本药物制度的主要内容

（1）完善国家基本药物目录管理　围绕公共卫生和人民群众常见病、多发病和重点疾病以及基本医疗卫生保健需求，积极组织开展以循证医学证据为基础的药品成本效益和药物经济学等分析评估，遴选国家基本药物，保证人民群众基本用药。

（2）建立基本药物生产供应保障机制　加强政府宏观调控和指导，积极运用国家产业政策，引导科研机构及制药企业开发并生产疗效好、不良反应小、质量稳定、价格合理的基本药物，避免低水平重复生产和盲目生产。完善基本药物生产供应保障措施，采取各种措施，保证基本药物正常生产供应。

（3）建立基本药物集中生产配送机制　鼓励药品生产企业按照规定采用简易包装和大包装，降低基本药物的生产成本；引导基本药物生产供应的公平有序竞争，不断提高医药产业的集中度；建立基本药物集中配送系统，减少基本药物流通环节。

（4）建立医疗机构基本药品配备和使用制度　根据诊疗范围优先配备和使用基本药物，制定诊疗指南和处方集，建立基本药物使用和合理用药监测评估制度，加强临床用药行为的监督管理，促进药品的合理使用。

（5）强化基本药物质量保障体系　加强基本药物质量监管，强化医药企业质量安全意识，明确企业是药品质量第一责任人，督促企业完善质量管理体系，建立基本药物质量考核评估制度，严格生产经营管理，保证公众用药安全。

（6）完善基本药物支付报销机制　政府卫生投入优先用于基本药物的支付，不断扩大医疗保障范围，逐步提高基本药物的支付报销比例，提高公众对基本药物的可及性。

(7) 完善基本药物的价格管理机制　完善基本药物价格形成机制，健全基本药物价格监测管理体系，降低群众负担。

国家发展和改革委员会制定基本药物全国零售指导价格，在保持生产企业合理盈利的基础上压缩不合理营销费用。基本药物零售指导价格原则上按药品通用名称制定公布，不分具体生产地、企业。实行基本药物制度的县市区，政府举办的医疗卫生机构配备使用的基本药物实行零差率销售。

(二) 医疗保障制度

经过多年的改革和探索，中国特色的多层次医疗保障体系框架已基本形成，分为三个层次：一是基本医疗保险体系，是主体层次，包括城镇职工基本医疗保险、城镇居民基本医疗保险和新型农村合作医疗，分别从制度上覆盖城镇就业人口、城镇非就业人口和农村居民。二是城乡医疗救助体系，是最低层次，由政府财政提供资金，主要是为无力承担进入基本医疗保障体系的个人/家庭缴费责任以及进入后无力承担共付费用的城乡贫困人口提供帮助。三是补充医疗保障体系，包括补充医疗保险、商业健康保险等，主要解决参保人员基本医疗保障之外多层次的医疗需求。

城镇职工基本医疗保险实行定点医疗机构和定点药店管理。劳动保障行政部门确定定点资格，由社会保险经办机构同定点机构签订协议，明确各自的责任、权利和义务。职工在定点医疗机构就医发生的费用，可以按基本医疗保险规定支付。职工可以选择若干包括社区、基层医疗机构在内的定点医疗机构就医、购药，也可以持处方在若干定点药店购药。

(三) 药品分类管理制度

我国从 1995 年开始探索药品分类管理，1997 年 1 月《中共中央、国务院关于卫生体制改革与发展的决定》提出国家建立和完善处方药与非处方药分类管理制度；1999年下半年开始药品分类管理试点工作；2000 年 1 月 1 日施行《处方药与非处方药分类管理办法（试行）》；2001 年修订的《药品管理法》规定国家对药品实行处方药和非处方药分类管理制度。

1. 处方药和非处方药分类管理的意义和作用

分类管理的目的是保证人们用药安全、有效、方便、及时。分类管理的首要作用是确保用药安全，将麻醉药品、精神药品、医疗用毒性药品、放射性药品、注射剂等不良反应严重或使用要求高的药品作为处方药管理，需要凭医师处方，经药师审核调配后患者才能购买，这样可以保证用药安全。

其次，分类管理适应了一般疾病患者自我药疗的需要。将一般疾病使用、安全有效、质量稳定、使用方便的药品划分为非处方药品，让一部分患者不必去医院，直接在药店购药进行自我治疗，节省时间，方便患者。

另外，分类管理可以提高药品监管的水平和效率。按照处方药和非处方药进行质量监督，管理目标清晰，分类管理要求各异，可以进行科学的高效管理，是国际普遍的做法。

2. 处方药和非处方药及其特点

处方药是指凭执业医师或执业助理医师处方方可购买、调配和使用的药品。为了保证用药安全，处方药由国家卫生行政部门规定或审定。一般被列入处方药管理的药品应该是有毒性和有潜在的不良影响或使用时需要有特定条件的药品。

处方药主要有两个特点：①患者难以正确掌握其使用剂量和使用方法；②患者自身难以完成给药，无法达到治疗目的。因此患者只有就诊后，由医生开具处方获得处方药，并在医务人员的指导、监控或操作下使用，才能保证用药的安全和有效。新药和列入国家特殊管理的药品也基本都是处方药。

非处方药是指由国家药品监督管理部门公布的，不需要凭执业医师或执业助理医师处方，消费者自行判断、购买和使用的药品。非处方药主要有以下特点：①安全性高，正常使用时无严重不良反应或其他严重的有害相互作用；②疗效确切，适应证或功能主治明确，药品临床作用确切、效果好、不需要经常调整剂量；③质量稳定，在正常条件下储存时质量稳定；④使用方便，消费者可以根据说明书使用，不需要医护人员的治疗监护，以口服和外用为主。

3. 非处方药的主要分类及专有标识

国家根据药品的安全性又将非处方药分为甲、乙两类，乙类药品比甲类药品安全性更高一些。甲类非处方药必须在具有《药品经营许可证》的零售药店出售；乙类非处方药经审批后，可以在其他商店（商场、超市、宾馆等）零售。

非处方药专有标识图案为椭圆背景下的"OTC"3个英文字母的组合，即 Over the counter 的缩写。甲类非处方药专有标识为红色椭圆型底阴文，乙类非处方药专有标识为绿色椭圆型底阴文。

（四）其他药品政策

1. 药品储备制度

药品管理法第五章规定，国家实行药品储备制度，国内发生重大灾情、疫情及其他突发事件时，国务院规定的部门可以紧急调用企业药品。

2. 中药品种保护

见第十一章中药管理。

3. 药品专利制度

见第十三章药品知识产权保护。

第四节　流行病学与药事管理

一、流行病学概述

（一）流行病学的概念

流行病学是研究人群中疾病和健康状态的分布及其影响因素，阐明流行规律和探索病因，制定并评价防治对策和促进健康的科学。该定义概括起来有以下四层内容。

1. 流行病学的研究对象是人群

这里的人群是一个特定的群体，可以是特定的一群病人，也可以是特定的一群健康人，还可以是特定的一个包含病人和健康人的人群。这是流行病学区别于临床各学科的主要特征之一，也是流行病学被称为群体医学的主要原因。

2. 流行病学关注的事件包括疾病与健康状况

疾病包括传染性疾病、非传染性疾病；健康状况包括机体生理的、心理的以及社会适应性的各种状况。即流行病学关注与人类疾病和健康相关的一切事件。

3. 流行病学的主要研究内容和流行病学研究的三个阶段

① 某（些）事件在人群中是怎样分布的，并对影响疾病和健康状态分布的相关因素进行梳理，即揭示现象；

② 通过对疾病和健康的流行规律揭示，深入探索疾病流行的原因所在，即找出原因；

③ 用什么策略和措施可以改变这种分布，即提供疾病预防控制的策略和措施。

4. 流行病学研究和实践的目

流行病学研究和实践的目的是防治疾病、促进健康。

（二）药物流行病学

1. 药物流行病学的定义

药物流行病学是用流行病学的理论方法及知识研究药物在人群中的效应、应用及其影响因素的一门科学，是临床药理学与流行病学的一门交叉性学科。

2. 药物流行病学的目的

药物流行病学的目的是通过研究药物在人群中产生的效应为临床医疗与药事管理提供合理用药的依据，最终达到促进广大人群合理用药和提高人群生命质量的目标。是否开展药物流行病学研究，不同的组织和个人其目的是不同的，可以从管理、市场、法律和临床四个角度来进一步细化：

（1）管理的角度　药政部门的要求；生产者希望尽快批准药物上市；回答药政部门提出的问题；帮助申请在其他国家的上市。

（2）市场的角度　帮助占领和扩大市场，增加知名度，帮助上市药物重新定位（采用不同的结局，如生命质量评价和经济学评价；针对不同的病人，如老年人；发现新的治疗指征；减少药品标签上的限制），保护安全有效的药品免遭不良反应的指控。

（3）法律的角度　对可能出现的药品责任诉讼未雨绸缪。

（4）临床的角度　检验假设的需要（基于药物结构产生的问题，基于临床前动物实验或上市前人体研究提出的问题，基于自发报告提出的问题，需要更好地定量不良反应的频率）；产生假设，是否需要取决于下述因素；是全新的化学物，同类药物的安全性，该药物在同类药品中的相对安全性，药物的配方，治疗的疾病（如病程、患病率、严重性、是否有替代疗法）。

3. 药物流行病学的研究内容

药物流行病学最初主要关注药品不良反应（ADR），但近些年来研究领域不断扩大，如从不良反应监测扩大到不良事件监测，从强调药物利用扩大到研究有益的药物效应，以及药物疗效的卫生经济学评价、生命质量评价和 Meta 分析等。

近年来药物流行病学的主要研究内容包括：

（1）药物流行病学的方法学研究，做到能快速并准确地发现用药人群中出现的不良反应，保证用药人群安全；

（2）在众多药品中挑选和推荐经过科学评价的药品，保障合理用药；

（3）使药品上市后监测方法规范化与实用化，尤其是计算机的应用与用药人群数据库的建立；

（4）研制实用药物不良反应因果关系判断程序图或逻辑推理流程图；

（5）研究处方者的决策因素，改善其处方行为，提高处方质量；

（6）通过广大用药人群，对常见病、多发病的用药（抗癌药、心血管药、抗感染药、解热止痛药）进行重点研究，推动合理用药；

（7）以社会人群为基础对抗菌药合理应用与控制病原体耐药性的研究与成果，进行系统、深入、有效地推动与实践。

二、流行病学研究方法

（一）描述性研究（现况调查）

描述性研究是药物流行病学研究的起点，它通过描述与药物有关的事件在人群、时间和地区的频率分布特征、变动趋势，通过对比提供药物相关事件发生和变动原因的线索，为进一步的分析性研究打下基础。

1. 病例报告

药物上市后引起罕见的不良反应（ADR），甚至 DID（药源性死亡）的初次报道多来自医生的病例报告，因此病例报告在发现这些可疑的 ADR 或 DID 中具有重要的作用，但病例报告没有对照组，不能进行因果关系的确定；而且一旦对某种药物的怀疑被公布，常引起医生和病人的过度报告，导致偏性结论。例如，荷兰的一项研究表明，非镇静类抗组胺药可能引起心律不齐，这在 1998 年以前的 ADR 自发报告系统中就有报告，但服药与心律不齐之间的关系在统计学上没有显著性。然而，1998 年荷兰政府公布该药可能有不良反应后，报告率明显上升，1998 年后二者的关联在统计学上有显著意义，即使调整年龄、性别、报告者、报告年和合并用药等混杂因素后，这种危险性仍存在。

2. 生态学研究

生态学研究主要是描述某种疾病和具有某些特征者，例如服用某种药物者，在不同人群、时间和地区中所占的比例，并从这两类群体数据分析某种疾病是否与服用某种药物有关，为进一步确定不良反应的原因提供研究线索。

生态学研究又可以分为生态比较研究和生态趋势研究两种类型。例如，产棉区男性患不育症的比例明显高于非产棉区，提示棉花生产与不育症的发生有关；进一步又发现棉籽油的消耗量与不育症的发生率成正比，提示棉籽中的某些成分与之有关，这些生态比较研究为确定棉酚在男性不育症发生中的病因作用提供了线索。生态趋势研究的例子是反应停的调查，反应停从上市，销售量达到高峰，直到从市场上撤除，两年中的销售曲线与短肢畸形发病及其消长情况相一致，并且二者刚好相隔一个孕期，因此提示反应停可能是导致短肢畸形的原因。

3. 横断面调查

横断面调查是研究在特定时间与特定范围人群中的药物与相关事件的关系。研究某人群暴露于药物后发生不良反应的分布状态，如老年人群镇静催眠类药物滥用情况调查就属于此类研究。横断面调查在药物利用研究领域的应用更普遍，如了解某人群药物使用的特点而经常采用的二周用药调查，研究医生处方习惯的药物利用回顾研究等。通过横断面研究，可以了解与药物有关的事件的分布特征，为进一步的病因研究提供线索，为制定合理的药物使用策略和进行效果考核提供依据。

（二）分析性研究

在分析性研究中，由于事先设计了相应的对照组，通过比较研究组与对照组之间在各种分布的差异，可以筛选与检验病因假设。分析性研究方法应用较多，主要包括病例对照研究及队列研究。

1. 病例对照研究

病例对照研究是选择患有和未患有某特定疾病的人群分别作为病例组和对照组，调查各组人群过去暴露于某种或某些可疑危险因素的比例或水平，通过比较各组之间暴露比例或水平的差异，判断暴露因素是否与研究的疾病有关联及其关联程度大小的一种观察性研究方法。若病例组有暴露史的比例或暴露的程度显著高于对照组，且其差异有统计学意义，则可认为这种暴露与疾病存在关联。

ADR 研究由于病例数较少，且经常面临要求迅速做出结论的情况，因此病例对照研究特别适用。如孕妇服用反应停与婴儿短肢畸形，早产儿吸入高浓度氧与晶体后纤维组织增生症，经期使用月经棉与中毒性休克综合征，口服避孕药与心肌梗死，母亲早孕期服用雌激素与少女阴道腺癌等，均是应用病例对照研究的精彩范例。

病例对照研究有以下特点：

① 该研究只是客观地收集研究对象的暴露情况，而不给予任何干预措施，属于观察性研究。

② 病例对照研究可追溯研究对象既往危险因素暴露史，其研究方向是回顾性的，是由"果"至"因"的。因此，病例对照研究验证因果关系的能力有限，弱于队列研究，一般只能初步检验病因假设而难以证实因果关联。

③ 病例对照研究按有无疾病分组，研究因素可根据需要任意设定，因而可以观察一种疾病与多种因素之间的关联。

2. 队列研究

主要用于检验病因假设。在药物流行病学研究中，可追踪观察服药组与未服药组某种疾病（即不良反应）的发生情况，以判断药物与不良反应之间的关联，如反应停与短肢畸形，左旋咪唑与脑炎综合征等的关联就是通过队列研究确证的。

队列研究可以是前瞻性的，也可以是回顾性的。前瞻性队列研究是根据研究对象目前是否服药分为二组，随访观察一段时间获得不良结局的发生情况并加以比较。例如对口服避孕药和使用其他避孕措施的两组育龄妇女进行随访，观察静脉血栓的发病率。但对于不常见的药物暴露或罕见、迟发的不良反应，因其需要很长时间、观察很大的人群才能获得结局资料，前瞻性方法不是很适用。此外，如果已经高度怀疑某种药物可能有害，为了研究目的还使用前瞻性队列研究，就违背了伦理学原则。回顾性队列研究是根据已掌握的历史记录确定研究对象是否服药，并从历史资料中获得不良结局的发生情况，这样一来，服药与不良结局虽然跨越时期较长，但资料搜集与分析却可在较短时期内完成，而且没有伦理学问题，因此比较适用于 ADR 研究。需要注意的是，服药与不良结局的历史资料必须完整、可靠。随着药物上市后监测的完善和大型数据库链接的实现，"计算机化"的队列会在 ADR 研究中发挥日益重要的作用。即使这样，大多数研究通常也需要通过调查补充一些数据库中没有的资料，并对来自各种数据库的信息的真实性加以评价。

（三）实验性研究

实验性研究包括随机对照临床实验和社区实验。

1. 随机对照临床实验

随机对照临床实验是预先制订以随机、盲法、对照为基础的实验方案，以查明药物的防治作用与不良反应，并直接估计发生毒副反应的危险度。这种方法多用于评价长期使用的药物对慢性疾病的效应，如针对降压药、降血脂药或抗血栓药对高血压、高血脂或动脉栓塞的疗效与不良反应的研究。由于用药人群较大，往往历时数年，并以多中心协作方式完成。例如 20 世纪 80 年代以来进行的阿司匹林预防心肌梗死的效果、轻度高血压治疗意义的评价以及长期使用降血脂药的效应的研究等。

2. 社区实验

社区实验是主要在社区中开展的人群干预试验，如在社区人群中开展的水中加氟、盐中加碘等实验研究。

从以上方法学的简介可以看出流行病学方法用于药物效应评价研究的概况。流行病学的基本特点和原理是群体观点。一般认为在研究方法的论证强度与可信度方面，实验性研究＞队列研究＞病例对照研究＞现患调查研究。但实验性研究中，要求临床试验遵从随机、双盲、对照和可比等严格的数理统计原则，通常为临床药物治疗实践所难达到，因为，临床收治病人首先要考虑安全，有时不允许使用随机、对照和双盲等办法去用药，危重症抢救尤其如此。

（四）理论性研究

理论性研究是利用流行病学调查所得到的数据建立有关的数学模型，或用电子计算机仿真，通过各研究因素与疾病之间内在的数量关系，研究疾病流行的规律性，定量的反映病因、宿主和环境的各项因素对疾病发生的影响极其动态变化。

三、药物流行病学方法在药事管理中的运用

（一）药物上市前临床试验

新药上市前的临床试验主要由临床专家执行，而临床试验属于流行病学实验研究的内容之一，因此具备丰富的流行病学知识和技能，有助于更好地设计人群研究和数据分析，以及认识混杂和偏倚的问题，从而提高研究质量。

（二）药物上市后临床试验

上市前临床试验观察时间短，观察对象样本量有限（500～3000 人），病种单一，多数情况下排除老人、孕妇和儿童，因此一些罕见的不良反应、迟发反应和发生在某些特殊人群的不良反应难以发现，所以新药上市后仍需开展监测研究，即上市后监测，再次保证药物的安全有效。国外新药从研制到批准上市的成功率约为十万分之一，我国新药临床试验后获得批准的概率是国外的几十倍，因此上市后发生 ADR 的风险更大，开展上市后监测和药物流行病学研究的任务亦应更重。药物流行病学在这方面的主要用途如下：

1. 补充上市前研究中未获得的信息

（1）通过大数量人群用药调查，确定药物在治疗和预防时可能发生的不良反应的发生率，或是有效效应的频率；

（2）了解药物对特殊的人群组如老人、孕妇和儿童的作用；

（3）研究并发疾病和合并用药的影响；

（4）比较并评价新药是否更优于其他常用药物。

2. 获得上市前研究不可能得到的新信息

（1）发现罕见的或迟发的不良反应或是有益效应，并用流行病学的方法和推理加以验证；

（2）了解人群中药物利用的情况；

（3）了解过量用药的效果；

（4）对药物在预防和治疗工作中的花费和效益进行评价。

（三）药物不良反应监测

上市后药物监测的目的是广泛收集大人群中非预期的不良反应及其发生率和严重程度，以补充上市前资料的不足，提高用药的安全性。这就要求临床医生和药师对任何一个新的诊断，非预期的病情恶化或既往疾病的改善，都应弄清药物使用是否与之有关，对治疗前并不存在的任何突发的和主诉症状，也应加以详细记录和分析，对可疑或肯定的 ADR 及时上报。

目前国际上常用的 ADR 监测方法如下。

（1）自愿报告系统 自愿报告系统又称黄卡制度，早在 20 世纪 60 年代初期就用于 ADR 监测，因英国的报告卡为黄色而得此名。这是一种自愿而有组织的报告制度，医务人员或药厂如果怀疑某种药物与服药者的某种不良事件有关，就应当填写 ADR 报告卡片，并向上级主管部门报告。监测中心通过收集大量分散的不良反应病例报告，经整理、分析、因果关系评定后储存起来，并将不良反应信息及时反馈给各监测报告单位以保障用药安全。目前，WHO 国际药物监测合作中心的成员国大多采用这种方法。

自愿报告制度有两种类型，一种是所报告的事件中限于医生（或观察者）认为可疑的 ADR；另一种是报告所有的医学事件。自愿报告制度收集的数据有如下优点：①可以快速进行追踪；②费用低；③覆盖范围广，理论上包括了暴露于药物的整个人群（包括所有医生）、所有药物、所有类型的不良反应；④研究工作的持续时间没有限制；

⑤不影响医生的处方习惯或日常临床工作。

但是值得注意的是，药物不良反应监测的自愿报告制度存在一些缺陷：①不能证明因果关系；②不能对不良反应事件进行完整评价；③得不到 ADR 发生率；④漏报现象严重，存在报告偏倚等。

据估计，只有不到 10% 的严重 ADR 和 2% ~4% 的一般 ADR 报告给英国自发报告系统。美国食品药物管理局直接收到的可疑严重 ADR 报告更是少于 1%。

(2) 义务性监测　1975 年瑞典在自愿报告制度的基础上发展成义务性监测报告制度，要求医师报告所发生的每一例不良反应，从而使报告率大为提高。

(3) 重点医院监测　即指定有条件的医院，报告不良反应和对药品不良反应进行系统监测研究。著名的波士顿协作药物监测计划就是采用这种监测方法。该方法的目的有四个：①提供医院药物使用的模式；②获得医院中急性 ADR 的发生情况，并确定某些人群亚组是否更容易发生不良反应；③获得住院病人发生某些严重的威胁生命事件的频率及其与药物的关系；④确定住院前用药与引起住院的疾病或不良事件的直接关系。具体做法是监测者，通常是护士在病人入院时收集常规的人口学、社会和医疗信息，入院后短时间内尽快使用标准问卷调查病人入院前的详细用药史，然后参加查房和讨论，收集任何由医生提到的可能与药物使用有关的事件。是否为 ADR 则由医生或临床药师独立判断。这种方法覆盖面虽然较小，但针对性和准确性提高，能反映一定范围内某些药品的不良反应发生率和药物利用的模式。主要缺点是花费较高，多用于临床常用药物，而对目前关心的一些重点药物，尤其是新药的问题无法提供即时回答。

(4) 重点药物监测　主要是对一部分新药进行上市后监测，以便及时发现一些未知或非预期的不良反应，并作为这类药品的早期预警系统。哪些药物需要重点监测，往往根据该药物是否为新药，其相关药品是否有严重不良反应，并估计该药是否会被广泛应用，而由药物不良反应专家咨询委员会决定。

(5) 速报制度　许多国家要求制药企业对其产品有关的药品不良反应做出"迅速报告"。如美国、法国等欧共体成员国和日本均要求，上市后的药品发生严重 ADR 要在 15 个工作日之内向药品安全性监测机构报告，如属于临床试验之中的药品发生 ADR 要在 7 个工作日之内报告。我国规定最迟为 15 个工作日之内上报。

此外，许多国家还利用本国的医疗、保险等数据库发展了各具特色的 ADR 数据链接，如美国的 Kaiser 永久医保项目 (Kaiser Permanente Medical Care Program) 和 Medicaid Databases，加拿大的 Health Databases in Saskatchewan，荷兰的 Automated Pharmacy Record Linkage，英国的 The Tayside Medicines Monitoring Unit (MEMO) 和 The UK General Practice Research Database 等。

(四) 药物经济学评价

药物经济学是一门应用经济学原理和方法来研究和评估药物治疗的成本与效果及其关系的边缘学科。药物经济学的研究任务主要是通过成本分析对比不同的药物治疗方案或药物治疗方案与其他治疗方案的优劣，设计合理的临床药学监护方案，保证有限的社会卫生保健资源发挥最大的效用。

药物经济学是经济学原理与方法在药品领域内的具体运用。广义的药物经济学主要研究药品供需方的经济行为,供需双方相互作用下的药品市场定价,以及药品领域的各种干预政策措施等。狭义的药物经济学是一门将经济学基本原理,方法和分析技术运用于临床药物治疗过程,并以药物流行病学的人群观为指导,从全社会角度展开研究,以求最大限度地合理利用现有医药卫生资源的综合性应用科学。

药物经济学的主要任务:鉴别、测量和对比不同药物治疗方案,药物治疗方案与其他方案,以及不同医疗或社会服务项目所产生的经济效果的相对比值,为临床合理用药和防治措施科学化提供依据。主要研究方法有:成本分析、成本－效益分析、成本－效果分析、成本－效用分析、最小成本分析。

药物经济学研究的目的:从全社会角度,运用药物经济学的基本理论和方法,利用药物流行病学的"人群"概念,通过对成本和相应效益两方面进行鉴别、测量和比较,决定出最佳的医疗服务方案,以最大限度地合理利用现有药物资源。

第五节 循证医学与药事管理

一、循证医学概述

(一) 循证医学定义

循证医学(evidence based medicine,EBM)核心思想是在医疗决策中,通过慎重、准确和明智地获取与评价最佳研究证据,结合个人专业技能和专家的多年临床经验,充分考虑患者的权利、价值和愿望,选择最佳治疗方案。最大限度地避免临床用药的随机性、盲目性。

循证医学在药学领域延伸便产生了循证药学,其核心内容是为临床药师如何正确用药寻找证据(搜集和利用文献),分析证据(判断研究报告中可能存在的偏倚),运用证据(使用科学的评价方法,以做出科学合理的用药决策)。

(二) 循证医学发展

1. 相关学术组织和学科交叉融合,共同推进循证医学发展

国际临床流行病学网、Cochrane 协作网、卫生技术评估组织和循证医学中心等国际组织不断结合临床和医疗保健问题发挥各自优势,共同深入研究临床试验的方法和评价指标,共同生产和传播高质量的临床证据,促进循证医学不断向深度和广度发展。

2. 循证医学文献量不断增长

1994 年《英国医学期刊(BMJ)》主编 Morrison 和 Smith 曾预言:"尽管现在循证医学鲜为人知,但在千禧年时,它将无人不晓。"2000 年,他们的预言已经成为现实:MEDLINE 将"循证医学"收录为主题词,其中有关循证医学及其主题的文献量是 1994 年的 50 倍,且 2000 年以后仍以 10% 的速度递增。截至 2008 年,MEDLINE 共收录近 30 种文字,在 2000 多种期刊上刊登的循证文献达 40000 余篇。

3. 从循证医学到循证科学

尽管只有 20 年左右的发展历史，循证医学的理念已基本深入到所有医药卫生领域，实现了以下三步发展：①1992 年前后发展起来的循证医学，主要关注预防、诊断、治疗、预后等临床医学领域的问题；②1994 年前后公共卫生领域里的循证卫生保健逐渐成熟，主要关注公共体系、公共产品、公共服务等公共卫生领域的问题；③2004 年前后，循证理念在许多非医学范围内流行，可以概括为循证科学，主要关注决策的科学性和成果效果，重视第三方对决策质量和效果的循证权威评价。

目前教育、管理、药学等领域都开始探索和引进以证据为基础的决策理念。

二、循证医学研究方法

循证医学的主要研究方法有随机对照研究（randomizedcontrolledtrial，RCT）、系统评价（systematic review，SR）和临床指引（clinical guideline）。下面重点介绍 RCT 和系统评价中的 Meta 分析。

（一）RCT

随机对照研究按随机对照的原则把研究对象分到研究组和对照组，然后分别接受相应的处理（治疗），在一致的条件及环境里同步地进行研究和观察处理效应，按客观标准对结果进行评价，最后依据专业知识对试验结果进行统计分析和评价并得出结论。RCT 的最大特点在于通过随机的方法，使已知的和未知的可能影响结论可靠性的因素在各组间的分布上大致相等，使潜在的各种混杂偏倚因素干扰减小到最低限度。随机对照研究的另一大特点是试验的同步性和一致性。研究组和对照组是在同一时期内比较，不是历史性对照，而且试验研究的条件和环境都保持一致，这样增加了试验的可比性，排除了干扰因素。

随机对照研究之所以日益受到重视，在于它能够排除病例选择和分配中的偏性，能够平衡研究组和对照组已知的或未知的预后因素或其他影响因素，也能够保证统计检验的有效性。由于这些优点，使得临床随机对照研究能有效地确定研究组和对照组间的获益，增加了结果交流的可信度。循证医学随机对照研究不同于基础医学的随机对照研究，影响临床随机研究过程的因素特别多，其中一个主要原因是研究主体和研究客体是处在一个平等的位置上，研究客体随时可提出退出研究项目的要求并付诸行动，研究主体不可能也没有权利来阻止这一行动。另一方面，研究客体可能自作主张地增加或减少某些干预措施，这导致了资料分析的偏倚，从统计学角度看，这称为研究对象的依从性问题。同时，研究客体是人，因此，在研究方案中绝不能出现无效甚至有害的研究步骤。

医学界肯定的临床随机对照研究是大规模的多中心临床试验，是指由多个医疗中心参加的大样本（一般为千例以上）的临床试验。大规模的多中心临床试验，包括了新药临床试验和为评估某种治疗措施对患者生存率及重要临床事件的影响而进行的大样本随机临床试验。

（二）Meta 分析

系统评价，指的是全面搜集所有相关的 RCT 并进行科学的定量合成，从而得出综合可靠结论的过程。系统评价的科学性，体现在可用一些系统的方法来尽可能地减少单个研究所可能存在的偏倚和随机误差。系统评价可用于鉴别、判别和提炼假说，以认识和避免以前工作的误区，估计样本量，描述主要的副作用和确定进一步的研究方向，系统评价最常用的方法是 Meta 分析（Meta analysis）法。

Meta 分析是汇总多个研究的结果并分析评价其合并效应量的系列过程，包括提出研究问题、制定纳入和排除标准、检索相关研究、汇总基本信息、综合分析并报告结果等。

与一般综述相比，Meta 分析可以用于分析危险因素较弱，但为公众所关心的重要健康问题（如被动吸烟与肺癌、低剂量辐射与白血病、避孕药与乳腺癌等），可以得到危险因素定量化的综合效应（如标准化死亡比、相对危险比）；还可用于较复杂的剂量反应关系研究及诊断试验研究的综合分析。

不论定性还是定量 Meta 分析，在实施过程中均有相同分析步骤，即提出问题、检索与题目相关的所有文献、筛选出符合纳入标准的所有相关研究并进行严格评价、收集必要的数据信息、单个研究汇总描述、制定效应量综合分析与评价的计划书、异质性检验、估计合并效应量、敏感性分析等。

三、循证医学方法与药事管理

目前，循证医学在药事管理方面主要应用于新药准入及药物疗效评价、指导临床药学实践、指导药物经济学评价等方面。

（一）循证分析

1. 利用 Meta 分析指导新药准入、评价药物疗效

循证医学的 Meta 分析方法能够对现有的研究资料进行分析、评价，获得更客观、准确的关于新药对某种疾病是否有特殊疗效、不良反应是否减少、疗效是否比现有的药物更好，能否明显降低药费等证据，为新药的准入做出最佳的选择，使新药的引进决策更加科学。

2. 指导临床药学实践

应用循证医学，可以指导联合用药和判定药物不良反应，还可以科学对比评价多种药物联合应用是否优于单一药物的疗效。循证医学系统评价方法主要是指 Meta 分析或系统综述的方法，将涉及某药物安全性报告（包括非随机对照临床研究、随机对照试验、病例对照研究、队列研究、病例系列报告以及个案病例报告等）的所有临床研究进行系统地检索查询，然后评估其报告的质量，将数据资料进行定性综合或定量综合，得出有关干预措施安全性的循证医学证据。

（二）循证决策

循证决策包括三要素，即研究证据、经济原则和价值取向。循证医学强调证据在决策中的重要性和必要性。但是，证据本身不是决策，正如砖瓦泥水不等于高楼大厦一样，面对研究充分证明无效的干预措施时，证据可能是决策的决定因素，阻止或取缔该类措施的使用可能是最好的决定。然而，人们会拒绝采纳一项科学研究充分证明有效的治疗，可能是因为经济上负担不起，这是决策中的经济因素。人们也可能会拒绝采纳一项充分证明有效而且经济上负担得起的治疗，可能是希望把有限的积蓄花到更需要的地方，如孩子的教育，这是资源分配中的价值取向问题，不同的病人不同的人群，可能有着十分不同的资源分配原则。人们也可能会坚持进行昂贵无效的治疗，这时价值观主导了整个决策。因此，循证医学决策必须兼顾和平衡证据、经济效益和价值取向三个方面，依据实际情况，做出合理的决定。

（三）循证医学与药物再评价

在未来药物评价领域中经济学指标与疗效和安全性同等重要。循证医学在药事管理应用中的最终目的是使患者的治疗效果最佳和经济负担最小。为此临床治疗应充分考虑成本 – 效果的证据，依据药物经济学方法制定科学的成本 – 效果处方，为安全、合理、有效用药及治疗决策提供科学依据，利用循证医学对药物经济学研究建立合理的评价指南，进行方法学评价（研究的设计方法，样本大小及选择，成本测量和估计，结果衡量和估计，贴现率，敏感度分析，偏倚的控制，资料的统计分析，结论的报告），保证试验结果和结论准确可靠。

课后案例

药品生产企业进行 GMP 认证，药品经营企业进行 GSP 认证，这成为药品企业进入医药市场的资质和认证标准，但是对于大多数服务行业来讲，由于产品特殊性（不可见），多进行企业资质认证；生产企业大多对产品质量进行监测和评审，对企业本身不进行认证。那么医药企业既需要对产品进行审评和抽检，又要对企业进行认证。

思考：

请运用经济学和管理学的知识，讨论医药企业既要认证又要监测和评审的必要性。

思考题

1. 简述管理的主要职能和管理的基本问题。
2. 简述需求、供给、均衡、市场集中度的概念，以及药品市场的主要特点。
3. 简述药品定价的主要方法。
4. 简述公共政策制定的主要过程。
5. 简述药物流行病学在药事管理中的主要应用。

第四章　药品管理法

学习目标

1. 掌握：药品管理法的概念、社会作用与主要内容，药品管理行政执法的概念、特点与分类。
2. 熟悉：药品管理法律体系，药品管理法律关系，药品管理法的立法程序与立法原则。
3. 了解：药品管理立法沿革。

引 导 案 例

2008 年 10 月 5 日，A 省某市人民医院使用 B 省某药业股份有限公司（以下简称某药业公司）生产的注射液后，病人发生严重不良反应。经查，2008 年 7 月 1 日，A 省某市特大暴雨造成某药业公司库存于此的×××注射液被雨水浸泡。某药业公司销售人员张某从某药业公司调来包装标签，更换后继续销售。中国药品生物制品检定所、A 省食品药品检验所在被雨水浸泡药品的部分样品中检出多种细菌。此外，某药业公司包装标签管理存在严重缺陷，管理人员质量意识淡薄，包装标签管理不严，提供包装标签说明书给销售人员在厂外重新贴签包装。至 2008 年 10 月 6 日，国家食品药品监督管理局接到 A 省食品药品监督管理局报告，A 省某市 6 名患者使用了标示为某药业公司生产的两批×××注射液（批号：2007122721、2007121511，规格：100mL/瓶）出现严重不良反应，其中有 3 名患者死亡。

1. 该案中违法主体是谁？其有什么违法行为？
2. 案例中的×××注射液应如何定性？
3. 根据《药品管理法》的规定，分析违法主体应承担的法律责任。

第一节　药品管理法概述

一、药品管理法的概念与社会作用

（一）药品管理法的概念

药品管理法有广义和狭义之分。广义的药品管理法是指调整药品研究、生产、流通、使用和监督管理，保证药品质量和用药安全，维护人体健康活动中产生的各种社会关系的法律规范的总称；狭义的药品管理法则仅指 1984 年六届全国人大常委会七次会议通过，2001 年重新修订《药品管理法》，2013 年 12 月 28 日第十二届全国人民代表大会常务委员会第六次会议再次修订，自 2013 年 12 月 28 日起施行。

药品管理法的核心目的是维护人民身体健康和用药的合法权益，即一方面要保证人民用药的安全、有效，使药品真正发挥其预防、治疗、诊断疾病的作用；另一方面还要保证人民能够在合理、公平的条件下，最大限度地享受到安全、有效的药品。

（二）药品管理法的作用

1. 依法管理药学事业，建立和保护药事管理秩序

药学事业对提高公众的健康水平具有至关重要的作用，在卫生事业中占有举足轻重的地位。因此必须纳入国家的统一管理。药品管理法把复杂又庞大的药事管理工作纳入调整范围，从而建立起药事活动的正常秩序，使各药事部门的活动有法可依，逐步走上法治轨道，也为药品监督管理工作提供法律依据。

2. 保护公民的生命安全与健康，制裁违法行为

药品管理法的宗旨与核心目的就是通过保证药品质量来保障人体用药安全，维护人民身体健康。一方面，药品管理法把药事工作中的很多技术规范上升为法律规范，形成良好的药学工作秩序，使公民的药品需求能够得到满足，从而使公民的生命健康权得到保障；另一方面，药品管理法也通过制裁各种违法行为，来保障公民的生命安全与健康。

3. 推动和规范药学科学的进步与发展

药品管理法的制定与实施是促进药学科学发展的重要手段。药品管理法使药学事业从行政管理上升为法制管理，从一般技术规范和道德规范提高到法律规范，这就为药学科学的进步和发展提供了法律保障。同时，药学科学技术的发展，也给药品管理立法提出了一系列新的问题，如新的药品品种的出现，特殊药品的管理和使用等，都需要通过立法作出明确规定，以有效防止某些药品对社会发展潜在的负面影响，从而使药学科学技术在有利于人类生存发展和进步的方向上发展。所以，现代药学科学发展离不开药品管理法的规范和调整，药品管理法是促进药学科学发展的法律手段。

4. 促进医药经济发展和国际交流与合作

药品管理法通过对药事活动的规范，特别是通过各种技术质量规范，规范药事行为，提高药品质量，由此推动了药品生产、经营企业改进技术、加强管理，进而大幅度提高了我国医药企业的产品质量，并开始在国际市场上有了一定的竞争能力，使我国医药产业走上可持续发展的道路。同时，我国药品管理法特别是药品生产质量管理规范、经营质量管理规范等逐渐与国际接轨，并注意与我国所加入或缔结的国际公约、条约如《麻醉品单一公约》《精神药物公约》等相协调，这也对我国医药产业参与国际间药品交流与合作起到了积极的促进和推动作用。

二、药品管理立法沿革

（一）国际药品管理立法沿革

对药品采用行政和法律手段进行监督管理，最早出现于奴隶社会。有关医药的法律条文，在公元前 3000 年古埃及的纸草文中和公元前 18 世纪古巴比伦的《汉谟拉比法典》中就已有记载。封建社会中，欧洲一些国家开始制定专门的药事法律，如 13 世纪意大利腓特烈二世制定的药事管理法令、14 世纪意大利热那亚市的药师法等。资本主义社会早期，19 世纪英国颁布药房法，1868 年美国许多州立法颁布药房法，虽然比古代药事法令有所进步，但其内容仍很局限。现代意义的药品管理立法始于 20 世纪中期，世界各国开始大力加强药品监督管理立法，这主要是因为，化学治疗药物快速增加，制药工业迅速兴起和发展，同时也出现了如"反应停"事件等震惊世界的药害事件，使各国政府意识到药事管理立法的重要性。其中比较有代表性的是英国、美国和日本。

1. 英国药品管理立法的发展

作为世界上第一个资本主义国家，英国也是最早进行现代药品管理立法的国家。1859 年，英国议会通过了《药品、食品法规》，明确规定"商人制造出售掺假药物须给予严厉惩罚"。1860 年《掺假法案》规定选任药品监督员进行药品监督检查。1868 年，《药房法》又将药品法制管理向前推进了一步。1920 年通过的《危险药物法》是世界上特殊管理药品法律制度的最早萌芽，1941 年《药房和药品法》首次通过立法禁止"保密药品"的销售。1968 年《药品法》获得英国国会通过。该法对国家药事管理进行了系统规定，内容包括药品行政管理，药品执照与证明书，药品管理和药房管理，药品容器、包装和识别标识管理，药品推销管理，药典及相关出版物规定，各项补充条款等。1968 年《药品法》构成英国现代药品法制管理的基本框架。从 1860 年的《掺假法案》，到 1875 年的《食品和药品销售法》，再到 1941 年的《药房和药品法》和 1968 年的《药品法》，英国药品管理立法的一个重要特点在于，英国医药产业代表广泛参与药品管理立法，使得英国药品管理法律法规掺杂明显的产业利益色彩，但这并未导致法律管制标准的降低，相反，英国药品法制管理长期处于世界领先水平。其原因在于，医药产业集团的利益常常出现变化和分化，处于优势地位的医药产业集团有可能成为提高药品管制标准的重要支持力量，以排除弱小企业不规范的市场竞争。

2. 美国药品管理立法的发展

美国虽然不是现代药品管理立法最早的国家，但 20 世纪美国的药品管理立法对世界的影响却是最大的。自 19 世纪以来，美国药事管理立法逐渐发展并完善。1906 年美国国会通过的综合性法律《联邦食品和药品法》，成为美国现代药品管理立法的开端，而 1938 年《联邦食品、药品和化妆品法案》（FDCA）及其配套法规，则成为美国药品管理法律法规初步完善的标志，并成为美国食品与药品监督管理局（Food and Drug Administration，FDA）药品监督管理的主要法律依据。该法将 FDA 权限扩大至化妆品和医疗器械领域，并要求上市新药必须经过 FDA 安全性审查。其后，美国在《联邦食品、药品和化妆品法案》（FDCA）所确立的法律框架下，进一步完善配套法规，药品管理法规逐步完善。这些配套法规包括 1944 年制定的《公众健康服务法》，1962 年通过的《联邦食品、药品和化妆品法案》（即 Kefauver－Harris 修正案）等。其中 Kefauver Harris 修正案将处方药广告管理权限从联邦贸易委员会移交给 FDA，并确立了新药上市的审批程序，要求制药商必须在标签上说明药品不良反应，要求制造商在新药上市前必须向 FDA 提供证明药品安全有效两个方面的临床试验证据。这一重要变化使美国药品监督管理日益走向科学化和法治化。2007 年 9 月，《食品药品管理法修正案》获得通过，该修正案加大了对药品安全监管的力度，是美国40年来对《联邦食品、药品和化妆品法案》（FDCA）最广泛和全面的修订之一，对美国制药业具有深远影响。美国药品管理法律体系经过长期的实践，日趋成熟和完善，尤其在化学药品和生物制品审批和管理方面具有世界影响。

3. 日本药品管理立法的发展

日本药品管理立法起始于19世纪，最早的法规是1847年制定的《医务工作条例》，该条例对医师调配药品作了详细的规定。1889年制定《医药条例》，1925年又将药剂师管理的内容从《医药条例》分离出来，制定专门的《药剂师法》。1943年制定综合性的《药事法》，1948年又对《药事法》进行修订，把化妆品、医疗用具的内容加进《药事法》中。1962年"反应停事件"波及日本，1967年日本厚生省严格新药的上市审批，实行药品再评议并要求制药企业向管理当局提供药品副作用情报，以加强管理。1979年9月7日日本议会再次通过《药事法》修订案，进一步明确药事管理的目的在于确保药品的质量，确保药品的安全性和有效性，对日本的药品、类药品、化妆品和医疗器械管理的主要方面进行了系统的规定，成为日本药事管理的综合法。《药事法》与其他配套法律法规一起，构成一个层次分明的法律体系，标志着日本药品管理立法日趋完善。1985年12月，日本通过了新《医疗法》，更加详细地对大医院药师的工作任务做了规定，主要包括保管、管理医药品；调剂（配药）工作；医院内制剂（制造药品）工作；测试医药品（品质优劣）工作；管理医药品情报工作；深入病房，在医生、护士的配合下直接接触患者，指导用药，使用药合理化等内容。其中后两项任务是在原《医疗法》基础上新增加的。2005年4月1日，日本最新修订的《药事法》正式实施。新《药事法》进一步完善了药品不良反应监测管理，修改了新药审批规则和医疗器械安全管理规则；首次许可药品生产企业与销售企业分离，为药品委托加工打开了方便之门；进口药品的管理也做了相应调整；由于制造与销售分离，新《药事法》要求药品的生产企业与销售企业建立更为完善的药品售后安全管理体系，在确保公众用药安全的基础上承担更大的市场责任，新《药事法》也为企业提供了较旧法更为宽松的发展环境。

（二）中国药品管理立法沿革

我国是世界上最早采用法律手段对药品进行管理的国家之一。早在封建时代，就有对药品管理的规定，如《唐律疏议》中关于"诸合和御药，误不如本方及封题误者，送绞"等方面的规定。而我国现代意义上的药品管理立法，则始于1911年辛亥革命之后，100多年的发展变迁大体经历了三个阶段。

1. 药品管理立法的萌芽（1912~1949年）

辛亥革命胜利后，1912年成立的民国政府，在内务部下设卫生司（1928年改设卫生部），主管全国卫生工作，其下属第四科主办药政工作，并开始了药品管理方面的立法。至1949年，国民党政府先后发布《药师暂行条例》（1929年1月）、《管理药商规则》（1929年8月）、《麻醉药品管理条例》（1929年11月）、《购用麻醉药品暂行办法》（1935年8月）、《管理成药规则》（1930年4月）、《细菌学免疫学制品管理规则》（1937年5月）和《药师法》（1943年9月）等药品管理法律，形成了我国最早的药品管理立法的框架。但由于刚刚起步，这些药品管理法律立法水平比较低，加之当时政治、经济因素的影响，多流于纸上，在实践中未得到有效施行。

2. 药品管理立法的初创（1949～1978 年）

1949 年新中国成立后，一方面，为配合戒烟禁毒工作和清理旧社会遗留下来的伪劣药品充斥市场的问题，卫生部制定了《关于严禁鸦片烟毒的通令》《关于管理麻醉药品暂行条例的公布令》《关于麻醉药品临时登记处理办法的通令》《关于抗疲劳素药品管理的通知》《关于由资本主义国家进口西药检验管理问题的指示》等一系列行政规范性文件；另一方面，1958～1965 年间随着我国制药工业的发展，国家有关部委制订了《关于综合医院药剂科工作制度和各级人员职责》《食用合成染料管理暂行办法》《关于加强药政管理的若干规定》《管理毒药限制性剧药暂行规定》《关于药品宣传工作的几点意见》《管理中药的暂行管理办法》等一系列加强药品生产、经营、使用管理的规章，奠定了我国药品管理法的基础，并在实践中取得了一定的成效。但在此之后的十年"文革"期间，药品管理工作受到严重破坏，相关药品管理立法工作也基本停滞。

3. 药品管理立法的发展（1979 年至今）

1978 年十一届三中全会后，国家提出建设社会主义法治国家的目标，开始了法治国家建设的探索与实践。在药品管理立法领域，1978 年国务院颁布了新时期第一个纲领性药品管理文件《药政管理条例（试行）》，卫生部和其他有关部门也颁布了一系列配套行政法规和部门规章，包括《麻醉药品管理条例》《新药管理办法（试行）》《卫生部关于医疗用毒药、限制性剧药管理规定》等。这些法规和规章，对于保证药品质量，维护人体用药安全有效，发挥了极大的作用。但同时也存在着执法主体、法律责任不明确等问题，其效力的发挥受到限制。

鉴于我国医药卫生事业发展迅速与药品管理立法相对滞后的矛盾，第六届全国人大常委会从 20 世纪 80 年代初开始酝酿起草我国药品管理法，几经审议，1984 年 9 月 20 日第六届全国人大常委会第七次会议审议通过了《药品管理法》，自 1985 年 7 月 1 日起施行。《药品管理法》是我国第一部全面的、综合性的药品管理法律，是我国药品管理立法历史上的一个里程碑，标志着我国药品管理进入法制化管理阶段。其后，在《药品管理法》实施十几年间，以《药品管理法》为依据，国家又先后出台多部配套行政法规和部门规章，药品管理立法取得突破性进展。但随着我国政治、经济和社会生活的发展变化，在药品管理方面也出现了许多新情况和新问题，使原《药品管理法》的有些规定难以适应现实需要，如药品管理法的执法主体发生变化，对有些违法行为处罚过轻，实践中已经改变的药品监管制度需要修改有关法律条文等，为此，20 世纪 90 年代末，《药品管理法》的修订工作提上日程。至 2001 年 2 月 28 日，第九届全国人大常委会第二十次会议审议通过了修订后的《药品管理法》，并于 2001 年 12 月 1 日起施行。2002 年 8 月 14 日，国务院颁布《中华人民共和国药品管理法实施条例》（以下简称《实施条例》），于 2002 年 9 月 15 日起施行。《药品管理法》的修订和《实施条例》的颁布，是我国药品管理立法又一重大进展，也奠定了加入 WTO 后我国医药产业发展的法律基础。

为保证《药品管理法》的有效实施，国务院又先后制定颁布了《医疗用毒性药品管理办法》《放射性药品管理办法》《麻醉药品和精神药品管理条例》等行政法规，原卫生部和国家药品监督管理部门也先后发布 GMP、GSP、《药品注册管理办法》等诸多部门规章，同时，各省、自治区、直辖市也相应制定了一系列有关药品管理的地方性法规和规章，使我国药品管理法在不断发展过程中逐渐形成了具有中国特色的药品管理法律体系。

三、药品管理法律体系

（一）药品管理法的渊源

药品管理法的渊源，是指药品管理法律规范的具体表现形式，即某种药品法律规范是由何种国家机关制定或认可，具有何种表现形式或效力等级。我国药品管理法的渊源主要包括以下几种形式。

1. 宪法

宪法是国家的根本大法，规定国家的根本制度和根本任务，具有最高的法律效力，是其他法律规范的基础。宪法由我国最高权力机关全国人民代表大会制定和修改。我国《宪法》二十一条规定："国家发展医疗卫生事业，发展现代医药和我国传统医药，鼓励和支持农村集体经济组织、国家企业事业组织和街道组织举办各种医疗卫生设施，开展群众性的卫生活动，保护人民健康。"这是药品管理法律体系中最根本的法律规范。

2. 药品管理法律

药品管理法律是指由全国人大及其常委会制定的药品管理规范性文件，其地位和效力仅次于宪法。专门的药品管理法律即《药品管理法》，与药品管理有关的其他法律有《中华人民共和国刑法》《中华人民共和国广告法》《中华人民共和国价格法》等。

3. 药品管理行政法规

药品管理行政法规是由最高行政机关国务院依法制定、修改并发布的药品管理规范性文件，一般以"条例""规定""办法"三种名称发布，其效力低于宪法、法律。与药品管理活动相关的行政法规主要有《中华人民共和国药品管理法实施条例》《麻醉药品和精神药品管理条例》《中药品种保护条例》《野生药材资源保护管理条例》等。

4. 药品管理地方性法规

药品管理地方性法规是由各省（自治区、直辖市）、省会市及国务院批准的较大的城市的市人民代表大会及其常委会依法制定的法律规范，其效力低于宪法、法律且不超出本行政区域，如黑龙江省人大颁布的《黑龙江省野生药材资源保护条例》。

5. 药品管理规章

药品管理规章分为部门规章和地方政府规章两种。部门规章是由国务院所属各部委和直属机构在本部门权限内发布的药品管理规范性文件，其地位低于宪法、法律、行政法规，主要为国家药品监督部门制定、修订并发布的行政规章，如《药品注册管理办法》《处方药与非处方药分类管理办法（试行）》《药品生产监督管理办法》《药品经营监督管理办法》《药品不良反应报告和监测管理办法》《药品召回管理办法》《药品流通监督管理办法》等等；地方政府规章是指有权制定地方性法规的地方人民政府制定的药品管理规范性文件，其效力低于宪法、法律、行政法规、上级和同级地方性法规，如浙江省人民政府颁布的《浙江省医疗机构药品和医疗器械管理办法》。

6. 民族自治地方药品管理法规

民族自治地方药品管理法规即民族自治地方人民代表大会及其常委会根据宪法、民族区域自治法和其他法律的规定，制定的自治条例、单行条例、变通规定和补充规定中的药品管理规范，在民族自治地方具有法律效力，如《玉树藏族自治州藏医药管理条例》《阿坝藏族羌族自治州野生中药材、菌类植物资源保护条例》等等。

7. 中国政府承认或加入的药品管理国际条约

国际条约一般属于国际法范畴，但经中国政府缔结的双边、多边协议、条约和公约等，在我国也具有约束力，如 1985 年我国加入《1961 年麻醉药品单一公约》和《1971年精神药物公约》。

8. 法律解释

法律解释是指有解释权的国家机关，在药品管理法律实施过程中，对法律的含义以及在实践中如何应用所作的解释，包括全国人大及其常委会对《药品管理法》等涉药法律所做的立法解释，国家行政机关在执行法律中对药品管理法律、法规和规章所做的行政解释以及司法机关对药品管理法律适用问题所做的司法解释。

9. 药品技术性规范

药品技术性规范包括国家药典、药品标准、工艺规程、炮制规范、药品生产质量管理规范和药品经营质量管理规范等，都是被我国赋予法律效力的广义法律，是有关单位和个人应遵循的技术标准和准则，也是执法部门进行药品监督管理标准，是我国药品管理法律体系的组成部分。其法律效力虽然不及法律、法规，但在具体的执法过程中却有着非常重要的地位。因为药品管理法律、法规是对药品管理中的一些问题作原则性的规定，但要对某种行为进行具体的控制，则需要依靠具体的标准、技术规范和操作规程。

（二）中国药品管理法律体系

药品管理法律体系是指以宪法为依据，以《药品管理法》为基本法，由数量众多的药品管理法律、法规、规章及其他规范性文件，按照一定的原则和结构组成的相互协调与制约的法律规范体系。

按照具体药品法律规范所调整的领域不同，药品管理法律体系可分为药品监督管理法律规范、药物研制与药品注册法律规范、药品生产法律规范、药品流通法律规范、医疗机构药事管理法律规范、药品不良反应追踪相关法律规范、药品信息管理法律规范、中药管理法律规范、特殊药品管理法律规范、药品知识产权保护法律规范及执业药师法律规范等几个主要组成部分。作为药品管理基本法的《药品管理法》及其《实施条例》从宏观上对以上各方面均作了原则性的规定，具体内容见本章第三节。而为贯彻实施《药品管理法》，国务院、原卫生部、国家药品监督管理部门等又围绕着《药品管理法》颁布了一系列行政法规、规章，使药事管理法律体系各部分内容得以充实、完善，具有可操作性。本节不再重复《药品管理法》及《实施条例》的内容，而主要从整体上概括各部分的法规、规章及其主要内容。

1. 药品监督管理法律规范

药品监督是指药品监督管理部门依照法定职权和程序，对药品的研制、生产、流通、使用的单位和个人遵守药品管理法律规范的情况进行监督检查的活动，药品监督管理的法律依据主要有《国家食品药品监督管理局药品特别审批程序》《国家食品药品监督管理局听证规则（试行）》《中华人民共和国行政复议法》《中华人民共和国行政处罚法》等。

2. 药物研制与药品注册法律规范

从狭义上讲，药物研制与药品注册阶段主要包括药物的非临床研究、临床试验和药品上市注册三个阶段。这是药品质量的确定阶段，直接关系到上市后药品的质量和公众的用药安全。在我国，这一阶段的法律规范主要包括以下几种，见表4-1。

表4-1　药物研制与药品注册主要法律规范

规范	主要内容	施行日期	颁布机关
《药物非临床研究质量管理规范》（GLP）	对药物非临床安全性研究的组织机构、实验设施、仪器设备和实验材料、标准操作规程、研究工作的实施、资料档案等方面的标准化规范	2003.9.1	原国家食品药品监督管理局
《药物非临床研究质量管理规范认证管理办法》	GLP认证的申请与受理、资料审查与现场检查、审核与公告、监督管理等	2007.4.16	原国家食品药品监督管理局
《药物临床试验质量管理规范》（GCP）	对临床试验的方案设计、组织实施、监查、稽查、记录、分析总结和报告的标准化规范以及保护受试者和病人在新药研究中的安全和利益的规定	2003.9.1	原国家食品药品监督管理局
《药物临床试验机构资格认定办法（试行）》	申请药物临床试验机构资格应具备的条件、申请与受理、现场检查、审核与公告、监督管理等方面的规定	2004.2.19	原国家食品药品监督管理局、原卫生部
《药品注册管理办法》	临床前研究和临床研究的主要内容、药品注册的分类管理原则、药品注册申报和审批的条件和程序等	2007.10.1	原国家食品药品监督管理局
《药品注册现场核查管理规定》	药品研究和生产现场核查的行政主体、工作流程、文书和表格形式及核查要点	2008.5.23	原国家食品药品监督管理局
《中药注册管理补充规定》	中药研制、注册申请、补充申请、临床试验的补充规定	2008.1.7	原国家食品药品监督管理局
《新药注册特殊审批管理规定》	符合规定的新药注册申请的特殊审批规定	2009.1.7	原国家食品药品监督管理局
《药品技术转让注册管理规定》	药品技术转让注册申请的申报、审评、审批和监督管理	2009.8.19	原国家食品药品监督管理局

3. 药品生产法律规范

药品生产阶段是药品质量的形成阶段，是决定药品质量的最关键阶段，药品生产管理的规范程度直接影响产出药品的质量。因此，药品生产阶段的法律规范至关重要，在我国主要包括以下几种，见表4-2。

表4-2　药品生产主要法律规范

规范	主要内容	施行日期	颁布机关
《药品生产质量管理规范》（GMP）	药品生产的质量风险管理、机构与人员、厂房设施及设备、洁净区级别、物料与产品、文件管理、生产管理、质量控制与质量保证、无菌药品灭菌方式、药品批次划分等方面标准化规范	2011.3.1	原卫生部
《药品生产质量管理规范认证管理办法》	GMP认证中的申请、受理与审查、现场检查、审批与发证、跟踪调查、《药品GMP证书》管理等方面的规定	2011.8.2	原国家食品药品监督管理局

续表

规范	主要内容	施行日期	颁布机关
《药品生产监督管理办法》	开办药品生产企业的申请与审批、药品生产许可证管理、药品委托生产及药品生产监督检查等方面的规定	2004.8.5	原国家食品药品监督管理局
《直接接触药品的包装材料和容器管理办法》	直接接触药品的包装材料和容器的生产、进口、使用注册管理等方面的规定	2004.7.20	原国家食品药品监督管理局

4. 药品流通法律规范

药品流通阶段一般是指药品从生产者转移到消费者的中间过程，流通阶段的环节众多，涉及储存、运输、经营等多方面主体，存在很多影响药品质量的因素，因此针对这一阶段的法律规范种类多而庞杂，主要包括以下几种，见表4-3。

表4-3　药品流通主要法律规范

规范	主要内容	施行日期	颁布机关
《药品经营质量管理规范》（GSP）	药品经营企业在药品采购、储存、销售、运输等环节的质量控制措施	2013.6.1	原卫生部
《药品经营质量管理规范认证管理办法》	GSP认证的组织与实施、认证机构、认证检查员、认证程序与监督检查的规定	2003.4.24	原国家食品药品监督管理局
《药品流通监督管理办法》	生产、经营企业购销药品和医疗机构购进、储存药品的规定	2007.5.1	原国家食品药品监督管理局
《药品经营许可证管理办法》	《药品经营许可证》的申领条件和程序、变更与换发、监督检查的规定	2004.4.1	原国家食品药品监督管理局
《药品进口管理办法》	药品进口备案、报关、口岸检验及监督管理的规定	2004.1.1	原国家食品药品监督管理局
《零售药店设置暂行规定》	零售药店的设置与布局、人员配备、设施环境等方面的规定	2001.2.9	原国家药品监督管理局
《互联网药品交易服务审批暂行规定》	互联网药品交易的定义、类别与审批部门、各类别企业应具备的条件、申报审批程序和法律责任等规定	2005.12.1	原国家食品药品监督管理局
《处方药与非处方药分类管理办法（试行）》	处方药与非处方药的概念，非处方药的遴选、标签和说明书、销售等方面的规定	2000.1.1	原国家药品监督管理局
《处方药与非处方药流通管理暂行规定》	生产、批发企业的销售药品、零售药店零售与医疗机构处方和使用药品、普通商业企业零售药品的规定	2000.1.1	原国家药品监督管理局

5. 医疗机构药事管理法律规范

医疗机构药事管理包括两方面重点，一是完善医疗机构的临床合理用药，改善治疗效果；二是对医疗机构配制制剂加强监管，主要包括以下法律规范，见表4-4。

表 4-4　医疗机构药事管理主要法律规范

规范	主要内容	施行日期	颁布机关
《医疗机构药事管理规定》	医疗机构的药事管理组织、药学部门的设置，药品供应、制剂、调剂和研究管理以及医疗机构药学人员管理的规定	2011.3.1	原卫生部、国家中医药管理局、总后卫生部
《医疗机构制剂注册管理办法（试行)》	医疗机构制剂的配制、调剂使用，以及进行相关的审批、检验和监督管理活动的规定	2005.8.1	原国家食品药品监督管理局
《医疗机构制剂配制质量管理规范（试行)》	医疗机构制剂室的人员、机构、房屋和设施设备、物料、卫生、文件、配制管理、质量管理与自检、使用管理等方面的规定	2001.3.13	原国家药品监督管理局
《医疗机构制剂配制监督管理办法（试行)》	医疗机构制剂室设立、许可证管理、委托配制、监督检查等方面的规定	2005.4.14	原国家食品药品监督管理局
《医疗机构药品监督管理办法（试行)》	医疗机构药品购进、验收、储存、养护、调配和使用的规定	2011.10.11	原国家食品药品监督管理局
《处方管理办法》	处方的开具、调剂、保管等相关方面的监督管理规定	2007.2.14	原卫生部
《抗菌药物临床应用管理办法》	抗菌药物临床应用管理的组织机构和职责、临床应用管理及监督、法律责任等方面的规定	2012.4.24	原卫生部

6. 药品不良反应追踪相关法律规范

药品不良反应追踪主要是针对上市药品进行再评价，控制药品危害，及时淘汰不良反应大、疗效不确切的已上市药品，以保证公众用药的安全、有效、经济、合理，主要法律规范有以下几种，见表 4-5。

表 4-5　药品不良反应追踪主要相关法律规范

规范	主要内容	施行日期	颁布机关
《药品不良反应报告和监测管理办法》	不良反应相关概念、药品生产企业、药品经营企业、医疗卫生机构应报告所发现的药品不良反应的责任、不良反应的评价与控制、相关责任主体的违法处罚等方面的规定	2011.7.1	原卫生部
《药品召回管理办法》	药品召回的概念与分类、召回程序与责任主体、法律责任等方面的规定	2007.12.10	原国家食品药品监督管理局
《药品安全"黑名单"管理规定（试行)》	纳入药品安全"黑名单"的情形、处罚措施等规定	2012.10.1	原国家食品药品监督管理局

7. 药品信息管理法律规范

药品信息管理主要是针对药品标签和说明书、药品广告、互联网药品信息服务等方面进行监管，以保证传递给消费者有关的药品信息准确、客观，主要法律规范有以下几种，见表 4-6。

表 4-6　药品信息主要法律规范

规范	主要内容	施行日期	颁布机关
《药品说明书和标签管理规定》	药品说明书和标签管理的原则、药品说明书和标签内容、格式和书写印制等方面的要求	2006.6.1	原国家食品药品监督管理局

续表

规范	主要内容	施行日期	颁布机关
《互联网药品信息服务管理办法》	互联网药品信息服务的定义与分类、申请条件与审批程序、服务要求、法律责任等规定	2004.7.8	原国家食品药品监督管理局
《药品广告审查发布标准》	药品广告审查的对象、依据和审查机关，药品广告审查的内容及程序，以及对虚假违法药品广告的处理等规定	2007.5.1	国家工商总局、原国家食品药品监督管理局
《药品广告审查办法》	药品广告审查的对象、依据和审查机关，药品广告审查的内容及程序，以及对虚假违法药品广告的处理	2007.5.1	原国家食品药品监督管理局、国家工商总局

8. 中药管理法律规范

中药管理主要是针对我国传统医药的特点采取相关的管理措施，主要法律规范有以下几种，见表4-7。

表4-7 中药管理主要法律规范

规范	主要内容	实施日期	颁布机关
《野生药材资源保护管理条例》	重点野生药材保护分级及品种、保护管理办法等方面的规定	1987.12.1	国务院
《中药品种保护条例》	中药保护品种的范围和登记划分、申请保护程序、保护措施等方面的规定	1993.1.1	国务院
《中药材生产质量管理规范（试行）》（GAP）	中药材产地、栽培、药用动物养殖、采收与加工、包装运输与贮藏、人员设备、文件管理等方面的规定	2002.6.1	原国家药品监督管理局
《中药材生产质量管理规范认证管理办法（试行）》	中药材GAP认证管理部门、认证程序等方面的规定	2003.11.1	原国家食品药品监督管理局

9. 特殊药品管理法律规范

麻醉药品、精神药品、医疗用毒性药品和放射性药品在我国属于特殊管理的药品，除此之外，实践中，易制毒化学品、兴奋剂、部分有特殊要求的生物制品也采取特殊管理措施。由于这些药品具有独特的毒副作用，药品本身风险巨大，若管理不当，滥用或流入非法渠道，将极大危害公众的健康和社会的稳定，因此国家颁布了专门的法律规范严加管理，主要包括以下几种，见表4-8。

表4-8 特殊药品管理主要法律规范

规范	主要内容	施行日期	颁布机关
《麻醉药品和精神药品管理条例》	麻醉药品和精神药品的种植、实验研究和生产、经营、使用、储存、运输、审批程序、监督管理和法律责任等的方面规定	2005.11.1	国务院
《医疗用毒性药品管理办法》	医疗用毒性药品的概念和品种、生产管理、经营和使用管理、法律责任等方面的规定	1988.12.27	国务院
《放射性药品管理办法》	放射性新药的研制、临床研究和审批，生产、经营和进出口，包装、运输和使用，以及放射性药品的标准和检验等方面的规定	1989.1.13	国务院

续表

规范	主要内容	施行日期	颁布机关
《反兴奋剂条例》	兴奋剂的生产、销售、进出口等方面的规定	2004.3.1	国务院
《药品类易制毒化学品管理办法》	药品类易制毒化学品生产、经营、购买许可的范围、条件、程序、资料要求和审批时限，药品类易制毒化学品原料药、单方制剂和小包装麻黄素的购销渠道，生产、经营企业和有关使用单位的安全管理制度、条件要求	2010.5.11	原卫生部
《疫苗流通和预防接种管理条例》	疫苗流通、疫苗接种、保障措施、预防接种异常反应的处理、监督管理等方面的规定	2005.6.1	国务院
《生物制品批签发管理办法》	生物制品批签发的概念，批签发的申请、检验、审核与签发、复审监督与处罚的规定	2004.7.13	原国家食品药品监督管理局

10. 药品知识产权保护法律规范

药品知识产权保护主要是针对药品领域的智力劳动成果，主要法律规范有以下几种，见表4-9。

表4-9 药品知识产权保护主要法律规范

规范	主要内容	实施日期	颁布机构
《药品行政保护条例》	药品行政保护的申请与审批程序、保护内容和期限等方面的规定	1992.12.19	原国家医药管理局
《药品行政保护条例实施细则》		2000.10.24	原国家药品监督管理局
《专利法》	药品专利权、商标权、著作权的获得与条件、保护等方面的规定	1985.4.1（2008.12.27 修改）	全国人大常委会
《商标法》		1983.3.1（2013.8.30 修订）	全国人大常委会
《著作权法》		1991.6.1（2010.2.26 修订）	全国人大常委会
《知识产权海关保护条例》	知识产权的备案、扣留侵权嫌疑货物的申请及其处理等方面的规定	2009.7.1（2010.3.24 修订）	国务院

11. 执业药师法律规范

执业药师管理主要是针对执业药师资格考试、注册、继续教育等方面进行监督，主要法律规定有以下几种，见表4-10。

表4-10 执业药师主要法律规范

规范	主要内容	实施日期	颁布机关
《执业药师资格制度暂行规定》	执业药师的定义，执业药师考试、注册，执业药师的职责、权利与义务，执业药师的继续教育等方面的规定	1999.4.1	人事部、原国家药品监督管理局
《执业药师资格考试实施办法》		1999.4.1	人事部、原国家药品监督管理局
《执业药师注册管理暂行办法》		2000.4.14	人事部、原国家药品监督管理局
《执业药师继续教育管理暂行办法》		2003.11.3	原国家药品监督管理局

四、药品管理法律关系

(一) 药品管理法律关系的概念

法律关系，是指法律规范在调整人们社会活动中所形成的各种权利和义务关系。药品管理法律关系，则是指药品管理法律规范调整的人们在药品管理活动中所形成的权利和义务关系。

每一个法律部门都调整特定的社会关系，药品管理法作为一个独立的法律部门，调整的是人们在药品管理活动中所形成的各种社会关系。实际上，药品管理法律关系是药品管理法律规范通过调整人的行为而作用于药品管理活动的结果，是药品管理法运行过程中立法指令转变为社会行为的形式。人们把药品管理法律规范的抽象规定转化为药品管理法律关系时，就把药品管理法上的一般的权利和义务与具体的人或组织结合在一起，使静态、抽象的药品管理法变成了动态、具体的药品管理法。药品管理法律关系的当事人在药品管理法律关系内，实现了一定的利益和自由，从而使药品管理法的立法宗旨和调整目的得以实现。

（二）药品管理法律关系构成要素

药品管理法律关系的构成要素，是指构成每一个具体的药品管理法律关系必须具备的因素，包括药品管理法律关系主体、药品管理法律关系客体和药品管理法律关系内容，三者缺一不可。

1. 药品管理法律关系的主体

药品管理法律关系的主体，即药品管理法律关系的参加者，是指在药品管理法律关系中享有权利并承担义务的当事人，包括权利主体和义务主体，二者可能在某些情况下合为一个主体。

我国药品管理法律关系的主体主要有国家机关、企事业单位和自然人（公民）三类。

（1）国家机关 即依法设立的各级药品监督管理部门和其他有关部门。作为药品监督管理的主体，其与被监督管理的行政相对人（如药品生产、经营企业）形成药品管理行政法律关系，同时各级药品监督管理部门之间又形成内部管理关系。

（2）企事业单位 包括药品生产企业、药品经营企业、医疗机构、药房等，一方面其与药品监督管理部门形成药品管理行政法律关系；另一方面，在提供药品与药学服务过程中，与其需求药品与药学服务的单位和公民形成了药品（药学服务）民事法律关系，或内部职工形成管理关系。

（3）自然人（公民） 包括中国公民、外国公民和无国籍人等。自然人作为药品管理法律关系的主体有两种情况，一是受过专业教育、依法从事药学技术工作的药学技术人员，在申请资格考试、执业注册及执业过程中与药品监督管理部门形成药品管理行政法律关系；一是普通公民在接受药品和药学服务时与提供者形成药品（药学服务）民事法律关系。

2. 药品管理法律关系的内容

药品管理法律关系的内容是指药品管理法律关系主体依法所享有的权利和承担的义务。

（1）权利 是药品管理法律关系中的权利主体依照药品管理法规定，根据自己的意愿实现自己某种利益的可能性。它包含三层含义：第一，权利主体有权在药品管理法规定的范围内，根据自己的意愿为一定行为或者不为一定行为；第二，权利主体有权在药品管理法规定的范围内，要求义务主体为一定行为或者不为一定行为，以便实现自己的某种利益；第三，权利主体有权在自己的权利遭受侵害或者义务主体不履行义务时，请求人民法院给予法律保护。

（2）义务　是药品管理法律关系中的义务主体依照药品管理法规定，为了满足权利主体某种利益而为一定行为或者不为一定行为的必要性。它也包含三层含义：第一，义务主体应当依据药品管理法的规定，为一定行为或者不为一定行为，以便实现权利主体的某种利益；第二，义务主体负有的义务是在药品管理法规定的范围内为一定行为或者不为一定行为，对于权利主体超出法定范围的要求，义务主体不承担义务；第三，义务是一种法定义务，受到国家强制力的约束，如果义务主体不履行或者不适当履行，就要承担相应的法律责任。

权利和义务是将法律关系主体联系在一起的纽带，两者相互依存、密不可分，二者是对等的，即一方的权利就是另一方的义务，一方的义务就是另一方的权利；二者又是一致的，即没有只享有权利不尽义务的主体，也没有只尽义务不享有权利的主体。权利和义务从不同的角度来表现同一个药品管理法律关系的具体内容。

3. 药品管理法律关系的客体

药品管理法律关系的客体，即药品管理法律关系主体的权利和义务所指向的对象，是主体间权利和义务的纽带，主要包括以下几类。

（1）生命健康权益　这是药品管理法律关系最高层次的客体，是公民人身权益的一部分，包括生命、身体、生理功能等，是公民正常生活和从事各种活动的重要前提。我国药品管理法就是以保障公民的生命健康权为核心，药品管理的一切活动均要以此为目的。

（2）行为　即药品管理法律关系主体行使权利和履行义务的活动，包括受法律保护的合法行为和应承担法律责任的违法行为，如提供药品或药学服务、药品的生产经营、药品的审批等。

（3）物　是指现实存在的，能够被人所支配、利用，具有一定价值和使用价值的物质财富，如药品、医疗器械等。但并非一切具有自然属性的物均能充当药品管理法律关系的客体，如假药和劣药，从自然属性上讲是物，但从法律角度讲，它们属于禁止流通物，生产销售假药和劣药者会受到法律的制裁。

（4）智力成果　是指主体从事脑力劳动和智力活动所创造的成果，属于精神财富，如学术著作、专利、发明等。智力成果可以转换成一定形式的物质财富。保护智力成果是保护和发展生产力的要求，也是保护和发展药学技术、提高人民健康水平的要求，是药品管理法的一项基本任务。

（三）药品管理法律关系的形成、变更和消灭

1. 药品管理法律关系的形成、变更和消灭的概念

药品管理法律关系不是一成不变的，而是在一定条件下从产生到终止的演变过程。药品管理法律关系的形成，是指因一定法律事实的发生而引起药品管理法律关系的主体之间权利义务关系的确立，例如患者在药店购买药品而引起药品买卖民事法律关系的形成。

药品管理法律关系的变更，是指因一定法律事实的发生而使药品管理法律关系主体之间原有的药品管理法律关系发生变更，包括主体的变更、客体的变更和内容的变更，比如患者在使用药品过程中发生不良反应，则可能引起药品管理法律关系内容的变更。

药品管理法律关系的消灭，是指因一定的法律事实的发生使药品管理法律关系主体之间既有的权利和义务消失和终止。药品管理法律关系主体任何一方的消亡或者义务主体一方依法履行法定义务，都会使原有的药品管理法律关系消失或终止。

2. 药品管理法律关系的形成、变更和消灭的原因

药品管理法律关系的产生、变更和消灭，不是自然而然的，而是以一定的药品管理法律规范为前提，以一定的药品管理法律事实为直接原因。药品管理法律规范规定了人们的行为模式，使得药品管理法律关系的产生、变更和消灭成为可能。但要使这种可能变为现实，还必须有赖于一定的药品管理法律事实，即只有同时具备某种法律事实，法律上所规定的权利义务关系才能转变为实际的权利义务关系。

药品管理法律事实是指法律规定的、能够引起药品管理法律关系产生、变更和消灭的客观情况或现象。依据其是否以人的主观意志为转移，药品管理法律事实分为药品管理法律事件和药品管理法律行为。

药品管理法律事件是指法律规定的、不以人们意志为转移的客观情况，分为社会事件和自然事件，前者如来自当事人主观意志之外的国家医药政策的重大调整、药品管理法律的重大修改等；后者如人的出生与死亡、自然灾害等。这两种事件对于药品管理法律关系主体而言都是不以其意志为转移的，但由于这些事件的出现，使药品管理法律关系有可能产生、变更或消灭。

药品管理法律行为是指法律规定的、以当事人的主观意志为转移的行为，分为合法行为和违法行为。合法行为是指当事人依据药品管理法律规定或授权实施的能够引起预期的法律后果的行为，这种行为为法律所确认和保护，如当事人向药品监督管理部门申请药品生产许可，药品监督管理部门依法对违法的相对人进行处罚等；违法行为是指当事人未履行或未能正确履行义务致使对方的权利未能实现或受到损害的行为，这种行为为法律所禁止，行为人必须承担相应的法律责任，如未取得药品批准文号而制售药品，生产或销售假药、劣药等。不论是合法行为还是违法行为都能够引起药品管理法律关系的产生、变更和消灭。在药品管理法律领域中，药品管理法律行为是药品管理法律关系产生、变更或消灭的最普遍的法律事实，它所起的作用和意义比药品管理法律事件重要得多。

第二节　药品管理法的制定和实施

一、药品管理法的制定

（一）药品管理法制定的概念

药品管理法的制定，也称药品管理立法，是指有权的国家机关依照法定的权限和程序，制定、认可、修改、补充或废止规范性药品管理法律文件的活动。

药品管理法的制定有广义和狭义之分。狭义的药品管理法的制定，专指全国人大及其常委会制定药品管理法律的活动；广义的药品管理法的制定，则包括所有具有立法权的国家机关依法定职权和程序而制定药品管理法的专门性活动，不仅包括全国人民代表大会及其常务委员会，还包括国务院以及省、自治区、直辖市、计划单列市及较大的市、经济特区的人民代表大会或人民政府制定药品管理法的活动。

（二）药品管理立法体制

立法体制，又称法的制定权限的划分，是指国家机关在制定法律规范过程中权限的划分。这种权限的划分在不同的国家或同一国家的不同时期是不同的，它取决于国家的性质、形式、国家机构和历史传统等因素。我国的立法体制实行中央集中统一领导下的、中央和地方两级、多层次的形式，即"一元、两级、多层次"的立法体制。

根据《中华人民共和国宪法》和《中华人民共和国立法法》规定，全国人民代表大会和全国人民代表大会常务委员会行使国家立法权，制定药品管理法律；国务院根据宪法和法律，制定药品管理行政法规；省、自治区、直辖市的人民代表大会及其常务委员会在不同宪法、法律、行政法规不相抵触的前提下，制定药品管理地方性法规；民族自治地方的人民代表大会有权依照当地民族的政治、经济和文化的特点，制定药品管理自治条例和单行条例；国务院组成部门和具有行政管理职能的直属机构，根据法律和国务院的行政法规，制定药品管理部门规章；省、自治区、直辖市人民政府及省、自治区人民政府所在地的市、经济特区所在地的市和经国务院批准的较大的市的人民政府，可以根据法律、行政法规和本省、自治区、直辖市的地方性法规，制定药品管理地方政府规章。

（三）药品管理法制定的依据

1. 法律依据

宪法是国家的根本大法，具有最高法律效力，是其他法律、法规的制定依据。宪法有关国家发展医药卫生事业，保护人民健康的规定，是药品管理法制定的来源和法律依据。药品管理立法必须以宪法的规定为法律依据，同时药品管理立法也是对宪法相关规定的具体化。

2. 思想依据

健康是人类生存与发展的基本条件，是人全面发展的基础。以药品管理法律关系为调整对象的药品管理法必然要把保护人体健康作为其立法的思想依据、立法工作的出发点和落脚点，无论其以什么形式表现出来，也无论其调整的是哪一特定方面的社会关系，都必须坚持保护人体健康这一思想依据。

3. 自然科学依据

以保护人体健康为核心思想的药品管理法，必然要涉及与人的生命、健康相关的自然科学。因此，药品管理立法工作在遵循法律科学的基础上，还必须遵循药品管理工作的客观规律，即必须把药学、医学、生物学等自然科学的基本规律作为药品管理法制定的科学依据，遵循人与自然环境、社会环境、人的生理、心理环境相协调的规律，使法学和医药卫生科学紧密联系在一起，科学地立法，促进药学科学进步和药品管理事业发展。只有这样才能达到有效保护人体健康的立法目的。

4. 物质依据

社会经济条件是药品管理法制定的重要物质基础。虽然改革开放以来，我国综合国力不断增强，社会经济水平有了很大提高，为我国药品管理立法工作提供了坚实的物质基础。但与世界发达国家相比，我国的综合国力、生产力和人民生活水平都不高，地区间发展又严重不平衡，这些都是药品管理立法工作的制约因素。因此，药品管理法的制定必须着眼于我国的实际，正确处理好药品管理立法与现实条件、经济发展之间的关系，达到满足人民群众不断增长的多层次的药品需求、保护人体健康同时保障经济和社会可持续发展的目的。

5. 政策依据

卫生方针、卫生政策是党和国家在一定历史阶段提出的卫生事业、卫生工作的特定任务与行为准则，是药品管理法制定的政策依据。党的十八大报告指出，健康是促进人的全面发展的必然要求。要坚持为人民健康服务的方向，坚持预防为主、以农村为重点、中西医并重，按照保基本、强基层、建机制的要求，重点推进医疗保障、医疗服务、公共药品管理、药品供应、监管体制综合改革，巩固基本药物制度，扶持中医药和民族医药事业发展，改革和完善食品药品安全监管体制机制。药品管理立法应以上述药品管理政策为指导，要体现党的政策的精神和内容。

（四）药品管理法制定的基本原则

1. 民主立法原则

民主立法，就是在整个立法过程中，使社会公众参与和监督立法的全过程，建立充分反映民意、广泛集中民智的立法机制，推进法制建设的科学化、民主化，使法律真正体现和表达人民的意志，反映广大人民群众的根本利益和长远利益。因此，药品管理立法要坚持群众路线，采取各种行之有效的措施，调动群众的积极性和主动性，广泛听取人民群众的意见，集思广益，在民主的基础上集中。

2. 维护社会主义法制统一和尊严原则

维护法制统一和尊严原则，是指我国药品管理法律法规的制定要从国家的整体利益出发，立足全局，各项法律法规之间及药品管理法律法规与其他法律之间应相互衔接，协调一致，避免规定的重复和矛盾。同时注重地区之间、不同人群之间有关药品方面的利益协调，形成我国科学和谐的药品管理法律体系，并注意防止出现部门利益保护、地方保护主义的倾向。

3. 借鉴国外先进经验与从中国实际出发相结合原则

我国药品管理法的制定起步较晚，经验较少，而国际社会中药品管理法的立法成果、立法技术有较为成熟的经验，我国药品管理法的制定应与国际接轨，并符合国际药品管理公约、条约和惯例的要求。但在借鉴别国经验的同时，还必须根据我国的经济社会发展、公民健康状况、医药卫生改革和发展现状等基本国情，充分考量中国特色，保证药品管理法的制定从实际出发，具有可行性。

4. 原则性与灵活性相结合原则

原则性是指在药品管理立法中必须坚持药品管理法的性质、根本任务、方向以及有关药品管理法体系的科学性与和谐性统一的系列原则；灵活性是指在原则允许的限度内，在特定情况和条件下允许在一定范围和程度上，作出有一定弹性幅度的或者是灵活变通的规定。原则性是药品管理立法的主导和前提，灵活性是实现原则性的措施和保障，二者是目的和手段的关系。我国药品管理立法必须坚持原则性与灵活性相结合的原则。

原则性要求药品管理立法中把我国药品管理工作中一些带根本性、全局性的问题确定下来，如药品管理工作的性质、地位，基本指导思想和方针，药品管理的原则和制度，药品管理行政机关的职权、职责和活动原则等，对这些问题作出的原则性规定，不仅有利于在全国范围内形成共识，保证我国药品管理工作顺利发展，而且有利于我国药品管理法制的统一与协调。但是我国幅员辽阔，民族众多，各地药品管理事业的发展很不平衡，又处在政治经济和医药药品管理体制改革时期，这一切又决定了在制定药品管理法时对各项内容的规定不能太具体，应根据各地在各个时期的实际情况作出灵活变通的规定，这样才能既保证药品管理法的稳定性又能充分发挥药品管理法调整社会关系的实际作用。

（五）药品管理立法的程序

药品管理法的制定程序，是指有权的国家机关制定药品管理法所必须遵循的时限、方式、步骤、顺序等的总和。程序是立法质量的重要保证，是民主立法的保障，药品管理法的制定必须依照法定程序进行。以药品管理法律的制定程序为例，我国药品管理法制定程序一般包括以下几个阶段。

1. 药品管理法律案的提出

根据《立法法》的规定，全国人民代表大会主席团、全国人民代表大会常务委员会或10名以上全国人大常委、国务院、中央军事委员会、最高人民法院、最高人民检察院、全国人民代表大会各专门委员会、一个代表团或30名以上的代表联名可以向全国人民代表大会或全国人大常委会提出药品管理的法律案，由主席团决定或先交有关专门委员会审议，提出意见后再决定是否列入会议议程。在全国人民代表大会闭会期间，也可以向全国人民代表大会常务委员会提出法律案，由全国人民代表大会常务委员会依法审议后，决定提请全国人民代表大会审议。

2. 药品管理法律草案的审议

药品管理法律议案列入日程以后，有权机关或者有权机关委托专家起草药品管理法律草案。药品管理法律草案要经过常委会会议审议或全国人大教科文卫委员会、法律委员会等审议。列入常委会会议议程的药品管理法律草案，全国人大教科文卫委员会、法律委员会和常委会工作机构应当听取各方面的意见。对于重要的药品管理法律草案，经委员长会议决定，可以将药品管理法律草案公布，向社会征求意见。

3. 药品管理法律案的表决

通过药品管理法律案提请全国人大常委会3次审议后，由常委会全体会议投票表决，以全体组成人员的过半数同意为通过。

4. 药品管理法律的公布

获全国人大常委会通过的药品管理法律，由国家主席以主席令的形式公布，使社会各界周知，便于熟悉并遵照执行。药品管理法律的公布是药品管理立法的最后一步，是药品管理法律生效的前提。法律通过后，凡是未经公布的，均不发生法律效力。

二、药品管理法的实施

（一）药品管理法实施的概念

药品管理法的实施，是指通过一定的方式使药品管理法在社会生活中得以实际贯彻与实现的活动，是把药品管理法的规定转化为主体行为的过程。

药品管理法实施的方式主要有两种，即药品管理法的遵守和药品管理法的适用。

（二）药品管理法实施的内容

1. 药品管理法的遵守

药品管理法的遵守，是指一切国家机关和武装力量、各政党和社会团体、企事业单位和公民个人要按照药品管理法的规定，行使权利和履行义务，依法办事，不得违反。遵守药品管理法是现代法治社会的必然要求，是药品管理法实施的重要方式，也是每个公民的基本义务。

（1）药品管理法遵守的主体　既包括一切国家机关、社会组织和全体中国公民，也包括在中国领域内活动的国际组织、外国组织、外国公民和无国籍人。

（2）药品管理法遵守的范围　主要包括宪法、药品管理法律、药品管理行政法规、药品管理地方性法规、药品管理自治条例和单行条例、药品管理规章、技术规范、我国参加的世界药品管理组织的章程及我国参与缔结或加入的国际药品管理条约、协定等。对于药品管理法适用过程中，有关国家机关依法作出的、具有法律效力的决定书，如人民法院的判决书、调解书，药品管理行政部门的药品管理许可证、药品管理行政处罚决定书等非规范性文件，也是药品管理法的遵守范围。

（3）药品管理法遵守的内容　药品管理法的遵守不是消极、被动的，它既要求国家机关、社会组织和公民依法承担和履行义务（职责），更包含国家机关、社会组织和公民依法享有权利、行使权利，即其内容包括依法行使权利和履行义务两个方面。

2. 药品管理法的适用

药品管理法的适用有广义和狭义之分。广义的药品管理法的适用，是指国家机关和法律、法规授权的社会组织依照法定的职权和程序，行使国家权力，将药品管理法律规范创造性地运用到具体人或组织，用来解决具体问题的一种专门活动。它包括药品管理行政部门以及法律、法规授权的组织依法进行的药品管理执法活动和司法机关依法处理有关药品管理违法和犯罪案件的司法活动。狭义的药品管理法的适用，仅指司法活动。本章所讲药品管理法的适用是指广义的药品管理法的适用。

作为药品管理法的实施方式之一，药品管理法的适用具有国家强制性、权威性、程序性、要式性等特点，而在适用过程中应当遵循以下原则。

（1）合法性原则　即药品管理法的适用必须依照法律规定、在法律授权范围内行事，这是药品管理法适用的最基本原则，包括药品管理法适用的主体、内容及程序都必须有法律依据，遵循相关的程序制度等。

（2）合理性原则　即药品管理法的适用既要体现法律的基本精神，又要符合公共秩序和风俗习惯，符合药学科学的规律。在适用过程中，事实应清楚，证据要确定，定性要准确，处理要适当，做到适宜、适当、合情、公正，行使自由裁量权应坚持法律原则和法律精神，不得超越法律规定的幅度；对不适当不合理的处理应依法及时纠正。合理性原则是现代法治社会的必然要求。

（3）效率原则　即在依法、合理的前提下，药品管理法的适用应取得最大的效益，如应当在法定期限内办理案件等。这就要求药品管理法适用的主体在依法行政的前提下，应做好必要的成本效益分析和可行性分析，使其行为具有最大的合理性，并尽可能以最低成本取得最大效益。

（三）药品管理法的效力范围及效力冲突的解决

1. 药品管理法的效力范围

药品管理法的效力范围是指药品管理法的生效或适用的范围，即药品管理法律法在什么时间、什么地点、对什么人具有法律效力，这是药品管理法规适用的前提，包括时间效力、空间效力和对人的效力三个方面。

（1）药品管理法的时间效力　是指药品管理法何时生效、何时失效以及对药品管理法生效前所发生的行为和事件是否具有溯及力的问题。

药品管理法的生效通常有下列情况：

① 在药品管理法律文件中明确规定从法律文件颁布之日起施行，如 2007 年 12 月 10 日原国家食品药品监督管理局公布《药品召回管理办法》，自公布之日起施行；

② 在药品管理法律文件中明确规定在其颁布后的某一具体时间生效，如 2001 年 2 月 25 日第九届全国人大常委会第二十次会议通过《药品管理法》，自 2001 年 12 月 1 日起施行；

③ 药品管理法律公布后先予以试行或者暂行，而后由立法机关加以补充修改，再通过为正式法律，公布施行，在试行期间也具有法律效力，如原国家食品药品监督管理局 2005 年 6 月 22 日公布的《医疗机构制剂注册管理办法（试行）》规定，自 2005 年 8 月 1 日起施行；

④ 在药品管理法规、规章中没有规定其生效时间，但实践中，均以该法公布的时间为其生效的时间。

药品管理法的失效通常有下列情况：

① 从新法颁布施行之日起，相应的旧法即自行废止，如《医疗机构药事管理规定》自 2011 年 3 月 1 日生效后，2002 年发布的《医疗机构药事管理暂行规定》自行失效；

② 新法代替了内容基本相同的旧法，在新法中明文宣布旧法废止，如原国家食品药品监督管理局 2007 年 7 月 10 日颁布的《药品注册管理办法》规定，本法自 2007 年 10 月 1 日起施行，2005 年 2 月 28 日公布的《药品注册管理办法》同时废止；

③ 由于形势发展变化，原来的某项法律已因调整的社会关系不复存在或完成了历史任务而失去了存在的条件自行失效，或有的法律规定了生效期限，期满该法即终止效力；

④ 有关国家机关发布专门的决议、命令，宣布废止其制定的某些法，而导致该法

失效。

药品管理法的溯及力，亦称药品管理法溯及既往的效力，是指新法颁布施行后，对它生效以前所发生的事件和行为是否适用的问题。如果适用，该药品管理法就有溯及力；如果不适用，该药品管理法就不具有溯及力。我国药品管理法一般不溯及既往，但为了更好地保护公民、法人和其他组织的权利和利益而作的特别规定除外。

（2）药品管理法的空间效力　是指药品管理法生效的地域范围，即药品管理法在哪些地方具有拘束力。药品管理法适用的地域范围，因立法机关不同而有区别。

药品管理法的空间效力有以下几种情况：

① 全国人大及其常委会制定的药品管理法律，国务院及其各部门发布的药品管理行政法规、规章等规范性文件，在全国范围内有效；

② 地方人大及其常委会、民族自治机关颁布的地方性药品管理法规、自治条例、单行条例，以及地方人民政府制定的政府药品管理规章，只在其行政管辖区域范围内有效；

③ 中央国家机关制定的药品管理法律、法规，明确规定了特定的适用范围的，即在其规定的范围内有效；

④ 某些药品管理法律、法规还有域外效力。

（3）药品管理法对人的效力　是指药品管理法对哪些人具有拘束力。药品管理法对人的效力有以下几种情况：

① 我国公民在我国领域内，一律适用我国药品管理法；

② 外国人、无国籍人在我国领域内，也都适用我国药品管理法，一律不享有药品管理特权或豁免权；

③ 我国公民在我国领域以外，原则上适用我国药品管理法，法律有特别规定的按法律规定；

④ 外国人、无国籍人在我国领域外，如果侵害了我国国家或公民、法人的权益，或者与我国公民、法人形成药品管理法律关系，也可以适用我国药品管理法。

2. 药品管理法效力冲突的解决

（1）药品管理法的适用规则　是指药品管理法律规范之间发生冲突时如何选择适用药品管理法律规范的问题。药品管理法的适用规则主要有以下5项。

① 上位法优于下位法：即不同位阶的药品管理法律规范发生冲突时，应当选择适用位阶高的药品管理法律规范。

② 同位阶的药品管理法律规范具有同等法律效力：即药品管理部门规章之间、药品管理部门规章与地方政府药品管理规章之间具有同等效力，在各自的权限范围内施行。

③ 特别规定优于一般规定：也称"特别法优于一般法"，即同一机关制定的药品管理法律、药品管理行政法规、药品管理地方性法规、药品管理自治条例和单行条例、药品管理规章，特别规定与一般规定不一致的，适用特别规定。

④ 新的规定优于旧的规定：也称"新法优于旧法"，即同一机关制定的药品管理法律、药品管理行政法规、药品管理地方性法规、药品管理自治条例和单行条例、药品管理规章，新的规定与旧的规定不一致的，适用新的规定。适用这条规则的前提是新旧规

定都是现行有效的，采取从新原则。

⑤ 不溯及既往原则：即一般情况下药品管理法律规范都没有溯及既往的效力，但为了更好地保护公民、法人和其他组织的权利和利益而作的特别规定除外。

（2）药品管理法效力冲突的裁决制度 如果药品管理法律规范之间发生冲突，又不能适用上述规则进行选择适用时，应通过以下裁决方式解决。

① 药品管理法律之间对同一事项的新的一般规定与旧的特别规定不一致，不能确定如何适用时，由全国人大常委会裁决。

② 药品管理行政法规之间对同一事项的新的一般规定与旧的特别规定不一致，不能确定如何适用时，由国务院裁决。

③ 药品管理地方性法规、药品管理规章之间不一致时，由有关机关依照下列规定的权限进行裁决：同一机关制定的新的一般规定与旧的特别规定不一致时，由制定机关裁决；药品管理地方性法规与药品管理部门规章之间对同一事项的规定不一致，不能确定如何适用时，由国务院提出意见，国务院认为应当适用药品管理地方性法规的，应当决定在该地方适用药品管理地方性法规的规定，认为应当适用药品管理部门规章的，应当提请全国人大常委会裁决；药品管理部门规章之间、药品管理部门规章与地方政府药品管理规章之间对同一事项的规定不一致时，由国务院裁决；根据授权制定的药品管理法规与药品管理法律规定不一致，不能确定如何适用时，由全国人大常委会裁决。

三、药品管理行政执法

（一）药品管理行政执法的概念与特点

1. 药品管理行政执法的概念

药品管理行政执法，是指国家药品监督管理行政主体、法律法规授权的组织依照药品管理法律、法规和规章的规定处理具体药品管理行政事务，将药品管理法律规范适用于现实社会，实现国家药品管理的活动。

药品管理行政执法有广义和狭义两种理解。广义的药品管理行政执法，是指药品监督管理行政机关、法律法规授权的组织依法从事药品管理行政管理和具体运用药品管理法律、法规和规章处理药品管理行政事务的一切活动，既包括具体药品管理行政行为，也包括抽象药品管理行政行为。具体药品管理行政行为是针对某特定人、特定事物、特定对象等作出的直接对相对人产生法律后果的行政行为，如药品管理行政许可、药品管理行政处罚、药品管理行政强制等行为；抽象药品管理行政行为，是指以不特定的人或事为管理对象，制定或发布的具有普遍约束力的规范性文件的行为，如药品监督管理部门根据法律、法规的规定，在本部门的权限内，发布命令、指示和规章的行为。

狭义的药品管理行政执法，仅指药品监督管理行政执法主体将法律、法规、规章运用于现实生活中的具体对象，处理具体药品管理行政案件所作出的具体药品管理行政行为。本章所阐述的药品管理行政执法即指具体药品管理行政行为。

2. 药品管理行政执法的特点

（1）合法性 即药品管理行政执法必须是合法的行为，包括主体合法、内容合法、程序合法。主体合法是指药品管理行政执法的主体必须是药品管理法律、法规规定的行政机关或授权的组织；内容合法是要求药品管理行政执法必须符合药品管理法律规范的规定；程序合法是指药品管理行政执法必须严格遵守和执行法律程序。

（2）主动性　即药品管理行政执法一般都以执法主体的单方意思表示即可成立，在药品管理行政执法中大多数情况下不需得到相对人的请求，也不以相对人的意志为转移，主动执法才能使药品管理法律规范得以实现。

（3）国家强制性　药品管理行政执法是代表国家管理药品事务，是国家行政权运转的一种特殊方式，体现国家意志，具有国家强制性是药品管理行政执法的根本保证。

（4）药品管理行政执法行为的可诉性　即药品管理行政执法行为是确定特定人某种权利或义务，或者剥夺、限制其某种权利的行为，由此，必然会直接或者间接地产生相关的权利义务关系，产生相应的、现实的法律后果。当相对人认为药品管理行政执法主体的具体行政行为侵犯其合法权益时，依法可以申请行政复议或提起行政诉讼。

（二）药品管理行政执法的主体

药品管理行政执法主体是指依法享有药品管理行政执法权力，以自己的名义实施药品管理行政执法活动并独立承担由此引起的法律责任的组织。

药品管理行政执法的主体是组织而非个人。尽管具体的执法行为是由行政机关的工作人员行使，但是工作人员不是行政执法主体。在某些情况下，药品管理行政机关依法委托其他单位或组织行使执法权力，但受委托的单位或组织并不以自己的名义进行执法，执法后果也仍然由药品管理行政机关承担，因此受委托的单位或组织也不是药品管理行政执法主体。

根据执法主体资格取得的法律依据不同，药品管理行政执法主体可以分为职权性执法主体和授权性执法主体两种。职权性执法主体是指根据宪法和行政组织法的规定，在机关依法成立时就拥有相应行政职权并同时获得行政主体资格的行政组织，职权性执法主体只能是国家行政机关，包括各级人民政府及其职能部门以及县级以上地方政府的派出机关；授权性执法主体是指根据宪法和行政组织法以外的单行法律、法规的授权规定而获得行政执法资格的组织，即授权性执法资格的获得，是根据宪法和行政组织法以外的单行法律、法规，其职权的内容、范围和方式是专项的、单一的、具体的，必须按照授权规范所规定的职权内容去行使。我国药品管理行政执法主体主要有药品行政监管组织和药品技术监管组织两大类。

（三）药品管理行政执法的依据

药品管理行政执法的依据是指药品管理行政机关实施药品管理行政执法行为能够对行政相对人产生效力的依据。药品管理行政执法的依据只能是国家现行有效的药品管理法律、法规、规章以及上级药品管理行政机关的措施、发布的决定、命令、指示等。其中，《中华人民共和国行政处罚法》和《中华人民共和国行政许可法》等是药品管理行政执法程序性法律依据；而其他药品管理法律、法规、规章以及各种技术标准则是药品管理行政执法的实体性法律依据。此外，凡是我国承认或者参加的国际卫生方面的条例、公约或者签署的双边或多边协议等，也是我国卫生行政执法的依据。

（四）药品管理行政执法行为的分类

具体药品管理行政执法行为有以下几种主要形式。

1. 药品行政许可

药品行政许可是指药品管理行政执法主体根据公民、法人或者其他组织的申请，经依法审查，准予其从事特定活动的行为。按原国家食品药品监督管理局关于施行行政许可项目的公告，其负责组织施行的行政许可涉及各类注册、审批、审查、审核、批准、核发、核准、认证、认定、保护、备案等共计 67 项，包括药品注册，临床实验审批，各类规范认证，中药的品种保护，药品类易制毒化学品、特殊管理药品的生产、经营的审批，处方药与非处方药转换评价等内容。药品行政许可的目的主要在于维护公共利益和社会秩序，保障和监督药品监督管理部门有效实施行政管理。

2. 药品行政监督检查

药品行政监督检查是指药品管理行政执法主体为实现行政管理职能，对行政相对人遵守药品管理法律规范和具体药品管理行政处理决定的情况予以察看、监督的行政执法行为。

各级药品监督管理部门可在法律规定的权限范围内对药品的研制、生产、流通、使用等领域实施监督检查，对生产、流通领域规范认证后的跟踪检查及贯彻规范后的动态监督检查，如对 GMP 的飞行检查等。检查的对象应主动配合，不得拒绝与隐瞒，同时还应向药品监督管理部门提供真实情况，如研制的原始资料、生产记录、购销凭证、处方登记等内容。

3. 药品行政处罚

药品行政处罚是指药品管理行政执法主体依照法定权限和程序对违反药品行政管理法律规范尚未构成犯罪的个人或组织给予行政制裁的具体行政行为，主要包括警告、罚款、没收财物、责令停业（产）、改正或整顿、吊销许可证、禁止从事药品相关活动、不受理相关申请等。

4. 药品行政强制措施

药品行政强制措施是指药品管理行政执法主体为保障药品监督管理目标的实现，依法采取强制手段促使义务人履行义务，或者为维护公共利益、保护人民健康和生命安全对有关场所和行政相对人的人身或财产采取的紧急性、即时性的强制措施的执法行为。目前，我国对药品监督管理采取的行政强制措施主要有药品责令召回、对药品不良反应采取必要的控制措施等，具体内容详见本书第九章。

第三节 我国《药品管理法》的主要内容

一、立法宗旨与适用范围

（一）立法宗旨

立法宗旨也可称之为立法目的，集中体现了一部法律的基本价值判断准则，是一部法律最根本的立足点，对法律的具体适用起着最高的指导作用。《药品管理法》第 1 章

第 1 条阐述了其立法宗旨，即"为加强药品监督管理，保证药品质量，保障人体用药安全，维护人民身体健康和用药的合法权益，特制定本法"。

第 1 条所阐述的立法目的包括四个层面：加强药品监督管理、保证药品质量、保障人体用药安全、维护人民身体健康和用药的合法权益。在上述内容中，最根本的目的是"维护人民身体健康和用药的合法权益"。

（二）适用范围

适用范围也称效力范围，是指法律发挥约束力和强制力的范围，即在何种空间范围、时间范围，对何种对象有效。

1. 空间范围

《药品管理法》第 1 章"总则"中第 2 条规定，药品管理法适用的空间范围为"在中华人民共和国境内"，所谓中华人民共和国境内是指中华人民共和国的国境范围内。在具体适用时有两点问题需要注意。

（1）"境内"与"领域内"存在区别　"境内"是指国境范围内，"领域内"是指主权范围内，比"境内"的范围宽。

（2）《药品管理法》适用的空间范围为港、澳、台地区外的我国境内　在具体实施时，特别行政区按照基本法的规定办理，因此，不适用该部《药品管理法》。

2. 对象范围

法律的对象范围是指法适用于何种主体。《药品管理法》第 1 章"总则"中第 2 条规定，药品管理法适用的对象范围是"从事药品的研制、生产、经营、使用和监督管理的单位或者个人"。

3. 时间范围

《药品管理法》第 10 章"附则"中第 106 条对其适用的时间范围作了规定，即"本法自 2001 年 12 月 1 日起施行"。2001 年 12 月 1 日是《药品管理法》的施行时间，也就是法律的生效时间。

二、药品生产、经营与使用管理

（一）药品生产企业管理

《药品管理法》第 2 章"药品生产企业管理"中第 7 条到第 13 条对药品生产企业管理的具体内容作出了规定，主要包括开办药品生产企业的程序、开办药品生产企业的条件以及药品生产企业在生产过程中必须遵守的原则性规定，具体内容参见本书第六章"药品生产管理"。

（二）药品经营企业管理

《药品管理法》第 3 章"药品经营企业管理"中第 14 条到第 21 条对药品经营企业管理的具体内容作出了规定，主要包括开办药品经营企业的程序、开办药品经营企业的条件、药品经营企业在经营过程中必须遵守的原则性规定以及城乡集市贸易市场出售中药材的管理等，具体内容参见本书第七章"药品流通管理"。

（三）医疗机构药剂管理

《药品管理法》第 4 章"医疗机构的药剂管理"中第 22 条到第 28 条对医疗机构药剂管理的具体内容作出了规定，主要包括医疗机构药学技术人员管理、医疗机构配制制剂管理、医疗机构购进药品管理、医疗机构的药剂人员处方调配管理以及医疗机构药品保管制度管理等，具体内容参见本书第八章"医疗机构药事管理"。

三、药品管理

药品管理法第 5 章"药品管理"规定了一系列药品管理的理念和制度。

（一）药品标准

《药品管理法》第 5 章第 32 条明确了关于药品标准的原则性要求，即"药品必须符合国家药品标准"等。具体内容参见本书第一章第二节"药品标准的管理"。

（二）药品进出口管理

《药品管理法》第 5 章第 38 条、39 条、40 条是关于药品进口管理的规定，主要针对进口药品的品种限制、进口药品的审查注册、进口药品的口岸管理等；第 44 条则是关于国内供应不足的药品限制或者禁止出口的管理，要求"对国内供应不足的药品，国务院有权限制或者禁止出口"。具体内容参见本书第五章第二节"药品注册的申报与审批"以及第十一章第二节"中药管理相关法律法规"。

（三）禁止生产、销售假药、劣药

《药品管理法》第 5 章第 48 条、49 条是关于假劣药的定义以及按假劣药论处的情况。

（四）从业人员健康管理

《药品管理法》第 5 章第 51 条规定："药品生产企业、药品经营企业和医疗机构直接接触药品的工作人员，必须每年进行健康检查。患有传染病或者其他可能污染药品的疾病的，不得从事直接接触药品的工作。"

（五）药品相关的其他管理制度

1. 药品批准文号管理

《药品管理法》第 5 章第 31 条规定："生产新药或者已有国家标准的药品的，须经国务院药品监督管理部门批准，并发给药品批准文号；但是，生产没有实施批准文号管理的中药材和中药饮片除外。"具体内容参见本书第五章"药品注册管理"。

2. 中药品种保护制度

《药品管理法》第 5 章第 36 条规定："国家实行中药品种保护制度。"具体内容参见本书第十一章第四节"中药品种保护管理"。

3. 药品储备制度

《药品管理法》第5章"药品管理"中第43条规定："国家实行药品储备制度"。

4. 强制检验的药品管理

《药品管理法》第5章第41条规定了"在销售前或者进口时，指定药品检验机构进行检验"的药品。

5. 中药材管理

《药品管理法》第5章第46条和第47条是关于"新发现和从国外引种的药材"以及"地区性民间习用药材"的管理，第46条要求"新发现和从国外引种的药材，经国务院药品监督管理部门审核批准后，方可销售"，第47条规定"地区性民间习用药材的管理办法，由国务院药品监督管理部门会同国务院中医药管理部门制定"。

6. 药品名称管理

《药品管理法》第5章第50条规定："列入国家药品标准的药品名称为药品通用名称。已经作为药品通用名称的，该名称不得作为药品商标使用。"具体内容参见本书第一章第二节"药品标准管理"与第十章第二节"药品标识物管理"。

四、药品监督

（一）药品监督管理部门的权利与义务

1. 药品监督管理部门的监督检查权

《药品管理法》第8章第64条规定了药品监督管理部门的监督检查权。《药品管理法》第64条第一款的规定："药品监督管理部门有权按照法律、行政法规的规定对报经其审批的药品研制和药品的生产、经营以及医疗机构使用药品的事项进行监督检查，有关单位和个人不得拒绝和隐瞒。"该条规定明确了监督检查权实施的对象。

（1）报经其审批的药品研制事项　对药品研制的监督是药品监督检查工作的起点，其中与审批药品无关的药品研制事项（如新药研制的立项等）不属于监督检查的对象。

（2）药品生产与经营事项　对药品生产经营企业的经营资质、日常的生产经营活动等进行监督检查，是药品监督管理部门的主要日常工作。

（3）医疗机构使用药品的事项　比如，医疗机构配制制剂的相关活动。

2. 药品监督管理部门监督检查时的义务

根据《药品管理法》第64条第二款的规定，"药品监督管理部门进行监督检查时，必须出示证明文件，对监督检查中知悉的被检查人的技术秘密和业务秘密应当保密"，药品监督管理部门进行监督检查时的义务主要涉及两个层面。

（1）从程序上，具有出示证明文件的义务，即"药品监督管理部门进行监督检查时，必须出示证明文件"。

（2）从行为准则的角度，具有保密义务，即"对监督检查中知悉的被检查人的技术秘密和业务秘密应当保密"。

（二）药品监督管理部门监督检查的对象的义务

《药品管理法》规定的药品监督管理部门监督检查的对象的义务主要有两个方面。

1. 协助义务

根据《药品管理法》第 64 条第一款的规定，"有关单位和个人不得拒绝和隐瞒"，也就是说对药品监督管理部门依法进行的监督检查，有关单位和个人应当接受，并积极配合、协助。

2. 接受指导的义务

《药品管理法》第 72 条规定："药品生产企业、药品经营企业和医疗机构的药品检验机构或者人员，应当接受当地药品监督管理部门设置的药品检验机构的业务指导。"比如：参加相关部门组织的培训活动等。

（三）药品质量的监督检查

药品检验是药品监督的技术基础，是药品监督管理部门作出行政处罚的技术依据。

1. 药品质量的抽查检验

《药品管理法》第 65 条第一款规定了药品质量抽查检验的相关规定。

（1）抽样的必要性　即"药品监督管理部门根据监督检查的需要，可以对药品质量进行抽查检验"。

（2）抽样的具体管理　要求"抽查检验应当按照规定抽样，并不得收取任何费用。所需费用按照国务院规定列支"。所谓"按规定抽样"主要是指抽样的程序、数量等应符合规定要求，不得加重被抽样者的负担；此外，抽查检验属于行政监督管理行为，不应向被监督管理的对象收费。

2. 药品监督管理部门的行政强制权

行政强制措施是行政机关为了实现行政管理目的而采取的强制性手段，行政强制措施与行政处罚的区别在于，其不带有惩戒性。《药品管理法》第 65 条第一款规定了药品监督管理部门的行政强制权。

（1）采取行政强制措施的前提条件　有证据证明药品可能危害人体健康。

（2）采取强制措施的对象　有证据证明可能危害人体健康的药品及有关材料。

（3）采取行政强制措施的手段　查封和扣押，采取该手段的目的是为了防止有质量嫌疑的药品继续对人体造成可能的危害。

（4）采取行政强制措施后的处理　一般情况下，七日内作出行政处理决定；需要检验的，必须自检验报告书发出之日起十五日内作出行政处理决定。

3. 药品质量的复验

《药品管理法》第 67 条明确规定了对检验结果有异议的复验问题。

（1）复验的申请主体　《药品管理法》规定为"当事人"，所谓当事人是指与检验结果有法律上的利害关系的主体，即检验结果对其利益能够产生直接或者间接影响的药品生产企业、经营企业、医疗机构等。

（2）申请复验的法定时限　《药品管理法》规定，当事人"可以自收到药品检验结果之日起七日内"申请复验。

（3）受理复验申请的机构　有三个机构可以选择：原药品检验机构、上一级药品监督管理部门设置或者确定的药品检验机构、国务院药品监督管理部门设置或者确定的药品检验机构。

（4）复验受理机构管理　"受理复验的药品检验机构必须在国务院药品监督管理部门规定的时间内作出复验结论"。

4. 药品质量公告

《药品管理法》第66条对药品质量公告的相关内容作出了规定。

（1）药品质量公告的实施主体　药品质量公告是药品监督管理部门的一项重要职责，药品质量公告的实施主体包括国务院和省、自治区、直辖市人民政府的药品监督管理部门，这是其法定义务。

（2）药品质量公告的内容　药品质量公告的内容为"药品质量抽查检验的结果"。通过发布药品质量抽查检验的结果，可以起到警戒作用，也可以增进公众对一定时期内的药品质量状况的了解。

（3）药品质量公告的周期　"药品质量公告应当定期进行"，对于发布药品质量抽查检验结果公告的具体时间间隔，《药品管理法》未作具体规定，可由药品监督管理部门确定。

（4）质量公告不当的处理　公告的正确与否直接影响当事人的利益，因此，《药品管理法》规定，"公告不当的，必须在原公告范围内予以更正"。

（四）药品 GMP、GSP 认证后的跟踪检查

《药品管理法》第68条规定："药品监督管理部门应当按照规定，依据 GMP、GSP，对经其认证合格的药品生产企业、药品经营企业进行认证后的跟踪检查。"

（五）禁止药品监督管理部门及人员参与医药经济活动的规定

1. 关于禁止地方保护主义的规定

《药品管理法》第69条规定："地方人民政府和药品监督管理部门不得以要求实施药品检验、审批等手段限制或者排斥非本地区药品生产企业依照本法规定生产的药品进入本地区。"上述规定主要是为了维护公平的市场竞争环境，防止地方人民政府和药品监督管理部门为了本地区的区域经济利益或其他目的，给非本地区药品生产企业设置不合理的行政壁垒。

2. 关于禁止参与药品生产经营活动的规定

《药品管理法》第70条规定："药品监督管理部门及其设置的药品检验机构和确定的专业从事药品检验的机构不得参与药品生产经营活动，不得以其名义推荐或者监制、监销药品。药品监督管理部门及其设置的药品检验机构和确定的专业从事药品检验的机构的工作人员不得参与药品生产经营活动。"上述关于药品监督管理部门及相关药品检验机构及其工作人员不得参与药品生产经营活动的规定，主要是为了防止执法活动中出现偏差，保证执法的公正性。

（六）药品不良反应报告制度

《药品管理法》第71条规定，"国家实行药品不良反应报告制度"，具体内容参见

本书第九章"药品不良反应追踪管理"的相关内容。

五、法律责任

（一）法律责任的概念与分类

1. 法律责任的概念

法律责任是社会责任的一种，是指因损害法律上的义务关系所产生的对于相关主体所应当承担的法律强制的不利后果。法律责任是补偿受到侵害的合法权益的一种手段。

2. 法律责任的分类

按照行为所违反的部门法即法的部门的不同，将法律责任划分为民事责任、行政责任和刑事责任。

（1）民事责任　民事主体违反合同义务或者法定民事义务而应承担的法律后果。

（2）行政责任　行政法律关系主体因违反行政法律规范而应当承担的、由专门国家机关确认的、行政法上的否定性的法律后果。

（3）刑事责任　犯罪人因其实施犯罪行为而应当承担的国家司法机关依照刑事法律对其犯罪行为及其本人所作的否定性评价和谴责。

（二）违反《药品管理法》的法律责任

《药品管理法》规定的法律责任主要有行政责任和刑事责任。行政责任主要是行政处罚，包括：没收违法药品和违法所得、罚款等。

1. 许可证及药品批准证明文件违法的法律责任

（1）无证生产经营的法律责任　《药品管理法》第73条是关于市场主体没有取得《药品生产许可证》《药品经营许可证》或《医疗机构制剂许可证》而生产、经营药品和配制制剂应当承担的法律责任的规定。根据规定，需要承担的法律责任为：①行政责任：依法予以取缔；没收违法生产、销售的药品和违法所得；处违法生产、销售的药品货值金额二倍以上五倍以下的罚款。②刑事责任：构成犯罪的，依法追究刑事责任。《药品管理法》中所述的"违法生产、销售的药品货值金额"包括已售出的和未售出的药品。

（2）不正当使用或采用违法手段获得许可证或者药品批准证明文件的法律责任《药品管理法》第82条是关于"伪造、变造、买卖、出租、出借许可证或者药品批准证明文件"的规定。需要承担的法律责任为：

① 行政责任：具体分两种情况，第一，一般情况，没收违法所得，并处违法所得一倍以上三倍以下的罚款；没有违法所得的，处二万元以上十万元以下的罚款；第二，情节严重的，并处吊销卖方、出租方、出借方的《药品生产许可证》《药品经营许可证》《医疗机构制剂许可证》或者撤销药品批准证明文件。

② 刑事责任：构成犯罪的，依法追究刑事责任。《药品管理法》第83条规定了"提供虚假的证明、文件资料样品或者采取其他欺骗手段取得《药品生产许可证》《药品经营许可证》《医疗机构制剂许可证》或者药品批准证明文件"的法律责任，主要是吊销《药品生产许可证》《药品经营许可证》《医疗机构制剂许可证》或者撤销药品批

准证明文件；五年内不受理其申请；并处一万元以上三万元以下的罚款。

2. 生产销售假劣药的法律责任

（1）生产、销售假药 《药品管理法》第 74 条规定："生产、销售假药的，没收违法生产、销售的药品和违法所得，并处违法生产、销售药品货值金额二倍以上五倍以下的罚款；有药品批准证明文件的予以撤销，并责令停产、停业整顿；情节严重的，吊销《药品生产许可证》《药品经营许可证》或者《医疗机构制剂许可证》；构成犯罪的，依法追究刑事责任。"

行政责任：主要分两种情况。①一般情况。处罚主要涉及：没收违法所得（生产、销售假药的违法收入）、罚款（违法生产、销售药品货值金额二倍以上五倍以下的罚款，具体额度由执法部门根据违法情况确定）、撤销药品批准证明文件（批准文号等）、责令停产、停业整顿（整顿后经验收符合要求后，可以恢复生产、经营）。②情节严重。所谓违法情节的严重性一般主要从违法者主观恶意深浅、违法是否造成严重后果、影响是否恶劣来判断。出现该情况则由相关行政执法机关吊销许可证。

刑事责任：构成犯罪的，需要追究刑事责任。主要依据为《中华人民共和国刑法》，其中第 141 条规定："生产、销售假药，足以严重危害人体健康的，处三年以下有期徒刑或者拘役，并处或者单处销售金额百分之五十以上二倍以下罚金；对人体健康造成严重危害的，处三年以上十年以下有期徒刑，并处销售金额百分之五十以上二倍以下罚金；致人死亡或者对人体健康造成特别严重危害的，处十年以上有期徒刑、无期徒刑或者死刑，并处销售金额百分之五十以上二倍以下罚金或者没收财产。"

（2）生产、销售劣药 《药品管理法》第 75 条规定："生产、销售劣药的，没收违法生产、销售的药品和违法所得，并处违法生产、销售药品货值金额一倍以上三倍以下的罚款；情节严重的，责令停产、停业整顿或者撤销药品批准证明文件、吊销《药品生产许可证》《药品经营许可证》或者《医疗机构制剂许可证》；构成犯罪的，依法追究刑事责任。"

行政责任：主要分两种情况。①一般情况。处罚主要涉及：没收违法所得（生产、销售假药的违法收入）、罚款（违法生产、销售药品货值金额一倍以上三倍以下的罚款，具体额度由执法部门根据违法情况确定）。②情节严重。责令停产、停业整顿（整顿后经验收符合要求后，可以恢复生产、经营）、撤销药品批准证明文件（批准文号、新药证书等）、由相关行政执法机关吊销许可证。

刑事责任：构成犯罪的，需要追究刑事责任。主要依据为《刑法》第 142 条，规定："生产、销售劣药，对人体健康造成严重危害的，处三年以上十年以下有期徒刑，并处销售金额百分之五十以上二倍以下罚金；后果特别严重的，处十年以上有期徒刑或者无期徒刑，并处销售金额百分之五十以上二倍以下罚金或者没收财产。"

（3）生产、销售假药、劣药的资格罚 资格罚是指撤销违法者从事某种活动的权利或者资格，或者剥夺其从事某种活动的权利或者资格的处罚形式。生产、销售假劣药品与企业或单位直接负责的主管人员和其他直接人员往往有很大关系。《药品管理法》第 76 条第一款明确了资格罚的规定，即："从事生产、销售假药及生产、销售劣药情节严重的企业或者其他单位，其直接负责的主管人员和其他直接责任人员十年内不得从事药品生产、经营活动。"

此外，该条第二款还规定："对生产者专门用于生产假药、劣药的原辅材料、包装材料、生产设备，予以没收。"

（4）为生产销售假劣药品提供便利应承担的法律责任 为了彻底消除与制售假劣药品存在其他各种经济利益关系的违法犯罪行为，《药品管理法》第77条规定："知道或者应当知道属于假劣药品而为其提供运输、保管、仓储等便利条件的，没收全部运输、保管、仓储的收入，并处违法收入百分之五十以上三倍以下的罚款；构成犯罪的，依法追究刑事责任。"

（5）假劣药处罚通知管理 行政处罚通知书是行政措施的生效程序，《药品管理法》第78条规定："对假药、劣药的处罚通知，必须载明药品检验机构的质量检验结果；但是，本法第四十八条第三款第（一）、（二）、（五）、（六）项和第四十九条第三款规定的情形除外。"该规定明确了相关管理部门必须告知药品检验机构作出的质量检验结果，并将此检验结果作为认定事实的根据。目的就是要求行政执法严格遵循"证据确凿充分"的原则，防止行政机关滥用职权。该条中所提的除外情况，属于不需要进行质量检验的较为明显的违法行为。

3. 违反相关质量管理规范的法律责任

《药品管理法》第79条规定："药品的生产企业、经营企业、药物非临床安全性评价研究机构、药物临床试验机构未按照规定实施GMP、GSP、药物非临床研究质量管理规范、药物临床试验质量管理规范的，给予警告，责令限期改正；逾期不改正的，责令停产、停业整顿，并处五千元以上二万元以下的罚款；情节严重的，吊销《药品生产许可证》《药品经营许可证》和药物临床试验机构的资格。"

本条规定的行政处罚共分三个层级：第一，对违法者给予警告，并责令限期改正。"警告"作为一类行政处罚，其表现形式可有多种。根据《行政处罚法》的规定，"行政机关实施行政处罚时，应当责令当事人改正或者限期改正违法行为"。因此，"责令限期改正"并不是一种行政处罚，而是法律对实施行政处罚的行政执法机关的要求，是行政机关实施处罚时所必须遵循的一条基本原则。第二，经过第一层级的处罚之后，当事人仍未按照"责令限期改正"的要求进行改正时，责令停产、停业整顿，并处五千元以上二万元以下的罚款。第三，违法情节严重时，由原发证部门吊销相应的许可证和资格。

4. 违法购进药品的法律责任

如果购进药品的渠道过滥，有可能给人民用药安全有效带来威胁，损害人民的身体健康和生命安全。因此，有必要从购销环节入手，加大监督力度，通过药品流通领域的有力监管，保证人民用药安全有效。

《药品管理法》第80条规定："药品的生产企业、经营企业或者医疗机构违反本法第三十四条的规定，从无《药品生产许可证》《药品经营许可证》的企业购进药品的，责令改正，没收违法购进的药品，并处违法购进药品货值金额二倍以上五倍以下的罚款；有违法所得的，没收违法所得；情节严重的，吊销《药品生产许可证》《药品经营许可证》或者医疗机构执业许可证书。"

5. 进口药违法的法律责任

《药品管理法》第81条规定："进口已获得药品进口注册证书的药品，未按照本法规定向允许药品进口的口岸所在地的药品监督管理部门登记备案的，给予警告，责令限期改正；逾期不改正的，撤销进口药品注册证书。"

6. 医疗机构制剂超范围销售的法律责任

《药品管理法》第 84 条规定："医疗机构将其配制的制剂在市场销售的，责令改正，没收违法销售的制剂，并处违法销售制剂货值金额一倍以上三倍以下的罚款；有违法所得的，没收违法所得。"

7. 药品经营企业经营活动违法的法律责任

《药品管理法》第 85 条规定："药品经营企业违反本法第十八条、第十九条规定的，责令改正，给予警告；情节严重的，吊销《药品经营许可证》。"该条是关于对药品经营企业违反药品购销记录、药品销售行为不符合要求的处罚规定。《药品管理法》第 18 条规定了药品经营企业购销药品，必须有真实完整的购销记录，同时明确了购销记录中应注明的内容。第 19 条要求药品经营企业销售药品必须准确无误，相关行为必须符合法律要求。

8. 药品标识不符合规定的法律责任

《药品管理法》第 86 条规定："药品标识不符合本法第五十四条规定的，除依法应当按照假药、劣药论处的外，责令改正，给予警告；情节严重的，撤销该药品的批准证明文件。"

《药品管理法》第 54 条规定了药品标识必须注明的内容，要求："药品包装必须按照规定印有或者贴有标签并附有说明书。标签或者说明书上必须注明药品的通用名称、成分、规格、生产企业、批准文号、产品批号、生产日期、有效期、适应证或者功能主治、用法、用量、禁忌、不良反应和注意事项。麻醉药品、精神药品、医疗用毒性药品、放射性药品、外用药品和非处方药的标签，必须印有规定的标志。"通过对标识管理的强化，有利于保障消费者的知情权，并通过药品标识的管理来完善药品质量管理。

9. 药品价格违法的法律责任

根据《药品管理法》第 89 条的规定，违反《药品管理法》"关于药品价格管理的规定的，依照《中华人民共和国价格法》的规定处罚"。

10. 药品回扣的法律责任

为了有力地惩罚药品商业贿赂行为，《药品管理法》中写入了禁止药品商业贿赂行为的规定。主要针对四种情况作出了规定。

（1）药品的生产企业、经营企业、医疗机构在药品购销中暗中给予、收受回扣或者其他利益的。

（2）药品的生产企业、经营企业或者其代理人给予使用其药品的医疗机构的负责人、药品采购人员、医师等有关人员以财物或者其他利益的。

针对（1）、（2）两种情况，《药品管理法》第 90 条规定："药品的生产企业、经营企业、医疗机构在药品购销中暗中给予、收受回扣或者其他利益的，药品的生产企业、经营企业或者其代理人给予使用其药品的医疗机构的负责人、药品采购人员、医师等有关人员以财物或者其他利益的，由工商行政管理部门处一万元以上二十万元以下的罚款，有违法所得的，予以没收；情节严重的，由工商行政管理部门吊销药品生产企业、药品经营企业的营业执照，并通知药品监督管理部门，由药品监督管理部门吊销其《药品生产许可证》《药品经营许可证》；构成犯罪的，依法追究刑事责任。"由于药品商业贿赂属于不正当竞争行为，工商行政管理部门作为《反不正当竞争法》的行政执法部门对该违法行为进行监管。

（3）药品的生产企业、经营企业的负责人、采购人员等有关人员在药品购销中收受其他生产企业、经营企业或者其代理人给予的财物或者其他利益的。

（4）医疗机构的负责人、药品采购人员、医师等有关人员收受药品生产企业、药品经营企业或者其代理人给予的财物或者其他利益的

针对（3）、（4）情况《药品管理法》第91条规定："药品的生产企业、经营企业的负责人、采购人员等有关人员在药品购销中收受其他生产企业、经营企业或者其代理人给予的财物或者其他利益的，依法给予处分，没收违法所得；构成犯罪的，依法追究刑事责任。医疗机构的负责人、药品采购人员、医师等有关人员收受药品生产企业、药品经营企业或者其代理人给予的财物或者其他利益的，由卫生行政部门或者本单位给予处分，没收违法所得；对违法行为情节严重的执业医师，由卫生行政部门吊销其执业证书；构成犯罪的，依法追究刑事责任。"行政处分是一种内部的惩戒形式，包括警告、记过、记大过、降级、降职、撤职、开除留用查看和开除等多种形式。

11. 药品广告违法的法律责任

（1）监管对象的法律责任 《药品管理法》第92条第一款规定："违反本法有关药品广告的管理规定的，依照《中华人民共和国广告法》的规定处罚，并由发给广告批准文号的药品监督管理部门撤销广告批准文号，一年内不受理该品种的广告审批申请；构成犯罪的，依法追究刑事责任。"

（2）监管者的法律责任 《药品管理法》第92条第二款规定："药品监督管理部门对药品广告不依法履行审查职责，批准发布的广告有虚假或者其他违反法律、行政法规的内容的，对直接负责的主管人员和其他直接责任人员依法给予行政处分；构成犯罪的，依法追究刑事责任。"

（3）损害赔偿责任 《药品管理法》第93条规定："药品的生产企业、经营企业、医疗机构违反本法规定，给药品使用者造成损害的，依法承担赔偿责任。"

12. 药品监督管理部门违反《药品管理法》规定的法律责任

（1）行政审批违法的法律责任 《药品管理法》第94条规定："药品监督管理部门违反本法规定，有下列行为之一的，由其上级主管机关或者监察机关责令收回违法发给的证书、撤销药品批准证明文件，对直接负责的主管人员和其他直接责任人员依法给予行政处分；构成犯罪的，依法追究刑事责任：对不符合GMP、GSP的企业发给符合有关规范的认证证书的，或者对取得认证证书的企业未按照规定履行跟踪检查的职责，对不符合认证条件的企业未依法责令其改正或者撤销其认证证书的；对不符合法定条件的单位发给《药品生产许可证》《药品经营许可证》或者《医疗机构制剂许可证》的；对不符合进口条件的药品发给进口药品注册证书的；对不具备临床试验条件或者生产条件而批准进行临床试验、发给新药证书、发给药品批准文号的。"

（2）违法参与药品生产经营活动的法律责任 《药品管理法》第95条规定："药品监督管理部门或者其设置的药品检验机构或者其确定的专业从事药品检验的机构参与药

品生产经营活动的，由其上级机关或者监察机关责令改正，有违法收入的予以没收；情节严重的，对直接负责的主管人员和其他直接责任人员依法给予行政处分。药品监督管理部门或者其设置的药品检验机构或者其确定的专业从事药品检验的机构的工作人员参与药品生产经营活动的，依法给予行政处分。"

(3) 药品检验违法的法律责任　第一，违法收取检验费用的法律责任。《药品管理法》第 96 条规定："药品监督管理部门或者其设置、确定的药品检验机构在药品监督检验中违法收取检验费用的，由政府有关部门责令退还，对直接负责的主管人员和其他直接责任人员依法给予行政处分。对违法收取检验费用情节严重的药品检验机构，撤销其检验资格。"第二，出具虚假检验报告的法律责任。《药品管理法》第 87 条规定："药品检验机构出具虚假检验报告，构成犯罪的，依法追究刑事责任；不构成犯罪的，责令改正，给予警告，对单位并处三万元以上五万元以下的罚款；对直接负责的主管人员和其他直接责任人员依法给予降级、撤职、开除的处分，并处三万元以下的罚款；有违法所得的，没收违法所得；情节严重的，撤销其检验资格。药品检验机构出具的检验结果不实，造成损失的，应当承担相应的赔偿责任。"

(4) 失职、渎职等行为的法律责任　《药品管理法》第 97 条规定："药品监督管理部门应当依法履行监督检查职责，监督已取得《药品生产许可证》《药品经营许可证》的企业依照本法规定从事药品生产、经营活动。已取得《药品生产许可证》《药品经营许可证》的企业生产、销售假药、劣药的，除依法追究该企业的法律责任外，对有失职、渎职行为的药品监督管理部门直接负责的主管人员和其他直接责任人员依法给予行政处分；构成犯罪的，依法追究刑事责任。"《药品管理法》第 99 条要求："药品监督管理人员滥用职权、徇私舞弊、玩忽职守，构成犯罪的，依法追究刑事责任；尚不构成犯罪的，依法给予行政处分。"

(5) 药品监督管理部门对下级药品监督管理部门违法的行政行为的管理　《药品管理法》第 98 条规定："药品监督管理部门对下级药品监督管理部门违反本法的行政行为，责令限期改正；逾期不改正的，有权予以改变或者撤销。"

13. 相关违法行为的行政处罚部门

《药品管理法》第 88 条规定："本法第七十三条至第八十七条规定的行政处罚，由县级以上药品监督管理部门按照国务院药品监督管理部门规定的职责分工决定；吊销《药品生产许可证》《药品经营许可证》《医疗机构制剂许可证》《医疗机构执业许可证书》或者撤销《药品批准证明文件》的，由原发证、批准的部门决定。"第 100 条规定："依照本法被吊销《药品生产许可证》《药品经营许可证》的，由药品监督管理部门通知工商行政管理部门办理变更或者注销登记。"

▶ 课后案例 ◀

A 地某药品连锁经营企业为了扩大市场，决定开拓 B 地市场。该药品连锁经营企业委派了相关人员到 B 地，开始筹建工作。当该药品连锁经营企业到 B 地药品监督管理部门办理相关手续时，B 地药品监督管理部门明确表明"本地区药品零售企业已经很多了，暂缓办理"；后又提出"本地区未开始对外地申请的受理，不予办理"；经交涉，B

地药品监督管理部门同意为该企业办理相关手续，但要求该企业必须首先花巨款办理准销证，方可在 B 地申请从事药品经营活动。

思考：

1. 本案的违法主体是谁？其违法行为如何定性？
2. 应承担何种法律责任？

思 考 题

1. 概述我国药品管理法律体系的框架结构及其主要内容。
2. 简述我国药品管理行政执法行为的分类。
3. 我国药品监督管理部门的权利和义务有哪些？
4. 简述法律责任的概念和种类。
5. 简述生产、销售假劣药的法律责任。
6. 简述药品商业贿赂行为的法律责任。

第五章　药品注册管理

学习目标

1. 掌握：药品注册的相关概念、分类，各类药品的申报与审批程序。
2. 熟悉：国内外新药研发的概况和趋势，新药研究的质量管理措施，药品注册管理的其他规定和法律责任。
3. 了解：国内外新药研发的概况和趋势。

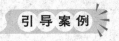

万艾可的机遇与挑战

来自国家知识产权局官网的信息显示，被国内消费者熟知和接受的万艾可，在中国的专利保护期已于 2014 年 5 月 12 日到期。辉瑞公司 1994 年向国家知识产权局申请万艾可的用途专利，2001 年获得为期 20 年（1994 年至 2014 年）的专利授权。

受专利保护期的约束，国内众多医药企业面对每年巨大的市场需求只有望洋兴叹。因此，在伟哥专利到期前一年，药企纷纷着手枸橼酸西地那非（万艾可的有效成分）仿制药的申请。

记者于 2014 年 7 月 8 日在国家食品药品监督管理总局网站发现，广药白云山、常山股份、齐鲁制药、山东罗欣药业等 10 余家企业，均已申请了"伟哥"仿制药批文。其中白云山申请的伟哥原料药枸橼酸西地那非已变更为在审批，2014 年有望实现国内首仿上市。

仿制药具有降低医疗支出、提高药品可及性、提升医疗服务水平等重要经济和社会效益。由于新药的诞生要经过研发、临床试验等一系列阶段，国内众多药企相类似的新药有些已进入试验阶段，有些尚在申请，而且批文也是分批的。因此抢先获得批文意味着抢得了市场先机。

思考：

面临专利保护即将到期，万艾可应如何应对？

第一节　药品注册管理概述

一、药品注册的相关概念

（一）药品注册

药品注册是指依照法定程序，对拟上市销售的药品的安全性、有效性、质量可控性等进行系统评价，并作出是否同意进行药物临床研究、生产药品或者进口药品决定的审批过程。

2007 年 10 月 1 日起施行的《药品注册管理办法》（局令第 28 号）的第一章总则第三条指出："药品注册，是指 CFDA 根据药品注册申请人的申请，依照法定程序，对拟上市销售药品的安全性、有效性、质量可控性等进行审查，并决定是否同意其申请的审批过程。"

CFDA 对药品注册实行主审集体负责制、相关人员公示制和回避制、责任追究制，受理、检验、审评、审批、送达等环节接受社会监督。药品注册工作遵循公开、公平、公正的原则。

（二）药品注册申请

药品注册管理按照管理类别可以分为新药申请、仿制药（已有国家标准的药品）申请、进口药品申请、非处方药品申请、药品补充申请等。

1. 新药申请

新药申请是指未曾在中国境内上市销售的药品的注册申请。已上市药品改变剂型、改变给药途径、增加新适应证的，按照新药申请管理。

2. 仿制药申请

仿制药申请也称为已有国家标准的药品申请，是指生产 CFDA 已经颁布正式标准的药品的注册申请。但仿制生物制品按新药申请。

3. 进口药品申请

进口药品申请是指境外生产的药品在中国境内上市销售的注册申请。

4. 非处方药品申请

非处方药申请是指已上市处方药转换为非处方药的注册申请。

5. 补充申请

补充申请是指新药申请、仿制药品申请或者进口药品申请经批准后，改变、增加或取消原批准事项或者内容的注册申请。

6. 药品技术转让注册申请

药品技术转让注册申请是指药品技术的所有者将药品生产技术转让给受让方药品生产企业，由受让方药品生产企业提出药品注册的申请。

7. 再注册申请

再注册申请是指药品批准证明文件有效期满后，拟继续生产或进口的注册申请。

（三）药品注册申请人

药品注册申请人，是指提出药品注册申请并承担相应法律责任的机构。境内申请人应当是在中国境内合法登记并能独立承担民事责任的机构，境外申请人应当是境外合法制药厂商。

境外申请人办理进口药品注册，应当由其驻中国境内的办事机构或者由其委托的中国境内代理机构办理。境内申请人申请药品注册按照新药申请、仿制药申请的程序和要求办理，境外申请人申请进口药品注册按照进口药品申请的程序和要求办理。

（四）药品注册管理机构

药品注册管理机构是主管全国药品注册管理工作，主要负责对药物临床研究、药品生产和进口的审批，并对药品注册申报资料的完整性、规范性和真实性进行审核的机构。相关机构有：CFDA、省级食品药品监督管理局、CFDA 药品审评中心、中国食品药品检定研究院及其他药品检验机构、CFDA 食品药品审核查验中心。

二、国内外新药研发的概况和趋势

随着公众对药物安全性关注的提高和全球经济的发展，新药研发的难度不断加大，研发费用急剧上升，即便是跨国药企在新药研发中也感觉难以独立承担。建立"全球网络型"研发体系成为近年新药研发的新趋势。

（一）国外新药研发的现况和趋势

鉴于生物制药的巨大研发费用，国外新药研究从传统药物研究进入该领域时，表现出与过去不同的趋势。

1. 技术趋势

目前国际上创新药物研究的发展趋势呈现两个显著的特点：一是生命科学的前沿技术如功能基因组、蛋白质组和生物信息学等与药物研究紧密结合，以发现和验证新型药物靶点作为主要目标，并取得了显著进展；二是理论和结构生物学、计算机和信息科学等新学科越来越多地参与到新药的发现和前期研究中，由此出现了一些新研究领域和具有重要应用价值的新技术，它们对于创新药物研究与开发将产生深远的影响。

2. 组织趋势

随着社会的发展，新药研发的难度越来越大，成本大幅增加，审批程序也越来越严格，新药研发链已经构成了一个规模日益壮大的系统工程，为了节省开支、提高成功率，越来越多的制药企业开始寻求新药研发战略联盟，包括技术、生产和市场营销三方面的战略联盟。战略联盟策略有助于缩短新药研发周期，实现快速上市，扩大企业市场规模，发展"全球网络型"研发体系。

（二）中国新药研发的现况和趋势

2013 年，CFDA 共计受理新的注册申请 7529 件，其中化学药物注册申请 6409 件，占到总体注册申请量的 80% 以上，与 2010 年以来相比，呈现逐年上升趋势。CFDA 审核 4491 件注册申请，批准 2767 件注册申请，不批准 1384 件，其中批准上市申请和临床试验情况见表 5 - 1。

表 5 - 1 2013 年批准药品注册申请情况

注册分类	新药	改剂型	仿制药	进口药	临床试验	生物等效性试验	合计
化学药品	91	22	187	74	224	92	690
中药	15	9	3	0	9	0	36
生物制品		12		3	49	0	64

2013 年，按照 CFDA 的新药审批政策引导，国内新药研究倾向于抗感染用药、抗肿瘤用药、内分泌系统用药等重点领域，以替代进口药物和提供更安全有效的药品选择。

我国政府对创新药研发的支持力度越来越大，"官、产、学、研"的结合越来越普遍。2008 年 9 月，由科技部、国家发改委、财政部等 11 个部门参与的"重大新药创制"专项启动，支持创建了多个 GCP 和重大疾病研究平台，并把提高中国临床试验的质量和国际竞争能力作为中国创新药研究的重要路径。"重大新药创制"是《国家中长期科学和技术发展规划纲要（2006—2020 年)》确定实施的 16 个科技重大专项之一。其目标是研制一批具有自主知识产权和市场竞争力的新药，形成支撑我国药业自主发展的新药创新能力与技术体系，为人民群众提供更多安全、有效、质量可靠的药品。

三、国内外药品注册管理的发展

国际药品注册管理加强监管始于 1961 年的"反应停"事件，1962 年，美国 FDA 强化药品上市前安全性审查，各国对药品注册安全性管理日趋加强，考虑到新药研究巨大的费用投入，近年国际药品注册管理也出现一些新的变化。

（一）国外药品注册管理的发展

1. 美国药品注册管理

美国的新药申请一般分为三大类型，即创新药物及其制剂的申请、专利过期的处方药的申请和非处方药的申请，美国的药品审批及管理机构是国家食品药品管理局（FDA），基于美国《联邦食品、药品和化妆品法案（FDCA)》进行药品注册管理，其药品注册管理分为新药临床研究（Investigational New Drug, IND）阶段和新药上市申请（New Drug Application, NDA）阶段。

新药临床研究（IND)，新药当决定进入临床试验时，则要向 FDA 提交新药研究的申请，同时报送所有确认药物安全性研究资料和其他研究资料。FDA 在收到 IND 以后，在一个月内必须给予答复。因美国 IND 仅是一个建议，申请者在得到 FDA 答复后，即可开始临床试验研究。

新药上市申请（New Drug Application, NDA)，新药在三期临床试验结束，申请人就可以向 FDA 进行新药申请，FDA 将根据 IND 数据进行审批，以决定该药品是否可以上市，审批内容包括药物化学数据、药物生产数据、临床前研究数据和临床研究数据。

新药申请的审评程序包括申请书的受理、新药技术审评、现场考察、通知审评结果、双方的交流（中期会议、审评终结会议和其他会议）等。

考虑到受众广泛和程序，新药临床研究（IND）申请与新药上市申请（NDA）相比较，新药上市申请是一个漫长的过程。

2. 欧盟药品注册管理

欧盟负责药品技术审查和批准上市的机构是欧洲药品审评局（European Medicines Evaluation Agency，简称 EMEA），主要任务是为药品研发部门提供技术建议，对申请集中审评的药品进行科学的评估，对未达成相互认可程序的产品进行仲裁，协助药物监察，协助各国进行药品的 GLP、GCP、GMP 审查。欧盟的药品注册分为集中审批程序和分散审批程序两个类型，类似于"集中申请"和"互认申请"。

集中审批程序（Centralized Procedure，CP），是欧盟各国均认可的新药上市程序。申请确认后，即启动集中审评程序。在审评中，不仅对集中审评的上市许可申请提供评估及建议，还对欧盟各成员国的药品监督和检查行动进行协调。

非集中审批程序分为成员国审批程序（Independent National Procedure，INP）、分权审批程序（Decentralized Procedure，DP）和相互认可程序（Mutual Recognized Procedure，MRP）。成员国审批程序（INP），也称成员国独立审批程序，指欧盟成员国根据自身的药品注册管理法规和技术要求，批准新药上市的程序，经该程序批准上市的药品，仅限该成员国上市许可；分权审批程序（DP），欧盟药品局规定不进行集中审批的品种，可经由两个以上成员国批准上市许可；相互认可程序（MRP），即药品上市申请首先在某成员国获得批准许可，其后其他成员国予以承认的审批程序。

3. 东盟药品注册协调化行动

考虑到新药上市审批所消耗的巨大资源，东盟十国宣布东盟通用技术文件（ASEAN Common Technological Dossier，ACTD）作为制药公司提出药品批准申请的唯一格式。其目标是：创建透明的监管程序；标准化监管要求；消除为满足各种监管规定进行的重复研究，以便药品企业可将更多时间及资源用于新药研发。

2012 年开始，制药产品在东盟成员国将强制实施 ACTD。预计，标准的统一将有助于成员国降低成本、改善本地区的药品质量及供应。对进口药品制定管理规定，以确保药品质量，产品在某个国家被拒绝或警告将在所有成员国适用。

（二）中国药品注册管理的发展及现况

我国药品注册管理经历了药品新产品开发管理、新药委员会审评和药品审评中心负责集中审评三个发展阶段。

1. 药品新产品开发管理阶段

1965 年，原卫生部、化工部发布《药品新产品管理办法（试行）》，标志着我国第一部药品注册管理法规实施。1978 年国务院发布《药政管理条例（试行）》，1979 年原卫生部发布《新药管理办法（试行）》，对新药定义、分类、研究、临床、鉴定、审批进行明确规范。

这一时期的药品注册实现分级管理制度，卫生部药政局负责特殊管理药品等药品的注册审批，地方卫生厅药政处负责其他药品的注册审批。

2. 新药委员会审评阶段

1998 年，国家药品监督管理局成立，2001 年修订的《药品管理法》和随后的《药品审批办法》等一系列新药注册管理法规的出台，原国家食品药品监督管理局取消地方新药审批的权力，实行集中的统一注册审批。

这一时期，原国家食品药品监督管理局以《国家药品审评专家管理办法》为中心，发布了《药物非临床研究质量管理规范》《进口药品管理办法》等一系列法规，制定了 20 多个类别的药物研究技术指南，建立了一批临床试验基地和药品审评委员会。

3. 药品审评中心集中审批

2007 年，原国家食品药品监督管理部门修订《药品注册管理办法》，将境内申请药物临床试验、药品生产和药品进口的注册集中管理，明确实行药品注册主审集体负责制、相关人员公示制和回避制、责任追究制，将药品注册受理、检验、审评、审批、送达等环节公开、透明，并置于社会监督之下。CFDA 药品审评中心全面负责药品注册申请的技术审评工作，并在其网站或申请受理场所公布：①药品注册申请事项、程序、收费标准和依据、时限，需要提交的全部材料目录和申请书示范文本；②药品注册受理、检查、检验、审评、审批各环节人员名单和相关信息；③已批准的药品目录等综合信息。

这一时期，国家食品药品监督管理部门相继制定、修订和颁布 7 部药品注册管理行政法规、60 余个规范文件、80 余项药物研究技术指南，形成以 CFDA 和 CFDA 药品审评中心为核心的药品注册管理制度。

第二节 药品注册的申报与审批

一、药品注册分类

药品注册分类可以按照不同的药品来源分类，可以分为中药（含天然药物）注册、化学药物注册和生物制品注册。按照其研究的技术规范和要求，还可进一步进行分类，我国药品注册按照现行《药品注册管理办法》附录，分为中药天然药物注册、化学药物注册和生物制品注册，其中，根据注册申请的不同技术要求，又进一步将中药天然药物注册分为 9 个小类、化学药品注册分为 6 个小类、生物制品注册分为 15 个小类。

（一）中药天然药物注册申请分类

按照《药品注册管理办法》附件 1 中药、天然药物注册分类及申报资料要求，中药是指在我国传统医药理论指导下使用的药用物质及其制剂，而天然药物是指在现代医药理论指导下使用的天然药用物质及其制剂。根据技术要求、处方组成、给药途径等分为 9 个类别，详见表 5-2。注册分类一至六的品种为新药，注册分类七、八按新药申请程序申报。

表 5 – 2   中药、天然药物注册分类

类别	注册分类	注册分类说明
一	未在国内上市销售的从植物、动物、矿物等物质中提取的有效成分及其制剂	指国家药品标准中未收载的从植物、动物、矿物等物质中提取得到的天然的单一成分及其制剂，其单一成分的含量应当占总提取物的 90% 以上
二	新发现的药材及其制剂	未被国家药品标准或省、自治区、直辖市地方药材规范（统称"法定标准"）收载的药材及其制剂。
三	新的中药材代用品	替代国家药品标准中药成方制剂处方中的毒性药材或处于濒危状态药材的未被法定标准收载的药用物质
四	药材新的药用部位及其制剂	具有法定标准药材的原动、植物新的药用部位及其制剂
五	未在国内上市销售的从植物、动物、矿物等物质中提取的有效部位及其制剂	国家药品标准中未收载的从单一植物、动物、矿物等物质中提取的一类或数类成分组成的有效部位及其制剂，其有效部位含量应占提取物的 50% 以上。
六	未在国内上市销售的中药、天然药物复方制剂	中药复方制剂；天然药物复方制剂；中药、天然药物和化学药品组成的复方制剂
七	改变国内已上市销售中药、天然药物给药途径的制剂	不同给药途径或吸收部位之间相互改变的制剂
八	改变国内已上市销售中药、天然药物剂型的制剂	在给药途径不变的情况下改变剂型的制剂
九	仿制药	注册申请我国已批准上市销售的中药或天然药物

注：根据《药品注册管理办法》（局令 28 号）附录 1 整理。

（二）化学药品注册申请分类

化学药品注册申请应提供药品通用名、化学名、英文名、汉语拼音，并注明其化学结构式、分子量、分子式等，新制定的名称，应当说明命名依据。化学药品注册分为以下六类：

注册类别为"一"，未在国内外上市销售的药品：

（1）通过合成或者半合成的方法制得的原料药及其制剂；

（2）天然物质中提取或者通过发酵提取的新的有效单体及其制剂；

（3）用拆分或者合成等方法制得的已知药物中的光学异构体及其制剂；

（4）由已上市销售的多组分药物制备为较少组分的药物；

（5）新的复方制剂；

（6）已在国内上市销售的制剂增加国内外均未批准的新适应证。

注册类别为"二"，改变给药途径且尚未在国内外上市销售的制剂。

注册类别为"三"，已在国外上市销售但尚未在国内上市销售的药品：

（1）已在国外上市销售的制剂及其原料药，和/或改变该制剂的剂型，但不改变给药途径的制剂；

（2）已在国外上市销售的复方制剂，和/或改变该制剂的剂型，但不改变给药途径的制剂；

（3）改变给药途径并已在国外上市销售的制剂；

（4）国内上市销售的制剂增加已在国外批准的新适应证。

注册类别为"四",改变已上市销售盐类药物的酸根、碱基（或者金属元素），但不改变其药理作用的原料药及其制剂。

注册类别为"五"，改变国内已上市销售药品的剂型，但不改变给药途径的制剂。

注册类别为"六"，已有国家药品标准的原料药或者制剂。

（三）生物制品注册申请分类

生物制品注册申请分类包括治疗用生物制品和预防用生物制品两个部分，均为 15 个类别，具体分类详见附录。

二、新药的申报与审批

新药申报与审批按照现行药品注册管理规定的要求，分为新药临床研究申报审批与新药生产申请审批两个阶段。

（一）基本要求

药品注册申报资料应当一次性提交，药品注册申请受理后不得自行补充新的技术资料，申请人认为必须补充新的技术资料的，应当撤回其药品注册申请。多个单位联合研制的新药，应当由其中的一个单位申请注册，其他单位不得重复申请；需要联合申请的，应当共同署名作为该新药的申请人。新药申请获得批准后，每个品种包括同一品种的不同规格，只能由一个单位生产。

（二）新药临床研究申报与审批程序

申请人完成新药临床前研究后，填写《药品注册申请表》，向所在地省、自治区、直辖市药品监督管理部门如实报送有关资料。

1. 受理

省级药品监督管理部门负责新药临床研究的申报受理工作，收到注册申请人的新药临床研究注册资料后，省级药品监督管理部门负责对辖区内新药注册申请的申报资料的完整性、规范性和真实性进行审核，符合要求的，出具药品注册申请受理通知书；不符合要求的，出具药品注册申请不予受理通知书，并说明理由。

2. 现场考核

对申报资料齐全、符合要求的注册申请，在 10 个工作日内安排现场考核及抽样工作，省级药品审评认证中心的配合药品注册处组织对新药研制现场（生产现场）进行考核，现场考核不得少于 2 人。主要核查工作包括：组织对原始资料的真实性、完整性、规范性进行审核；对研制现场进行考核，填写现场考核报告表；检验用样品。

3. 注册检验

省级药品监督管理局药品注册处向省药检所发出《药品注册检验通知单》，将样品送省药检所。药品注册处在发出检验通知单后，5 个工作日内根据现场考核情况及综合审查意见，填写《药品注册申请审查意见表》，同申报资料一并报 CFDA。

接到注册检验通知的药品检验所应当按申请人申报的药品标准对样品进行检验，对申报的药品标准进行复核，并在规定的时间内将药品注册检验报告送交 CFDA 药品审评中心，并抄送申请人。

4. 技术审评

CFDA 药品审评中心收到申报资料后，应在规定的时间内组织药学、医学及其他技术人员对申报资料进行技术审评，必要时可以要求申请人补充资料，并说明理由。完成技术审评后，提出技术审评意见，连同有关资料报送 CFDA。

国家食品药品监督管理局依据技术审评意见作出审批决定。符合规定的，发给《药物临床试验批件》；不符合规定的，发给《审批意见通知件》，并说明理由。申报与审批程序见图 5 - 1。

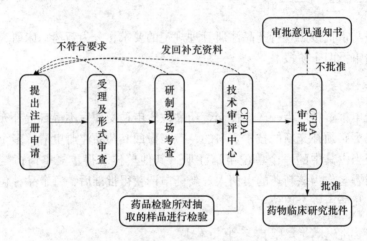

图 5 - 1　新药临床研究注册申请流程

（三）新药生产申报与审批程序

1. 受理

申请人完成药物临床试验后，填写《药品注册申请表》，向所在地省级药品监督管理部门报送申请生产的申报资料，并同时向中国食品药品检定研究院报送制备标准品的原材料及有关标准物质的研究资料。

2. 形式审查

省级食品药品监督管理局药品注册处根据《药品注册管理办法》等有关规定，对申报资料进行形式审查。申报资料不符合要求的，出具药品注册申请不予受理通知书，退还申请人；符合要求的，出具药品注册申请受理通知书。

3. 临床研究现场核查

省级药品监督管理部门自受理申请之日起 5 日内组织对临床试验情况及有关原始资料进行现场核查，对申报资料进行初步审查，提出审查意见。除生物制品外的其他药品，还需抽取 3 批样品，向药品检验所发出标准复核的通知。

省级药品监督管理部门应当在规定的时限内将审查意见、核查报告及申报资料送交国家食品药品监督管理局药品审评中心，并通知申请人。

总局药品审评中心收到申报资料后，组织药学、医学及其他技术人员对申报资料进行审评，必要时可以要求申请人补充资料，并说明理由。

4. 技术审核

经审评符合规定的，总局药品审评中心通知申请人申请生产现场检查，并告知总局药品审核查验中心；经审评不符合规定的，总局药品审评中心将审评意见和有关资料报送 CFDA，CFDA 依据技术审评意见，作出不予批准的决定，发给《审批意见通知件》。

5. 现场核查

总局食品药品审核查验中心在收到生产现场检查的申请后，应当在 30 日内组织对样品批量生产过程等进行现场检查，确认核定的生产工艺的可行性，同时抽取 1 批样品（生物制品抽取 3 批样品），送进行该药品标准复核的中国食品药品检定研究院检验，并在完成现场检查后 10 日内将生产现场检查报告送交 CFDA 药品审评中心。

6. 审批检验

样品应当在取得 GMP 认证证书的车间生产；新开办药品生产企业、药品生产企业新建药品生产车间或者新增生产剂型的，其样品生产过程应当符合 GMP 的要求。药品检验所应当依据核定的药品标准对抽取的样品进行检验，并在规定的时间内将药品注册检验报告送交总局药品审评中心，同时抄送相关省级药品监督管理部门和申请人。

7. 新药生产申报审批

总局药品审评中心依据技术审评意见、样品生产现场检查报告和样品检验结果，形成综合意见，连同有关资料报送 CFDA。国家食品药品监督管理局依据综合意见，作出审批决定。符合规定的，发给新药证书，申请人已持有《药品生产许可证》并具备生产条件的，同时发给药品批准文号；不符合规定的，发给《审批意见通知件》，并说明理由。申报与审批程序见图 5-2。

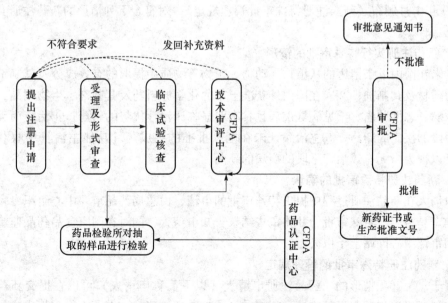

图 5-2　新药生产注册申请流程

（四）新药监测期管理

CFDA 对批准生产的新药品种设立监测期。监测期自新药批准生产之日起计算，最长不得超过 5 年。监测期内的新药，CFDA 不批准其他企业生产、改变剂型和进口。

药品生产企业应考察处于监测期内的新药的生产工艺、质量、稳定性、疗效及不良反应等情况，并每年向所在地省级药品监督管理部门报告。药品生产企业对设立监测期的新药从获准生产之日起 2 年内未组织生产的，国家食品药品监督管理局可以批准其他药品生产企业提出生产该新药的申请，并重新对该新药进行监测。中药、天然药物新药监测期设置年限见表 5-3，其他新药参见《药品注册管理办法》。

表 5-3　中药、天然药物新药监测期期限表

监测年限	注册分类
5 年	1. 未在国内上市销售的从植物、动物、矿物等物质中提取有效成分的制剂
4 年	2. 新发现药材的制剂
	4. 药材新药用部位的制剂
	5. 未在国内上市销售的从植物、动物、矿物等物质中提取有效部位的制剂
	6. 未在国内上市销售的中药、天然药物复方制剂中
	6.1 中药复方制剂
	6.2 天然药物复方制剂
	6.3 中药、天然药物和化学药品组成的复方制剂
3 年	7. 改变国内已上市销售中药、天然药物给药途径的制剂
	8. 改变国内已上市销售中药、天然药物剂型的制剂中采用特殊制剂技术者，如靶向制剂、缓释制剂、控释制剂

（五）新药注册特殊审批

考虑到临床需要、鼓励创新药物的研制和有效控制风险，原国家食品药品监督管理局 2009 年 1 月颁布《新药注册特殊审批管理规定》，对符合下列情形的新药注册实行特殊审批。

1. 新药注册实行特殊审批的情形

①未在国内上市销售的从植物、动物、矿物等物质中提取的有效成分及其制剂，新发现的药材及其制剂；②未在国内外获准上市的化学原料药及其制剂、生物制品；③治疗艾滋病、恶性肿瘤、罕见病等疾病且具有明显临床治疗优势的新药；④治疗尚无有效治疗手段的疾病的新药；⑤主治病证未在国家批准的中成药【功能主治】中收载的新药，可以视为尚无有效治疗手段的疾病的新药。

2. 新药注册特殊审批的确认

申请人在药品注册过程中提出特殊审批的申请，由总局药品审评中心组织专家会议讨论确定是否实行特殊审批，并将审查结果告知申请人，同时在国家食品药品监督管理局药品审评中心网站上予以公布。

3. 新药注册特殊审批的管理规定

属于①、②项情形的，药品注册申请人（以下简称申请人）可以在提交新药临床试验申请时提出特殊审批的申请。属于③、④、⑤项情形的，申请人在申报生产时方可提出特殊审批的申请。CFDA 根据申请人的申请，对经审查确定符合规定注册申请，在

注册过程中予以优先办理，并加强与申请人的沟通交流。总局药品审评中心对获准实行特殊审批的注册申请，按照相应的技术审评程序及要求开展工作，负责现场核查、检验的部门对获准实行特殊审批的注册申请予以优先办理。

三、仿制药的申报与审批

仿制药注册申请也称为已有国家标准注册申请，仿制药申请人应当是药品生产企业，其申请的药品应当与《药品生产许可证》载明的生产范围一致。

（一）仿制药注册申请的一般要求

仿制药应当与被仿制药具有同样的活性成分、给药途径、剂型、规格和相同的治疗作用。已有多家企业生产的品种，应当参照有关技术指导原则选择被仿制药进行对照研究。对于已经确认存在安全性问题的上市药品，CFDA 暂停受理和审批其仿制药申请。

（二）仿制药注册申报与审批程序

仿制药注册申请人申请仿制药注册的审批程序与新药注册申请的审批程序类似，申请人提出注册申请，应当向所在地省级药品监督管理部门报送《药品注册申请表》及相关注册研究资料和生产现场检查申请。与新药注册申报不同的是，仿制药注册申请增加了省级药品监督管理部门审批环节，对不符合规定的注册申请，终止其注册程序，发给注册申请人《审批意见通知件》。

1. 受理

省级食品药品监督管理部门药品注册处根据《药品注册管理办法》等有关规定，对申报资料进行形式审查。申请资料不符合要求的，出具药品注册申请不予受理通知书，退还申请人，并说明理由；申报资料符合要求的，填写《已有国家标准药品申请受理通知书》。此项工作应在收到申请人提出申请后的 7 个工作日内完成。

已申请中药品种保护的，自中药品种保护申请受理之日起至作出行政决定期间，暂停受理同品种的仿制药申请。

2. 研制资料和生产现场核查

省级药品监督管理部门应当自受理申请之日起 5 日内组织对研制情况和原始资料进行现场核查，并应当根据申请人提供的生产工艺和质量标准组织进行生产现场检查，现场抽取连续生产的 3 批样品，送药品检验所检验；样品应当是在取得 GMP 认证证书的车间生产。

省级药品审评认证中心配合药品注册处组织对生产情况及条件进行现场考察，抽取样品。现场核查重点检查样品来源、有无相应生产设备、质量检测仪器、试制记录等，生产现场考核不得少于 2 人，核查完毕要出具现场考核报告，此项工作在发出受理通知书后 10 个工作日内完成。

3. 资料审查和注册检验

省级药品监督管理部门应当在规定的时限内对申报资料进行审查，提出审查意见。符合规定的，将审查意见、核查报告、生产现场检查报告及申报资料送交 CFDA 药品审评中心，同时通知申请人；不符合规定的，发给《审批意见通知件》，并说明理由，同时通知药品检验所停止该药品的注册检验。

药品检验所应当对抽取的样品进行检验，并在规定的时间内将药品注册检验报告送交国家食品药品监督管理总局药品审评中心，同时抄送通知其检验的省、自治区、直辖市药品监督管理部门和申请人。

4. 审批

总局药品审评中心在规定的时间内组织药学、医学及其他技术人员对审查意见和申报资料进行审核，必要时可以要求申请人补充资料，并说明理由。

国家食品药品监督管理总局药品审评中心依据技术审评意见、样品生产现场检查报告和样品检验结果，形成综合意见，连同相关资料报送 CFDA，CFDA 依据综合意见，做出审批决定。符合规定的，发给药品批准文号或者《药物临床试验批件》；不符合规定的，发给《审批意见通知件》，并说明理由。

对于需进行人体生物等效性试验或临床研究的仿制药注册申请，须经省级食品药品监督管理局批准后方可进行。申请人完成临床试验后，向国家食品药品监督管理总局药品审评中心报送临床试验资料。CFDA 依据技术意见，发给药品批准文号或者《审批意见通知件》，申报与审批程序见图 5 - 3。

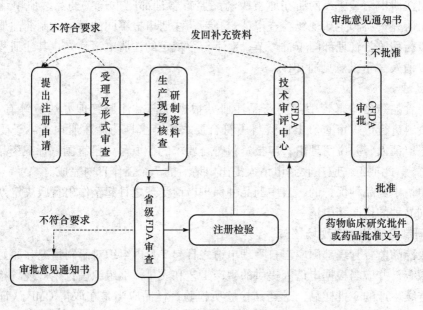

图 5 - 3　仿制药注册申请流程

四、进口药品的申报与审批

进口药品注册申请包括进口药品申报与审批和进口药品分包装注册申请与审批两种情况。

（一）进口药品注册申请申报与审批

1. 一般要求

申请进口的药品，应当获得境外制药厂商所在生产国家或者地区的上市许可；未在生产国家或者地区获得上市许可，但经 CFDA 确认该药品安全、有效而且临床需要的，可以批准进口。

申请进口药品制剂，必须提供直接接触药品的包装材料和容器合法来源的证明文件、用于生产该制剂的原料药和辅料合法来源的证明文件。原料药和辅料尚未取得 CFDA 批准的，应当报送有关生产工艺、质量指标和检验方法等规范的研究资料。

申请进口的药品，其生产应当符合所在国家或者地区药品生产质量管理规范及中国 GMP 的要求。

中国香港、澳门和台湾地区的制药厂商申请注册的药品，参照进口药品注册申请的程序办理，符合要求的，发给《医药产品注册证》；不符合要求的，发给《审批意见通知件》，并说明理由。

2. 申报与审批的程序

进口药品注册申请的申报与审批程序与新药注册申请申报与审批程序基本相同，只是其注册申请直接向 CFDA 提交。

（1）受理　申请人填写《药品注册申请表》，报送有关资料和样品，提供相关证明文件，向 CFDA 提出申请。

（2）形式审查　CFDA 对申报资料进行形式审查，符合要求的，出具药品注册申请受理通知书，并通知中国食品药品检定研究院组织对 3 个生产批号的样品进行注册检验；不符合要求的，出具药品注册申请不予受理通知书，并说明理由。CFDA 可以组织对其研制和生产情况进行现场检查，并抽取样品。

（3）注册检验　中国食品药品检定研究院收到资料和样品后，应当在 5 日内组织进行注册检验。承担进口药品注册检验的药品检验所在收到资料、样品和有关标准物质后，应当在 60 日内完成注册检验，并将药品注册检验报告报送中国食品药品检定研究院。特殊药品和疫苗类制品的样品检验和药品标准复核应当在 90 日内完成。

（4）技术审查　中国食品药品检定研究院接到药品注册检验报告和已经复核的进口药品标准后，应当在 20 日内组织专家进行技术审查，必要时可以根据审查意见进行再复核。

中国食品药品检定研究院完成进口药品注册检验后，应当将复核的药品标准、药品注册检验报告和复核意见送交国家食品药品监督管理总局药品审评中心，并抄送申请人。

国家食品药品监督管理总局药品审评中心应当在规定的时间内组织药学、医学及其他技术人员对申报资料进行审评，必要时可以要求申请人补充资料，并说明理由。国家食品药品监督管理总局药品审评中心依据技术审评意见和样品检验结果等，形成综合意见，连同相关资料报送 CFDA。

（5）审批　CFDA 依据综合意见，做出审批决定。符合规定的，发给《药物临床试验批件》；不符合规定的，发给《审批意见通知件》，并说明理由。

临床试验结束后，申请人应当填写《药品注册申请表》，按照规定报送临床试验资料及其他变更和补充的资料，并详细说明依据和理由，提供相关证明文件。

国家食品药品监督管理总局药品审评中心应当在规定的时间内组织药学、医学及其他技术人员对报送的临床试验等资料进行全面审评，必要时可以要求申请人补充资料，并说明理由。

CFDA 依据综合意见，做出审批决定。符合规定的，发给《进口药品注册证》。进口药品注册申请申报流程见图 5 - 4。

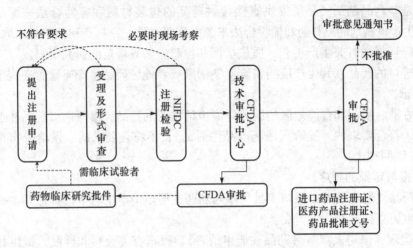

图 5 - 4   进口药品注册申请流程

（二）进口药品分包装注册申请与审批

进口药品分包装，是指药品已在境外完成最终制剂生产过程，在境内由大包装规格改为小包装规格，或者对已完成内包装的药品进行外包装、放置说明书、粘贴标签等。

1. 一般要求

（1）该药品已经取得《进口药品注册证》或者《医药产品注册证》。

（2）该药品应当是中国境内尚未生产的品种，或者虽有生产但是不能满足临床需要的品种。

（3）同一制药厂商的同一品种应当由一个药品生产企业分包装，分包装的期限不得超过《进口药品注册证》或者《医药产品注册证》的有效期。

（4）除片剂、胶囊外，分包装的其他剂型应当已在境外完成内包装。

（5）接受分包装的药品生产企业，应当持有《药品生产许可证》。进口裸片、胶囊申请在国内分包装的，接受分包装的药品生产企业还应当持有与分包装的剂型相一致的GMP 认证证书。

（6）申请进口药品分包装，应当在该药品《进口药品注册证》或者《医药产品注册证》的有效期届满 1 年前提出。

（7）境外制药厂商应当与境内药品生产企业签订进口药品分包装合同，并填写《药品补充申请表》。

2. 进口药品分包装注册申请审批程序

申请进口药品分包装的，应当由接受分包装的药品生产企业向所在地省级药品监督管理部门提出申请，提交由委托方填写的《药品补充申请表》，报送有关资料和样品。省级药品监督管理部门对申报资料进行形式审查后，符合要求的，出具药品注册申请受理通知书；不符合要求的，出具药品注册申请不予受理通知书，并说明理由。

省级药品监督管理部门提出审核意见后，将申报资料和审核意见报送 CFDA 审批，同时通知申请人。

CFDA 对报送的资料进行审查，符合规定的，发给《药品补充申请批件》和药品批准文号；不符合规定的，发给《审批意见通知件》，并说明理由。

3. 其他相关规定

（1）进口分包装的药品应当执行进口药品注册标准。

（2）进口分包装药品的说明书和标签必须与进口药品的说明书和标签一致，并且应当标注分包装药品的批准文号和分包装药品生产企业的名称。

（3）境外大包装制剂的进口检验按照国家食品药品监督管理总局的有关规定执行。包装后产品的检验与进口检验执行同一药品标准。

（4）提供药品的境外制药厂商应当对分包装后药品的质量负责。

五、非处方药的申报与审批

申请人在提交新药注册申请时，如果符合非处方药管理相关规定，可以同时进行非处方药注册申请。

（一）仿制药非处方药注册申请

申请仿制的药品属于按非处方药管理的，申请人应当在《药品注册申请表》的"附加申请事项"中标注非处方药项。申请仿制的药品属于同时按处方药和非处方药管理的，申请人可以选择按照处方药或者非处方药的要求提出申请。

（二）非处方药注册申报审批程序

1. 非处方药注册申请申报

有下列情形的，申请人可同时提起非处方药注册申请：①已有国家药品标准的非处方药的生产或者进口；②经国家食品药品监督管理总局确定的非处方药改变剂型，但不改变适应证、给药剂量以及给药途径的药品；③使用国家食品药品监督管理总局确定的非处方药活性成分组成新的复方制剂药品注册时，可同时提起非处方药注册申请。

2. 审批程序

申请人可以在《药品注册申请表》的"附加申请事项"中标注非处方药项，CFDA在批准注册申请时，符合非处方药有关规定的，将该药品确定为非处方药；不符合非处方药有关规定的，按照处方药管理。

申请人未在《药品注册申请表》的"附加申请事项"中标注非处方药项的，按照处方药受理。

3. 申请管理

申请作为非处方药的进口注册申请，其技术要求与国内的非处方药注册申请一致。进口非处方药品申请再注册时，将按照进口药品再注册和非处方药品管理的有关规定予以审批。按照非处方药品批准进口药品再注册的，申请人不必重新到省级药品监督管理局进行非处方药品审核登记。

六、药品补充申请的申报与审批

变更研制新药、生产药品和进口药品已获批准证明文件及其附件中载明事项的，按照补充申请管理。申请人应当参照相关技术指导原则，评估其变更对药品安全性、有效性和质量可控性的影响，并进行相应的技术研究工作。

（一）药品补充申请的申报与受理

在本国内进行药品补充申报申请人填写《药品补充申请表》，向所在地省级药品监督管理部门报送有关资料和说明。省级药品监督管理部门对申报资料进行形式审查，符合要求的，出具药品注册申请受理通知书；不符合要求的，出具药品注册申请不予受理通知书，并说明理由。

进口药品的补充申请，申请人向 CFDA 报送有关资料和说明，提交生产国家或者地区药品管理机构批准变更的文件。CFDA 对申报资料进行形式审查，符合要求的，出具药品注册申请受理通知书；不符合要求的，出具药品注册申请不予受理通知书，并说明理由。

（二）药品补充申请的审批与备案

1. 修改药品注册标准、变更药品处方中已有药用要求的辅料、改变影响药品质量的生产工艺等的补充申请。由省级药品监督管理部门提出审核意见后，报送 CFDA 审批，同时通知申请人。修改药品注册标准的补充申请，由药品检验所进行标准复核。CFDA 对药品补充申请进行审查，必要时可以要求申请人补充资料，并说明理由。符合规定的，发给《药品补充申请批件》；不符合规定的，发给《审批意见通知件》，并说明理由。

2. 改变国内药品生产企业名称、改变国内生产药品的有效期、国内药品生产企业内部改变药品生产场地等的补充申请。由省级药品监督管理部门受理并审批，符合规定的，发给《药品补充申请批件》，并报送国家食品药品监督管理总局备案；不符合规定的，发给《审批意见通知件》，并说明理由。

3. 进口药品的补充申请由 CFDA 审批。其中改变进口药品制剂所用原料药的产地、变更进口药品外观但不改变药品标准、根据国家药品标准或 CFDA 的要求修改进口药说明书、补充完善进口药说明书的安全性内容、按规定变更进口药品包装标签、改变注册代理机构的补充申请，由 CFDA 备案。

（三）药品补充申请注册管理的其他规定

对药品生产技术转让、变更处方和生产工艺可能影响产品质量等的补充申请，省级药品监督管理部门应当根据其《药品注册批件》附件或者核定的生产工艺，组织进行生产现场检查，药品检验所应当对抽取的 3 批样品进行检验。

补充申请获得批准后，换发药品批准证明文件的，原药品批准证明文件由 CFDA 予以注销；增发药品批准证明文件的，原批准证明文件继续有效。

按规定变更药品包装标签、根据 CFDA 的要求修改说明书等的补充申请，申请人直接向省级药品监督管理部门备案。

药品补充申请注册审批和备案事项具体参见表 5-4。

表 5-4　药品补充申请注册审批和备案事项

审批权限	补充申请事项
CFDA 审批事项	1. 持有新药证书的药品生产企业申请该药品的批准文号 2. 使用药品商品名称 3. 增加中药的功能主治、天然药物适应证或者化学药品、生物制品国内已有批准的适应证 4. 变更用法用量或者变更适用人群范围但不改变给药途径 5. 变更药品规格 6. 变更药品处方中已有药用要求的辅料 7. 改变影响药品质量的生产工艺 8. 修改药品注册标准 9. 替代或减去国家药品标准处方中的毒性药材或处于濒危状态的药材 10. 进口药品、国内生产的注射剂、眼用制剂、气雾剂、粉雾剂、喷雾剂变更直接接触药品的包装材料或者容器；使用新型直接接触药品的包装材料或者容器 11. 申请药品组合包装 12. 新药的技术转让 13. 修订或增加中药、天然药物说明书中药理毒理、临床试验、药代动力学等项目 14. 改变进口药品注册证的登记项目，如药品名称、制药厂商名称、注册地址、药品有效期、包装规格等 15. 改变进口药品的产地 16. 改变进口药品的国外包装厂 17. 进口药品在中国国内分包装 18. 其他
省级审批 CFDA 备案或 CDFA 直接备案	19. 改变国内药品生产企业名称 20. 国内药品生产企业内部改变药品生产场地 21. 变更直接接触药品的包装材料或者容器（除上述第 10 事项外） 22. 改变国内生产药品的有效期 23. 改变进口药品制剂所用原料药的产地 24. 变更进口药品外观，但不改变药品标准的 25. 根据国家药品标准或者国家食品药品监督管理总局的要求修改进口药品说明书 26. 补充完善进口药品说明书安全性内容 27. 按规定变更进口药品包装标签 28. 改变进口药品注册代理机构 29. 其他

七、药品技术转让的申报与审批

药品技术转让，是指药品技术的所有者按照《药品技术转让注册管理规定》的要求，将药品生产技术转让给受让方药品生产企业，由受让方药品生产企业申请药品注册的过程。药品技术转让分为新药技术转让和药品生产技术转让。

（一）药品技术转让注册申报的条件

1. 新药技术转让范围

具备以下条件可申请转让：①持有《新药证书》的；②持有《新药证书》并取得药品批准文号的，可以在新药监测期届满之前提出新药技术转让注册申请。

对于仅持有《新药证书》、尚未进入新药监测期的制剂或持有《新药证书》的原料药，自《新药证书》核发之日起，应当在按照《药品注册管理办法》附件六相应制剂的注册分类所设立的监测期届满前提出新药技术转让的申请。

2. 药品生产技术转让范围

有下列情形之一可申请转让：①持有《新药证书》或持有《新药证书》并取得药品批准文号，其新药监测期已届满的；②未取得《新药证书》的品种，转让方与受让方应当均为符合法定条件的药品生产企业，其中一方持有另一方 50% 以上股权或股份，或者双方均为同一药品生产企业控股 50% 以上的子公司的；③已获得《进口药品注册证》的品种，其生产技术可以由原进口药品注册申请人转让给境内药品生产企业。

持有《新药证书》或持有《新药证书》并取得药品批准文号的制剂，不设监测期的；仅持有《新药证书》、尚未进入新药监测期的制剂或持有《新药证书》不设监测期的原料药，自《新药证书》核发之日起，按照《药品注册管理办法》附件六相应制剂的注册分类所设立的监测期已届满的。

3. 转让方要求

（1）对于仅持有《新药证书》，但未取得药品批准文号的新药技术转让，转让方应当为《新药证书》所有署名单位。对于持有《新药证书》并取得药品批准文号的新药技术转让，转让方除《新药证书》所有署名单位外，还应当包括持有药品批准文号的药品生产企业。转让方应当将转让品种的生产工艺和质量标准等相关技术资料全部转让给受让方，并指导受让方试制出质量合格的连续 3 个生产批号的样品。

（2）转让方应当将所涉及的药品的处方、生产工艺、质量标准等全部资料和技术转让给受让方，指导受让方完成样品试制、规模放大和生产工艺参数验证实施以及批生产等各项工作，并试制出质量合格的连续 3 个生产批号的样品。受让方生产的药品应当与转让方生产的药品质量一致。

4. 受让方要求

（1）新药技术转让注册申请获得批准之日起，受让方应当继续完成转让方原药品批准证明文件中载明的有关要求，例如药品不良反应监测和Ⅳ期临床试验等后续工作。

（2）受让方的药品处方、生产工艺、质量标准等应当与转让方一致，不应发生原料药来源、辅料种类、用量和比例以及生产工艺和工艺参数等影响药品质量的变化。受让方的生产规模应当与转让方的生产规模相匹配，受让方生产规模的变化超出转让方原规模十倍或小于原规模十分之一的，应当重新对生产工艺相关参数进行验证，验证资料连同申报资料一并提交。

（二）药品技术转让注册申请的申报与审批程序

药品技术转让的受让方应当为药品生产企业，其受让的品种剂型应当与《药品生产许可证》中载明的生产范围一致。药品技术转让时，转让方应当将转让品种所有规格一次性转让给同一个受让方。

药品技术转让注册申请申报与审批流程见图 5 - 5。

（三）药品技术转让的其他规定

1. 不得转让以及限制转让

麻醉药品、第一类精神药品、第二类精神药品原料药和药品类易制毒化学品不得进行技术转让。第二类精神药品制剂申请技术转让的，受让方应当取得相应品种的定点生

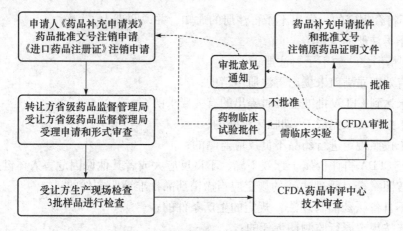

图 5 – 5　药品技术转让注册申请流程

产资格。

放射性药品申请技术转让的，受让方应当取得相应品种的《放射性药品生产许可证》。

2. 不予受理或不予批准

（1）转让方或受让方相关合法登记失效，不能独立承担民事责任的。

（2）转让方和受让方不能提供有效批准证明文件的；在国家中药品种保护期内的。

（3）申报资料中，转让方名称等相关信息与《新药证书》或者药品批准文号持有者不一致，且不能提供相关批准证明文件的。

（4）转让方未按照药品批准证明文件等载明的有关要求，在规定时间内完成相关工作的。

（5）经 CFDA 确认存在安全性问题的药品。

（6）CFDA 认为不予受理或者不予批准的其他情形。

八、药品再注册

CFDA 核发的药品批准文号、《进口药品注册证》或者《医药产品注册证》的有效期为 5 年。有效期届满，需要继续生产或者进口的，申请人应当在有效期届满前 6 个月申请再注册。申请人应对药品的安全性、有效性和质量控制情况，如监测期内的相关研究结果、不良反应的监测、生产控制和产品质量的均一性等进行系统评价。

1. 申请人

由药品批准文号的持有者向省、自治区、直辖市药品监督管理部门提出，按照规定填写《药品再注册申请表》，并提供有关申报资料。

进口药品的再注册申请由申请人向国家食品药品监督管理总局提出。

2. 受理与审批

省级药品监督管理部门对申报资料进行审查，符合要求的，出具药品再注册申请受理通知书；不符合要求的，出具药品再注册申请不予受理通知书，并说明理由。不符合规定的，报 CFDA。

进口药品的再注册申请由 CFDA 受理，并在 6 个月内完成审查，符合规定的，予以再注册；不符合规定的，发出不予再注册的通知，并说明理由。

3. 不予再注册的规定

有下列情形之一的不予再注册：

（1）有效期届满前未提出再注册申请的；

（2）未达到 CFDA 批准上市时提出的有关要求的；

（3）未按照要求完成 IV 期临床试验的；

（4）未按照规定进行药品不良反应监测的；

（5）经 CFDA 再评价属于疗效不确、不良反应大或者其他原因危害人体健康的；

（6）按照《药品管理法》的规定应当撤销药品批准证明文件的；

（7）不具备《药品管理法》规定的生产条件的；

（8）未按规定履行监测期责任的；

（9）其他不符合有关规定的情形。

CFDA 收到省、自治区、直辖市药品监督管理部门意见后，经审查不符合药品再注册规定的，发出不予再注册的通知，并说明理由。

对不予再注册的品种，除因法定事由被撤销药品批准证明文件的外，在有效期届满时，注销其药品批准文号、《进口药品注册证》或者《医药产品注册证》。

九、药品证明文件格式

药品批准文号的格式为：国药准字 H（Z、S、J）+4 位年号 +4 位顺序号，其中 H 代表化学药品，Z 代表中药，S 代表生物制品，J 代表进口药品分包装。

《进口药品注册证》证号的格式为：H（Z、S）+4 位年号 +4 位顺序号；《医药产品注册证》证号的格式为：H(Z、S)C+4 位年号 +4 位顺序号，其中 H 代表化学药品，Z 代表中药，S 代表生物制品。对于境内分包装用大包装规格的注册证，其证号在原注册证号前加字母 B。

新药证书号的格式为：国药证字 H(Z、S) +4 位年号 +4 位顺序号，其中 H 代表化学药品，Z 代表中药，S 代表生物制品。

第三节　新药研究的质量管理

新药研究内容繁多，通常按照研究阶段和研究对象的不同，分为临床前研究和临床研究两个阶段。新药研究的一般过程可以概括为目标化合物的寻找和获得、药效学筛选、药学研究、安全性研究及临床研究等。CFDA 对以人为试验对象的临床研究实行严格的审查批准制度，在取得《药物临床试验批件》许可之前的新药研究工作都归为临床前研究。

一、新药临床前研究与质量管理

（一）临床前研究内容

临床前研究阶段主要是新药的实验室研究，通常可以分为新药药学研究、新药药效学研究、新药安全性研究、药物稳定性研究、新药中试研究等几个大的部分。

1. 新药药学研究

以药品注册为目的的药学研究包括药物的合成工艺、提取方法、理化性质及纯度、剂型选择、处方筛选、制备工艺、检验方法、质量指标、稳定性研究等。中药制剂还包括原药材的来源、加工及炮制等的研究；生物制品还包括菌毒种、细胞株、生物组织等起始原材料的来源、质量标准、保存条件、生物学特征、遗传稳定性及免疫学的研究等。

（1）中药、天然药物药学研究的主要内容

① 中药、天然药物的原料包括药材、中药饮片、提取物和有效成分。为保证中药、天然药物新药的安全性、有效性和质量可控性，应对原料进行必要的前处理。

② 中药、天然药物提取纯化工艺研究是指根据临床用药和制剂要求，用适宜溶剂和方法从净药材中富集有效物质、除去杂质的过程。

③ 中药、天然药物制剂研究是指将原料通过制剂技术制成适宜剂型的过程。

④ 中药、天然药物的稳定性研究是指为考察中药、天然药物（原料或制剂）的化学、物理及生物学特性发生变化的程度进行的研究；

⑤ 中药、天然药物的中试研究是指在实验室完成系列工艺研究后，采用与生产基本相符的条件进行工艺放大研究的过程。

中试研究是对实验室工艺合理性的验证与完善，是保证工艺达到生产稳定性、可操作性的必经环节，是药物研究工作的重要内容之一，直接关系到药品的安全、有效和质量可控。

（2）化学药物药学研究的主要内容

① 化学药物原料药制备研究基本内容主要包括工艺的选择、起始原料和试剂的要求等方面。

② 化学药物杂质的研究是药品研发的一项重要内容。它包括选择合适的分析方法，准确地分辨与测定杂质的含量并综合药学、毒理及临床研究的结果确定杂质的合理限度。

③ 化学药物制剂研究包括剂型的选择、处方研究、制剂工艺研究和药品包装材料（容器）的选择等内容。

④ 质量标准建立基本过程的研究，包括药物的质量研究、质量标准的制订和质量标准的修订。

⑤ 化学药物质量控制分析方法验证研究，主要包括需要验证的检测项目、专属性、线性、范围等研究内容。

2. 药理毒理学研究

药理毒理研究包括主要药效学、毒理学、药代动力学研究资料。此外，还包括活性成分筛选、确认等支持立题依据的药理毒理研究资料。

（1）非临床有效性研究 应重视天然药物活性成分筛选、确认阶段的药效学研究，为天然药物立题提供支持依据。药效学试验受试物所采用的剂量应在预试验的基础上确定。对于主要药效学试验的关键指标，应进行量效关系的研究。必要时，还应与阳性对照药进行量效关系的比较研究。

（2）非临床安全性研究 研究的项目及内容应符合相关安全性研究技术指导原则

的要求。非临床安全性评价主要包括急性毒性、长期毒性、安全药理学、生殖毒性、遗传毒性试验，必要时还需进行致癌性等试验研究；根据给药途径、制剂特点等，可能需进行相应的制剂安全性试验（过敏性试验、溶血性试验、局部刺激性试验）、依赖性试验等。

一般情况下，安全药理学、急性毒性、长期毒性和遗传毒性试验资料或文献资料应在申请临床试验时提供。临床试验前应采用两种哺乳动物（其中一种为非啮齿类）进行长期毒性试验。生殖毒性试验资料可根据临床试验的用药人群分别在分阶段申请临床试验或申请生产时提供。

（二）临床前研究的质量管理

临床前研究的质量管理主要包括 CFDA 新药研究的系列指导原则和《药物非临床试验质量管理规范》（GLP）。

1. 新药研究指导原则

为规范新药临床前研究的技术要求，国家食品药品监督管理部门陆续发布了一系列新药研究技术指导原则，包括中药、天然药物研究技术指导原则，化学药物研究技术指导原则，生物制品研究技术指导原则三个大类。

2.《药物非临床研究质量管理规范》（GLP）

2003 年 6 月 4 日原国家食品药品监督管理局发布施行。

（1）药物非临床研究的概念和术语

① 药物非临床研究：指为评价药物安全性，在实验室条件下，用实验系统进行的各种毒性试验，包括单次给药的毒性试验、反复给药的毒性试验、生殖毒性试验、遗传毒性试验、致癌试验、局部毒性试验、免疫原性试验、依赖性试验、毒代动力学试验及与评价药物安全性有关的其他试验。

② 实验系统：指用于毒性试验的动物、植物、微生物以及器官、组织、细胞、基因等。

③ 非临床安全性评价研究机构：指从事药物非临床研究的实验室。

（2）药物非临床研究质量规范的主要规定　为申请药品注册而进行的药物非临床安全性评价研究机构必须遵守《药物非临床研究质量管理规范》。其主要内容为：

① 非临床安全性评价研究机构应建立完善的组织管理体系，配备机构负责人、质量保证部门负责人和相应的工作人员。

② 根据所从事的非临床研究的需要，建立相应的实验设施。各种实验设施应保持清洁卫生，运转正常；各类设施布局应合理，防止交叉污染；环境条件及其调控应符合不同设施的要求。具备设计合理、配置适当的动物饲养设施，并能根据需要调控温度、湿度、空气洁净度、通风和照明等环境条件。实验动物设施条件应与所使用的实验动物级别相符。

③ 实验室内应备有相应仪器设备保养、校正及使用方法的标准操作规程。对仪器设备的使用、检查、测试、校正及故障修理，应详细记录日期、有关情况及操作人员的姓名等。

④ 应制定与实验工作相适应的标准操作规程。

二、新药临床研究与质量管理

新药临床研究包括临床试验和生物等效性试验。药物的临床试验（包括生物等效性试验），必须经过 CFDA 批准，且必须执行《药物临床试验质量管理规范》（GCP），药品监督管理部门应当对批准的临床试验进行监督检查。

（一）药物临床试验分期与生物等效试验

1. 临床试验分期与病例数要求

临床试验（clinical trial）是指任何在人体（病人或健康志愿者）进行药物的系统性研究，以证实或揭示试验药物的作用、不良反应及/或试验药物的吸收、分布、代谢和排泄，目的是确定试验药物的疗效与安全性。临床试验分为Ⅰ、Ⅱ、Ⅲ、Ⅳ期。

（1）Ⅰ期临床试验 初步的临床药理学及人体安全性评价试验。观察人体对于新药的耐受程度和药代动力学，为制定给药方案提供依据。要求病例数 20～30 例。

（2）Ⅱ期临床试验 治疗作用初步评价阶段。其目的是初步评价药物对目标适应证患者的治疗作用和安全性，也包括为Ⅲ期临床试验研究设计和给药剂量方案的确定提供依据。此阶段的研究设计可以根据具体的研究目的，采用多种形式，包括随机盲法对照临床试验。要求病例数 100 例。

（3）Ⅲ期临床试验 治疗作用确证阶段。其目的是进一步验证药物对目标适应证患者的治疗作用和安全性，评价利益与风险关系，最终为药物注册申请的审查提供充分的依据。试验一般应为具有足够样本量的随机盲法对照试验。要求病例数 300 例。

（4）Ⅳ期临床试验 新药上市后应用研究阶段。其目的是考察在广泛使用条件下药物的疗效和不良反应，评价在普通或者特殊人群中使用的利益与风险关系以及改进给药剂量等。要求病例数 2000 例。

其中，预防用生物制品的临床试验的最低病例数要求Ⅰ期临床试验 20 例、Ⅱ期临床试验 300 例、Ⅲ期临床试验 500 例。

2. 生物等效性试验

生物等效性试验是指用生物利用度研究的方法，以药代动力学参数为指标，比较同一种药物的相同或者不同剂型的制剂，在相同的试验条件下，其活性成分吸收程度和速度有无统计学差异的人体试验。

生物等效性试验病例数为 18～24 例。

（二）临床研究的质量管理

所有以人为对象的研究必须符合《世界医学大会赫尔辛基宣言》的原则，即公正、尊重人格、力求使受试者最大程度受益和尽可能避免伤害。凡进行各期临床试验、人体生物利用度或生物等效性试验，均须按《药物临床试验质量管理规范》（GCP）执行。

1. 临床试验相关术语

（1）多中心试验（multiple center trial） 是由多位研究者按同一试验方案在不同地点和单位同时进行的临床试验。各中心同期开始与结束试验。多中心试验由一位主要研究者总负责，并作为临床试验各中心间的协调研究者。

（2）研究者手册（investigator's brochure） 是有关试验药物在进行人体研究时已有的临床与非临床研究资料。

（3）知情同意（informed consent） 指向受试者告知一项试验的各方面情况后，受试者自愿确认其同意参加该项临床试验的过程，须以签名和注明日期的知情同意书作为文件证明。

（4）伦理委员会（ethics committee） 由医学专业人员、法律专家及非医务人员组成的独立组织，其职责为核查临床试验方案及附件是否合乎道德，并为之提供公众保证，确保受试者的安全、健康和权益受到保护。该委员会的组成和一切活动不应受临床试验组织和实施者的干扰或影响。

（5）设盲（blinding/masking） 临床试验中使一方或多方不知道受试者治疗分配的程序。单盲指受试者不知，双盲指受试者、研究者、监察员或数据分析者均不知治疗分配。

2. 药物注册临床试验规定

药物临床试验批准后，申请人应当从具有药物临床试验资格的机构中选择承担药物临床试验的机构。临床试验用药物应当在符合 GMP 的车间制备。制备过程应当严格执行 GMP 的要求。

（1）药物临床试验的受试例数 应当符合临床试验的目的和相关统计学的要求，并且不得少于《药物临床试验质量管理规范》（GCP）附件规定的最低临床试验病例数。罕见病、特殊病种等情况，要求减少临床试验病例数或者免做临床试验的，应当在申请临床试验时提出，并经 CFDA 审查批准。

（2）药物临床试验 应当在批准后 3 年内实施。逾期未实施的，原批准证明文件自行废止；仍需进行临床试验的，应当重新申请。

（3）申请人 申请人对临床试验用药质量负责。申请人可以按照其拟定的临床试验用样品标准自行检验临床试验用药物，也可以委托本办法（GCP）确定的药品检验所进行检验；疫苗类制品、血液制品、国家食品药品监督管理总局规定的其他生物制品，应当由国家食品药品监督管理总局指定的药品检验所进行检验。临床试验用药物检验合格后方可用于临床试验。

（4）临床试验过程中发生严重不良事件 研究者应当在 24 小时内报告有关省、自治区、直辖市药品监督管理部门和 CFDA，通知申请人，并及时向伦理委员会报告。临床试验有下列情形之一的，CFDA 可以责令申请人修改试验方案、暂停或者终止临床试验：

① 伦理委员会未履行职责的；

② 不能有效保证受试者安全的；

③ 未按照规定时限报告严重不良事件的；

④ 有证据证明临床试验用药物无效的；

⑤ 临床试验用药物出现质量问题的；

⑥ 临床试验中弄虚作假的；

⑦ 其他违反《药物临床试验质量管理规范》的情形。

（5）药品监督管理部门采取紧急控制措施的情形 临床试验中出现大范围、非预期的不良反应或者严重不良事件，或者有证据证明临床试验用药物存在严重质量问题

CFDA 或者省、自治区、直辖市药品监督管理部门可以采取紧急控制措施，责令暂停或者终止临床试验，申请人和临床试验单位必须立即停止临床试验。

（6）境外申请人在中国进行国际多中心药物临床试验 应当按照本办法（GCP）向 CFDA 提出申请，并按下列要求办理：

① 临床试验用药物应当是已在境外注册的药品或者已进入 Ⅱ 期或者 Ⅲ 期临床试验的药物；

② CFDA 不受理境外申请人提出的尚未在境外注册的预防用疫苗类药物的国际多中心药物临床试验申请；

③ 国家食品药品监督管理总局在批准进行国际多中心药物临床试验的同时，可以要求申请人在中国首先进行 Ⅰ 期临床试验；

④ 在中国进行国际多中心药物临床试验时，在任何国家发现与该药物有关的严重不良反应和非预期不良反应，申请人应当按照有关规定及时报告国家食品药品监督管理总局；

⑤ 临床试验结束后，申请人应当将完整的临床试验报告报送国家食品药品监督管理总局；

⑥ 国际多中心药物临床试验取得的数据用于在中国进行药品注册申请的，应当符合本办法有关临床试验的规定并提交国际多中心临床试验的全部研究资料。

3.《药物临床试验质量管理规范》（GCP）

2003 年 9 月 1 日，《药物临床试验质量管理规范》（局令第 3 号）颁布实施，是对药物临床试验全过程的管理规定，包括临床方案设计、组织实施、监察、稽查、记录、分析总结和报告，包括人体生物利用度和生物等效性试验均应尊重 GCP 的原则进行试验。

GCP 共 13 章 70 条，包括总则、临床试验前的准备和必要条件、受试者的权益保障、试验方案、研究者的职责、申办者的职责、监察员的职责、记录与报告、数据管理与统计分析、试验用药的管理、质量保证、多中心试验、附则。

（1）临床试验前准备与条件 进行药物临床试验必须有充分的科学依据。在进行人体试验前，必须周密考虑该试验的目的及要解决的问题，应权衡对受试者和公众健康预期的受益及风险，预期的受益应超过可能出现的损害。选择临床试验方法必须符合科学和伦理要求。

所提供的临床前资料必须符合进行相应各期临床试验的要求，同时还应提供试验药物已完成和其他地区正在进行与临床试验有关的有效性和安全性资料。临床试验药物的制备，应当符合 GMP。

药物临床试验机构的设施与条件应满足安全有效地进行临床试验的需要。所有研究者都应具备承担该项临床试验的专业特长、资格和能力，并经过培训。

（2）受试者权益保障 受试者的权益、安全和健康必须高于对科学和社会利益的考虑，伦理委员会与知情同意书是保障受试者权益的主要措施。伦理委员会应有从事医药相关专业人员、非医药专业人员、法律专家及来自其他单位的人员，至少五人组成，并有不同性别的委员。伦理委员会的组成和工作不应受任何参与试验者的影响。

伦理委员会应从保障受试者权益的角度严格按以下各项审议试验方案：①研究者的

资格、经验、是否有充分的时间参加临床试验，人员配备及设备条件等是否符合试验要求；②试验方案是否充分考虑了伦理原则，包括研究目的、受试者及其他人员可能遭受的风险和受益及试验设计的科学性；③受试者入选的方法，向受试者（或其家属、监护人、法定代理人）提供的有关本试验的信息资料是否完整易懂，获取知情同意书的方法是否适当；④受试者因参加临床试验而受到损害甚至发生死亡时，给予的治疗和/或保险措施；⑤对试验方案提出的修正意见是否可接受；⑥定期审查临床试验进行中受试者的风险程度。

伦理委员会接到申请后应及时召开会议，审阅讨论，签发书面意见，并附出席会议的委员名单、专业情况及本人签名。伦理委员会的意见可以是：

① 同意；

② 作必要的修正后同意；

③ 不同意；

④ 终止或暂停已批准的试验。

研究者或其指定的代表必须向受试者说明有关临床试验的详细情况：

① 受试者参加试验应是自愿的，而且有权在试验的任何阶段随时退出试验而不会遭到歧视或报复，其医疗待遇与权益不会受到影响。

② 必须使受试者了解，参加试验及在试验中的个人资料均属保密。必要时，药品监督管理部门、伦理委员会或申办者，按规定可以查阅参加试验的受试者资料。

③ 试验目的、试验的过程与期限、检查操作、受试者预期可能的受益和风险，告知受试者可能被分配到试验的不同组别。

④ 必须给受试者充分的时间以便考虑是否愿意参加试验，对无能力表达同意的受试者，应向其法定代理人提供上述介绍与说明。知情同意过程应采用受试者或法定代理人能理解的语言和文字，试验期间，受试者可随时了解与其有关的信息资料。

⑤ 如发生与试验相关的损害时，受试者可以获得治疗和相应的补偿。

（3）质量保证　申办者及研究者均应履行各自职责，并严格遵循临床试验方案，采用标准操作规程，以保证临床试验的质量控制和质量保证系统的实施。临床试验中有关所有观察结果和发现都应加以核实，在数据处理的每一阶段必须进行质量控制，以保证数据完整、准确、真实、可靠。

药品监督管理部门、申办者可委托稽查人员对临床试验相关活动和文件进行系统性检查，以评价试验是否按照试验方案、标准操作规程以及相关法规要求进行，试验数据是否及时、真实、准确、完整地记录。稽查应由不直接涉及该临床试验的人员执行。

药品监督管理部门应对研究者与申办者在实施试验中各自的任务与执行状况进行视察。参加临床试验的医疗机构和实验室的有关资料及文件（包括病历）均应接受药品监督管理部门的视察。

第四节　药品注册管理的其他规定和法律责任

药品注册管理涉及药品上市的安全、有效、稳定均一，其质量严格性应获得充分的保障，违反药品注册管理相关法规应承担相应的法律责任。

一、药品注册检验

药品注册检验是药品注册技术审查的重要内容，是注册申请人样品质量控制的重要手段。药品注册检验包括样品检验和药品标准复核。

（一）药品注册检验的概念

样品检验，是指药品检验所按照申请人申报或者 CFDA 核定的药品标准对样品进行的检验。药品标准复核，是指药品检验所对申报的药品标准中检验方法的可行性、科学性、设定的项目和指标能否控制药品质量等进行的实验室检验和审核工作。

（二）药品检验机构

药品注册检验由中国食品药品检定研究院或者省级药品检验所承担。进口药品的注册检验由中国食品药品检定研究院组织实施。

药品注册申请分以下情形：

① 未在国内上市销售的从植物、动物、矿物等物质中提取的有效成分及其制剂，新发现的药材及其制剂；

② 未在国内外获准上市的化学原料药及其制剂；

③ 生物制品、放射性药品；

④ 国家食品药品监督管理总局规定的其他药品，其注册检验由中国食品药品检定研究院或者 CFDA 指定的药品检验所承担。

（三）药品注册检验的规定

从事药品注册检验的药品检验所，应当按照药品检验所实验室质量管理规范和国家计量认证的要求，配备与药品注册检验任务相适应的人员和设备，符合药品注册检验的质量保证体系和技术要求。

申请人应当提供药品注册检验所需要的有关资料、报送样品或者配合抽取检验用样品、提供检验用标准物质。报送或者抽取的样品量应当为检验用量的 3 倍；生物制品的注册检验还应当提供相应批次的制造检定记录。

药品检验所进行新药标准复核时，除进行样品检验外，还应当根据药物的研究数据、国内外同类产品的药品标准和国家有关要求，对药物的药品标准、检验项目等提出复核意见。

要求申请人重新制订药品标准的，申请人不得委托提出原复核意见的药品检验所进行该项药品标准的研究工作；该药品检验所不得接受此项委托。

二、药品注册标准与说明书

药品注册申请时应同时提交药品注册标准和说明书，药品说明书是经国家食品药品监督管理总局批准的，申请人按注册标准执行和撰写药品说明书。

（一）药品注册标准的概念

国家药品标准，是指 CFDA 颁布的《中国药典》、药品注册标准和其他药品标准，其内容包括质量指标、检验方法以及生产工艺等技术要求。药品注册标准不得低于《中国药典》的规定。

药品注册标准，是指 CFDA 批准给申请人特定药品的标准，生产该药品的药品生产企业必须执行该注册标准。

药品注册标准的项目及其检验方法的设定，应当符合《中国药典》的基本要求、CFDA 发布的技术指导原则及国家药品标准编写原则。

（二）药品标准物质管理规定

药品标准物质，是指供药品标准中物理和化学测试及生物方法试验用，具有确定特性量值，用于校准设备、评价测量方法或者给供试药品赋值的物质，包括标准品、对照品、对照药材、参考品。

中国食品药品检定研究院负责标定国家药品标准物质，并对标定的标准物质从原材料选择、制备方法、标定方法、标定结果、定值准确性、量值溯源、稳定性及分装与包装条件等资料进行全面技术审核，并作出可否作为国家药品标准物质的结论。

（三）药品名称、说明书和标签注册管理

药品说明书和标签由申请人提出，CFDA 药品审评中心根据申报资料对其中除企业信息外的内容进行审核，在批准药品生产时由 CFDA 予以核准。

申请人应当对药品说明书和标签的科学性、规范性与准确性负责。

申请人应当跟踪药品上市后的安全性和有效性情况，及时提出修改药品说明书的补充申请。申请人应当按照 CFDA 规定的格式和要求、根据核准的内容印制说明书和标签。

三、法律责任

（一）国家药品监督管理部门的法律责任

药品监督管理部门及其工作人员违反本法的规定，有下列情形之一的，由其上级行政机关或者监察机关责令改正；情节严重的，对直接负责的主管人员和其他直接责任人员依法给予行政处分：①对符合法定条件的药品注册申请不予受理的；②不在受理场所公示依法应当公示的材料的；③在受理、审评、审批过程中，未向申请人、利害关系人履行法定告知义务的；④申请人提交的申报资料不齐全、不符合法定形式，不一次告知申请人必须补正全部内容的；⑤未依法说明不受理或者不批准药品注册申请理由的；⑤依法应当举行听证而不举行听证的。

药品监督管理部门及其工作人员在药品注册过程中索取或者收受他人财物或者谋取其他利益，构成犯罪的，依法追究刑事责任；尚不构成犯罪的，依法给予行政处分。

药品监督管理部门在药品注册过程中有下列情形之一的，由其上级行政机关或者监察机关责令改正，对直接负责的主管人员和其他直接责任人员依法给予行政处分；构成犯罪的，依法追究刑事责任：①对不符合法定条件的申请作出准予注册决定或者超越法定职权作出准予注册决定的；②对符合法定条件的申请作出不予注册决定或者不在法定期限内作出准予注册决定的；③违反规定未履行保密义务的。

药品监督管理部门擅自收费或者不按照法定项目和标准收费的，由其上级行政机关或者监察机关责令退还非法收取的费用；对直接负责的主管人员和其他直接责任人员依法给予行政处分。

（二）药品注册技术机构的法律责任

药品检验所在承担药品审批所需要的检验工作时，出具虚假检验报告的，构成犯罪的，依法追究刑事责任；不构成犯罪的，责令改正，给予警告，对单位并处三万元以上五万元以下的罚款；对直接负责的主管人员和其他直接责任人员依法给予降级、撤职、开除的处分，并处三万元以下的罚款；有违法所得的，没收违法所得；情节严重的，撤销其检验资格。药品检验机构出具的检验结果不实，造成损失的，应当承担相应的赔偿责任。

在药品注册中未按照规定实施《药物非临床研究质量管理规范》或者《药物临床试验质量管理规范》的，药物非临床安全性评价研究机构、药物临床试验机构未按照规定实施药物非临床研究质量管理规范、药物临床试验质量管理规范的，给予警告，责令限期改正；逾期不改正的，责令停产，并处五千元以上二万元以下的罚款；情节严重的，吊销药物临床试验机构的资格。

（三）申请人法律责任

申请人在申报临床试验时，报送虚假药品注册申报资料和样品的，药品监督管理部门不予受理或者对该申报药品的临床试验不予批准，对申请人给予警告，1 年内不受理该申请人提出的该药物临床试验申请；已批准进行临床试验的，撤销批准该药物临床试验的批件，并处一万元以上三万元以下罚款，3 年内不受理该申请人提出的该药物临床试验申请。药品监督管理部门对报送虚假资料和样品的申请人建立不良行为记录，并予以公布。

申请药品生产或者进口时，申请人报送虚假药品注册申报资料和样品的，国家食品药品监督管理总局对该申请不予受理或者不予批准，对申请人给予警告，1 年内不受理其申请；已批准生产或者进口的，撤销药品批准证明文件，5 年内不受理其申请，并处一万元以上三万元以下罚款。

具有以下情形之一的，由 CFDA 注销药品批准文号，并予以公布：①批准证明文件的有效期未满，申请人自行提出注销药品批准文号的；②按照注册管理规定不予再注册的药品；③《药品生产许可证》被依法吊销或者缴销的；④对不良反应大或者其他原因危害人体健康的药品，撤销批准证明文件的；⑤依法作出撤销批准证明文件的行政处罚决定的；⑥其他依法应当撤销或者撤回药品批准证明文件的情形。

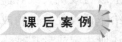
课后案例

昆明某药企 IPO 财务风险披露

昆明某药企近期披露招股说明书，其中财务风险显示：

（一）医药研发业务收入确认方式导致业绩波动的风险

本公司主要从事注射用灯盏花素的生产和销售。为锻炼研发队伍，进一步提高研发能力，也通过子公司对外开展一定的医药研发业务。依据谨慎性原则，公司对医药研发业务按照提供劳务交易结果不能够可靠估计进行会计处理。

尽管医药研发业务对本公司经营业绩影响较小，近三年，医药研发业务收入占主营业务收入比例分别为 8.44%、16.32% 和 9.4%，毛利占主营业务毛利比例分别为 0.42%、2.57% 和 4.19%，此种收入确认方式仍将使本公司收入、毛利、毛利率等业绩指标产生一定的波动。

（二）医药研发业务终止或延期影响盈利能力的风险

由于医药研发具有明显的高风险、高投入和长周期的特点，因此本公司的医药研发业务执行周期普遍较长，公司所签署的合同可能会因所研究药品未能达到安全性或有效性要求、客户需求改变等原因存在终止或延期的风险。尽管在执行过程中公司通常是按节点收款后开展阶段性研发工作，合同的终止或延期仍将对公司未来的经营业绩产生一定的负面影响。

（三）医药研发业务履约过失导致经营业绩受损的风险

本公司签订的医药研发业务合同中通常约定，如果由于公司履约过失造成项目失败或延期超过一定期限的，公司应承担补偿义务，并支付违约金。公司拥有多年的医药研发业务经验，建立了《药物临床试验标准操作规程》和《实验室原始记录撰写及管理规程》等业务制度以控制业务质量，截至目前未发生因合同履约及赔偿形成的法律纠纷或诉讼事件。尽管医药研发业务对公司经营业绩影响较小，若未来发生因公司履约过失导致的项目延期或失败，仍将对公司经营业绩产生一定的不利影响。

思考：

从药品注册管理的角度分析药品注册、药品临床前研究对该药企的财务风险。

思考题

1. 简述新药的定义及药品研发的意义。
2. 简述药品注册的定义及药品注册管理的内容。
3. 比较中药注册管理与天然药物注册管理的异同。
4. 简述药物非临床研究的定义和相关管理规定。
5. 简述药物临床研究的定义及多中心试验的作用。
6. 简述药物研究中的伦理学要求。

第六章　药品生产管理

1. 掌握：药品生产监督管理机构和主要内容，药品生产质量管理规范及其认证管理。

2. 熟悉：药品生产的分类与特点，药品生产企业的申请与审批、药品生产许可证管理、药品委托生产和药品生产企业监督检查规范管理的主要内容。

3. 了解：质量管理的发展历史与相关标准。

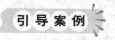

术后出院买到假"救命药"

2012 年 7 月，融安县的陶女士因病在南宁一家医院做了胆囊切除、部分肝脏切除手术。术后恢复期，出现低蛋白血症，医生处方静脉使用人血白蛋白注射液。陶女士几经周折，向某药业公司业务员邱某购得 6 瓶"人血白蛋白"。注射 4 瓶"人血白蛋白"后复查发现，血红蛋白竟然比用药前更低。她将剩下的 2 瓶"人血白蛋白"送至柳州市食品药品监督管理部门，经过检验证实，送检的"人血白蛋白"的蛋白含量为"0"，是假药。柳州市食品药品监督管理局迅速将案情向自治区食品药品监督管理局稽查局汇报，并于 2012 年 11 月 13 日立案调查。同月，食品药品监督管理部门将案件移交柳州市公安局治安管理支队食品药品犯罪侦查大队立案侦查。经查，该药出自于制假窝点长沙市万家丽路沁园小区的一套两室一厅住宅，生产环境非常简陋。在卫生间里用自来水掺甲硝唑氯乙定洗剂清洗空瓶，在卧室内用饮水机灌装假的人血白蛋白。而所谓的"人血白蛋白"，是用蒸馏水混合维生素 K_1 调色后制成。通过饮水机灌入小瓶后，再用压盖机封盖，用手提式高压消毒锅高压灭菌，最后手工贴上标签。假冒上海某研究所生产的人血白蛋白，以每瓶 6 至 8 元的价格卖给假药经销商。

思考：

1. 我国在药品生产监管方面的立法有哪些？

2. 个人为何敢冒风险制售假劣药品？

第一节　药品生产概述

一、药品生产

药品是关系社会公众生命安危的特殊商品，药品质量的保证是维护社会公众用药安全的基础，药品生产是药品质量安全的重要环节，国家对药品生产质量有严格的规范要求。

（一）药品生产的含义和特点

1. 药品生产的含义

药品生产是指在特定的生产环境下，将原料加工制成能供医疗用的药品过程。按照药品生产过程可分为原料药生产和制剂生产两个阶段。

原料药的生产依据原材料性质的不同可分为生药的加工制造、药用无机元素或无机化合物的加工制造、药用有机化合物的制造。

2. 药品生产的特点

药品生产属于工业生产，具有一般工业生产的共性。但由于药品是特殊商品，且品种多，质量要求高，法律控制严格，因此药品生产具有以下特点：

（1）产品种类和规格多、工艺复杂、质量要求高　伴随着医药学进步，以及人们对高效、特效、速效、毒副作用小、有效期长等药品的追求，药品的品种和规格日益增多，生产工艺复杂，产品必须符合国家药品标准要求，产品质量要求高。

（2）生产机械化、自动化程度要求高　为了便于质量控制，要求现代药品生产企业采用成套的、自动化控制生产设备，减少生产过程中人员直接接触药品带来的质量风险。

（3）生产环境要求严格，卫生洁净级别要求高　生产车间的卫生洁净程度及厂区的卫生状况都会对药品质量产生较大影响，不同品种或同一品种不同批次的药品之间都互为污染源。因此，药品生产对生产环境的卫生要求十分严格。

（4）生产人员的专业要求高、生产准入管理严格　在药品生产领域，对不同岗位的人员，在学历、专业方面都有严格的要求，须经过岗位培训合格后方能上岗。任何从事药品生产的企业必须接受国家药品监督管理部门的审批和严格监管，根据药品管理的法律要求，从事药品生产必须通过 GMP 认证，并实行药品生产许可证制度。

（5）生产管理法制化、规范化　由于药品与人们的健康和生命息息相关，政府颁布的《药品生产质量管理规范》对药品生产各环节的质量保证和质量控制做出了明确、严格的规定，使药品生产置于法制化管理之下，依法管理，依法生产，违反者将承担相应的法律责任。

（二）药品生产企业及 GMP 认证

1. 药品生产企业（drug manufacturer）

药品生产企业是指生产药品的专营企业或者兼营企业。药品生产企业是应用现代科学技术，自主进行药品生产经营活动，实行独立核算、自负盈亏、具有法人资格的基本经济组织。药品生产企业获得药品生产许可前，必须取得 GMP 认证。

2. GMP 认证

随着 GMP 的发展，国际上实施了药品 GMP 认证。GMP 提供了药品生产和质量管理的基本准则，药品生产必须符合 GMP 的要求，药品质量必须符合法定标准。

1995 年 7 月 11 日，我国卫生部下达卫药发（1995）第 35 号"关于开展药品 GMP 认证工作的通知"。GMP 认证是国家依法对药品生产企业（车间）和药品品种实施 GMP 监督检查并取得认可的一种准入制度，是国际药品贸易和药品监督管理的重要内容，也是确保药品质量稳定性、安全性和有效性的一种科学的先进的管理手段。1998 年国家药品监督管理局成立后，建立了国家药品监督管理局药品认证管理中心（现名为：国家食品药品监督管理总局食品药品审核检验中心）。自 1999 年 8 月 1 日起，我国强制推行 GMP 认证制度，未取得药品 GMP 认证证书的企业，不再受理生产新药的申请；批准新药的，只发给新药证书，不发给药品批准文号。严格新开办药品生产企业的审批，对未取得药品 GMP 认证证书的，不得发给《药品生产企业许可证》。新修订的《药品生产质量管理规范（2010 年修订）》（下称新版 GMP），已于 2010 年 10 月 19 日经卫生部部务会议审议通过，自 2011 年 3 月 1 日起施行。

新版 GMP 认证有两个时间节点：血液制品、疫苗、注射剂等无菌药品的生产，应在 2013 年 12 月 31 日前达到新版药品 GMP 要求；其他类别药品的生产均应在 2015 年 12 月 31 日前达到新版药品 GMP 要求。未达到新版药品 GMP 要求的企业（车间），在上述规定期限后不得继续生产药品。

二、药品质量管理

（一）质量管理概述

随着社会的发展，人类的质量意识越来越强，质量的优劣是决定产品好坏的一个重要因素。药品生产的质量管理是药品生产企业管理的核心内容，也是国家对药品生产企业最基本的要求。其目的在于避免质量事故的发生，尽一切可能将差错及差错隐患消灭在药品生产制造之前。药品质量和质量管理是衡量一个国家制药工业水平的标志，是药品在国际市场中竞争力的保证。

1. 质量管理的相关概念

（1）质量 是指"一组固有特性满足要求的程度"。也可表述为"一组固有的可区分的特征满足明示的、通常隐含的或必需履行的需求或期望的程度"。定义中的固有特性是产品、过程、体系的一部分，如药品的有效性、安全性。

（2）质量管理 是指确定质量方针、目标和职责，并通过质量体系中的质量策划、控制、保证和改进来使其实现的全部活动。

（3）质量管理体系 是建立质量方针和质量目标，并实现这些目标的一组相互关联或相互作用的要素的集合，是组织机构、职责、程序、活动、能力和资源等构成的有机整体。质量管理体系包括硬件和软件两部分。

（4）质量控制（quality control，QC） 是质量管理体系的一部分，包括相应的组织机构、文件系统以及取样、检验等，确保物料或产品在放行前完成必要的检验，确认其质量符合要求。具体到药品生产过程的质量控制，包括对原辅料、包装材料、产品等进行的取样、检验、复核、放行等一系列质量控制活动。

（5）质量保证（quality assurance，QA）　是质量管理体系的一部分，企业必须建立质量保证系统，同时建立完整的文件体系，以保证系统有效运行。质量保证的关键是提供可信任的产品或服务，即向顾客和其他相关方提供能够被确信组织有能力到达质量要求。

（6）质量风险管理　是在整个产品生命周期中采用前瞻或回顾的方式，对质量风险进行评估、控制、沟通、审核的系统过程。应当根据科学知识及经验对质量风险进行评估，以保证产品质量。所采用的方法、措施、形式及形成的文件应当与存在风险的级别相适应。

新版 GMP 强调风险管理理念，建立风险管理系统，要求围绕质量风险管理增设一系列的制度，主要有变更控制、偏差管理、预防和纠偏措施。

2. 质量管理的发展历史

质量管理的产生和发展过程走过了漫长的道路，可以说是源远流长。人类历史上自有商品生产以来，就开始了以商品的成品检验为主的质量管理方法。根据历史文献记载，我国早在 2400 多年以前，就已有了青铜制刀枪武器的质量检验制度。

随着社会生产力的发展，科学技术和社会文明的进步，质量的含义也不断丰富和扩展，从开始的实物产品质量发展为产品或服务满足规定和潜在需要的特征和特性之总和，再发展到今天的实体，即可以单独描述和研究的事物的质量。来源于传统手工业的质量检验管理引入了数理统计方法和其他工具之后，就进入了"统计质量管理"阶段；后来质量管理与系统工程结合又迈进了"现代质量管理"阶段；进而逐步完善并从管理科学体系中脱颖而出，派生成"质量管理工程"。

按照质量管理所依据的手段和方式，我们可以将质量管理发展历史大致划分为以下四个阶段。

（1）传统质量管理阶段　这个阶段从开始出现质量管理一直到 19 世纪末资本主义的工厂逐步取代分散经营的家庭手工业作坊为止。质量标准即是经验，有人又称之为"操作者的质量管理"。

（2）质量检验管理阶段　资产阶级工业革命成功之后，机器工业生产取代了手工作坊式生产，1918 年前后，美国出现了以泰勒为代表的"科学管理运动"，强调工长在保证质量方面的作用，1940 年以后，企业规模扩大，大多数企业都设置专职的检验部门并直属厂长领导，负责全厂各生产单位和产品检验工作，即质量管理。这种质量管理是按照技术标准的规定，对成品进行全数检验，从成品中挑出废品，保证出厂产品质量，这属于"事后检验"。

（3）统计质量管理阶段　20 世纪 20 年代，一部分统计学家着手研究统计方法在控制产品质量中的应用。这标志着将事后检验的观念改变为预测质量事故的发生，并事先加以预防的观念。

（4）现代质量管理阶段　20 世纪 60 年代开始，许多企业开始了全面质量管理的实践。1987 年，国际标准化组织（ISO）又在总结各国全面质量管理经验的基础上，制定了 ISO9000《质量管理和质量保证》系列标准。全面质量管理是集质量管理思想、理念、技术手段、方法于一体的综合体系，是一个以质量为中心，以全员参与为基础，目的在于让顾客满意和本组织所有成员及社会获得收益，从而达到长期成功的管理途径。

3. PDCA 管理方法

PDCA 是全面质量管理的基本方法之一，PDCA 是英文 Plan（计划）、Do（执行）、Check（检查）、Action（处理）四个单词第一个字母缩写。意思是说做一切工作，干任何事情，都必须经过四个阶段，即计划、执行、检查、处理，通过这四个阶段不断循环，使工作水平不断提高。

（1）计划阶段 计划阶段包括四个步骤：①现状分析，找到存在的质量问题。②分析质量问题产生的原因。对于不同的质量问题，应逐个分析，寻找其产生的原因，常用因果分析图。③找到问题产生的主要原因。质量问题产生的原因可能错综复杂，必须抓住主要原因，可以采用排列图或散布图分析。④针对主要原因制订简单明了、切实可行的对策计划。

（2）执行阶段 执行阶段即实施计划，按照对策、计划、措施严格地执行。

（3）检查阶段 检查阶段就是按照计划、措施，严格检查实施效果，分析实际执行的情况控制图，进行分析和验证。

（4）处理阶段 处理阶段包含两个步骤：①总结经验，巩固成绩，根据检查的结果进行总结，对成功的经验进行标准化并纳入相应的标准、制度、规定中，以巩固取得的成果；②分析遗留问题，转入下个循环，以新问题作为下个循环待解决问题，通过PDCA 继续解决。

实践证明，PDCA 循环对解决具体质量问题，能发挥很好的作用。其有四个特点：①循环不停转动，每转动一次提高一步；②循环间相互联系，彼此促进；③PDCA 是一个综合性的循环；④PDCA 循环的四个阶段并不是截然分开的，而是紧密衔接的有机整体，各阶段之间会存在着一定的交叉，在实际工作中，往往是边计划边实施，边实施边检查，边检查总结边调整计划，也就是说不能机械地实施 PDCA。

（二）质量管理标准

质量管理发展到一定阶段，某些成熟的管理便会显示出所具有的代表性。要推广这些具有代表性、先进性的管理，会面临诸如质量水平、观念、管理等因素在各国、各地区存在很大差异的困难，短时间内消除这些差异是不可能的，但取得质量管理标准化的共识，则可以排除意见分歧的障碍。ISO9000 族质量标准应运而生。ISO9000是一系列国际标准的集合，所以称之为 ISO9000 族标准。ISO9000 族标准可分为 5 个部分，包括：①ISO8402 术语标准；②ISO9000 质量管理和质量保证标准选择和使用指南，包括各分标准；③ISO9001 质量保证标准；④ISO9004 质量管理和质量体系标准，包括各分标准；⑤ISO10001 至 ISO10020 所有国际标准（质量准则、技术指南等），包括各分标准。

药品是特殊商品，其质量关系到社会大众的生命质量安全，药品生产光有ISO9000 是不够的，因为药品的特殊性决定了药品生产管理的高质量要求。为保证药品质量，世界各国政府对药品生产都进行了严格的管理和有关法规的约束，并先后制定药典作为本国药品质量标准。这种质量管理方式属于质量管理的质量检验阶段，未能摆脱"事后把关"的范畴。自从全面质量管理的科学方法应用于生产领域以来，对保证产品的最终质量起到了关键作用，因此逐步适应于各个行业，同时也成了药品生产企业质量管理的依据。1963 年美国率先制定了药品生产质量管理规范（GMP）并由美国国会作为法令正式颁布，要求本国的制药企业按 GMP 的规定，规范化地对药品生产过程进行控制。1975 年世界卫生组织（WHO）正式公布 GMP。此后各国开始宣传、认识、起草 GMP。

第二节　药品生产质量管理规范及其认证管理

一、GMP 概述

《药品生产质量管理规范》（Good Manufacturing Practice，GMP）是在药品生产过程实施质量管理，保证生产出符合预定用途和注册要求的药品的一整套系统的、科学的管理规范，是药品生产和质量管理的基本准则。GMP 的指导思想是：任何药品的质量形成是生产出来的，而不是检验出来的。

按照 GMP 要求进行药品生产及质量管理已成为共识。尽管不同国家和地区的 GMP 在具体的规定和要求方面各具特色，但内容基本一致。简要地说，GMP 要求生产企业应具备良好的生产设备，合理的生产过程，完善的质量管理和严格的检测系统；在人员方面要求企业注重人员的准入，培养员工严格遵守 GMP 的习惯，确保最终产品的质量符合要求。

（一）GMP 的分类

从 GMP 的适用范围分为三类：①国际性的：如 WHO 的 GMP，欧洲自由贸易联盟的 GMP，东南亚国家联盟的 GMP 等；②国家性的：例如中国、美国、日本等许多国家制定颁布的 GMP；③行业性的：如美国制药工业联合会制定的 GMP，日本制药协会制定的 GMP，中国医药工业公司制定的 GMP 等。

从 GMP 制度性质分为两类：①作为法律、具有强制性的 GMP：如中国、美国、日本等国家，由政府或立法机关颁布的 GMP；②作为建议性规定，不具有法律效力：如 WHO 的 GMP 等。

（二）GMP 的特点

GMP 是从药品生产过程质量管理实践中总结、抽象、升华出来的规范化条款，它的目的是指导药品生产企业克服不良生产导致劣质药品产生，保证生产合格药品。GMP 具有以下特点：

1. GMP 的条款特点

GMP 的条款仅指明了要求的目标，而没有列出如何达到这些目标的解决办法。因此各药品生产企业应根据本企业实际，采取合适方法、制定各种文件化程序，才能保证贯彻实施 GMP。

2. GMP 条款具有时效性

GMP 中的条款只能根据本地区的现有水平制定，对目前可行的、有实际意义的方面做出规定。伴随着科技进步，GMP 条款均需定期或不定期修订。

3. GMP 强调法律责任

药品生产企业违反 GMP 进行药品生产和质量管理的应承担相应的法律责任。

4. GMP 的覆盖面

GMP 的覆盖面是所有的药品以及所有的药品生产企业，旨在最大限度地降低药品生产过程中污染、交叉污染以及混淆、差错等风险，确保持续稳定地生产出符合预定用途和注册要求的药品。

5. GMP 强调生产过程中的全面质量管理

凡能引起药品质量改变的诸因素，均须严格管理，强调生产流程的检查与防范紧密结合，且以防范为主要手段。

6. 重视为用户提供全方位、及时的服务

按照相关要求建立档案，并重视用户的反馈信息，及时解决。

（三）GMP 的内容

从专业性管理的角度，可以把 GMP 分为质量控制和质量保证两方面。质量控制是指对原材料、中间品、产品的系统质量控制，主要是对这些物质的质量进行检验，并随之产生了一系列质量工作。质量保证是对影响药品质量的、生产过程中易产生人为差错和污染异物引入的环节，进行系统严格管理，以保证药品合格。

从物质基础的角度，GMP 可分为硬件系统和软件系统。硬件系统主要包括人员、厂房、设施、设备等的目标要求，反映该企业的经济能力。软件系统主要包括组织结构、组织工作、生产工艺、记录、制度、方法、文件化程序、培训等，可以概括为智力为主的投入产出，通常可反映出企业的管理和技术水平情况。

（四）GMP 的作用

GMP 作为时代进步和对历史经验总结的产物，经过 50 余年的实践，具有以下几方面的作用：

1. GMP 的实施体现国家和药品生产企业的责任

GMP 的实施是对人民用药安全高度负责的体现，是维护消费者利益，促进健康社会建设的保证，是最有效的药品生产质量管理模式。

2. GMP 符合全球化的时代要求

GMP 的实施是医药行业向国际通行惯例靠拢的重要措施，便于药品在国际流通，是建立国际标准的基础。

3. GMP 提供了监管标准

GMP 的实施为药品监督管理部门提供了监督管理的模式与标准，有利于培养和促进药政干部队伍建设。

4. GMP 利于药品生产企业发展

实施 GMP 有利于改进药品质量，提高长远的经济效益，强化企业质量管理部门的职责，加强企业领导质量意识，加速制药工业标准化进程，激发对制药工艺的研究，提升企业竞争能力。

二、中国 GMP 介绍

中国 GMP 走过了 32 年的历史，在保障中国药品生产质量安全上发挥着巨大的作用，对提升我国药品生产质量和管理水平，提高药品生产企业国际竞争力起着决定性的作用。

（一）中国 GMP 发展简史

中国在 20 世纪 80 年代初提出在制药企业推行 GMP。1982 年中国医药工业公司参照先进国家的 GMP 制定了《药品生产管理规范（试行稿）》，并开始在一些制药企业中试行。1984 年，中国医药工业公司又对 1982 年的《药品生产管理规范》（试行稿）进行修改，变成《药品生产管理规范》（修订稿），经原国家医药管理局审查后，正式颁布并在全国推行。1988 年，根据《药品管理法》，卫生部颁布《药品生产质量管理规范》（1988 年版），作为正式法规执行。1992 年，卫生部又修订了《药品生产质量管理规范》（1988 年版），变成《药品生产质量管理规范》（1992 年修订）。1995 年，全国各地陆续开始 GMP 认证工作。1998 年，原国家药品监督管理局总结几年实施 GMP 的情况，对 1992 年修订的 GMP 又进一步修订，于 1999 年 6 月 18 日颁布了《药品生产质量管理规范》（1998 年修订），于 1999 年 8 月 1 日起实施。经过一系列强有力的监督管理措施，我国监督实施药品 GMP 工作顺利实现了。从 2004 年 7 月 1 日起，我国所有的药品制剂和原料药均必须在符合 GMP 的条件下生产，未通过认证的企业全部停产。

2011 年 1 月 17 日，为了进一步强化药品生产企业的质量意识，建立药品质量管理体系，由原卫生部以第 79 号令发布了《药品生产质量管理规范》（2010 年修订），并自 2011 年 3 月 1 日起施行。2011 年 2 月 24 日，原国家食品药品监督管理局以第 16 号公告发布相配套的"现行 GMP 附录"。

（二）2010 版 GMP 介绍

2010 版 GMP 结合我国国情，按照"软件硬件并重"的原则，贯彻质量风险管理和药品生产全过程管理的理念，更加注重科学性，强调指导性和可操作性，达到了与国际上药品 GMP 的一致性。2010 版 GMP 共有 14 章 313 条，分为总则、质量管理、机构与人员、厂房与设施、设备、物料与产品、确认与验证、文件管理、生产管理、质量控制与质量保证、委托生产与委托检验、产品发运与召回、自检、附则。详细描述了药品生产质量管理的基本要求，适用于所有药品的生产。

1. GMP 对产品的"物""控""造""运""管"的规定

以产品为主线，按物料的走向，GMP 对"物""控""造""运""管"做了具体规定。

（1）GMP 对"物"的规定　在 GMP 中，"物"即"物料与产品"，这是保证药品质量的源头，需要对供货单位进行资质证件的考察，确定其合法性，杜绝非法物料进入生产环节，保证不合格产品不出厂。

①对原辅料的要求：制定相应的操作规程，采取核对或检验等适当措施，确认每一包装内的原辅料正确无误。一次接收数个批次的物料，应当按批取样、检验、放行。仓储区内的原辅料应当有适当的标识。只有经质量管理部门批准放行并在有效期或复验期内的原辅料方可使用。使用中应由指定人员按照操作规程进行配料。配制的每一物料及其重量或体积应当由他人独立进行复核，并有复核记录。用于同一批药品生产的所有配料应当集中存放，并作好标识。

②对中间产品和待包装产品的要求：中间产品和待包装产品应当在适当的条件下贮存，并有明确的标识，并至少标明下述内容：产品名称和企业内部的产品代码；产品批号；数量或重量；生产工序（必要时）；产品质量状态。

③对包装材料的要求：与药品直接接触的包装材料和印刷包装材料的管理和控制要求与原辅料相同。包装材料应当由专人按照操作规程发放，并采取措施避免混淆和差错，确保用于药品生产的包装材料正确无误。应当建立印刷包装材料设计、审核、批准的操作规程，确保印刷包装材料印制的内容与药品监督管理部门核准的一致，并建立专门的文档，保存经签名批准的印刷包装材料原版实样。

④对成品的要求：成品放行前应当待验贮存。其贮存条件应当符合药品注册批准的要求。

⑤对特殊管理的物料和产品的要求：麻醉药品、精神药品、医疗用毒性药品（包括药材）、放射性药品、药品类易制毒化学品及易燃、易爆和其他危险品的验收、贮存、管理应当执行国家有关的规定。

（2）GMP对"控"的规定　在GMP中，"控"即"确认与验证"和"质量控制与质量保证"两部分内容，这是保证生产出合格药品的关键环节，需要对硬件进行确认与验证，对物料和产品进行质量控制，对整个过程进行质量管理，保证其药品质量。

①确认与验证：GMP将"确认"界定为"证明厂房、设施、设备能正确运行并可达到预期结果的一系列活动"；将"验证"界定为"证明任何操作规程（或方法）、生产工艺或系统能够达到预期结果的一系列活动"。企业应当确定需要进行的确认或验证工作，以证明有关操作的关键要素能够得到有效控制。确认或验证的范围和程度应当经过风险评估来确定。确认与验证目的在于达到以下预定目标：第一，设计、安装、运行、性能确认应当证明厂房、设施、设备符合预定用途、设计标准和GMP要求；第二，工艺验证应当证明一个生产工艺按照规定的工艺参数能够持续生产出符合预定用途和注册要求的产品。

②质量控制实验室管理：质量控制实验室的人员、设施、设备应当与产品性质和生产规模相适应。质量控制负责人应当具有足够的管理实验室的资质和经验，可以管理同一企业的一个或多个实验室。企业通常不得进行委托检验，确需委托检验的，应当按照委托检验的规则操作，委托外部实验室进行检验应在检验报告中予以说明。质量控制实验室的检验人员至少应当具有相关专业中专或高中以上学历，并经过与所从事的检验操作相关的实践培训且通过考核。质量控制实验室应当配备药典、标准图谱等必要的工具书，以及标准品或对照品等相关的标准物质。

③物料和产品放行：物料是指原辅料和包装材料；产品包括药品的中间产品、

待包装产品和成品；放行是指对一批物料或产品进行质量评价，作出批准使用或投放市场或其他处理决定操作。生产部门应当分别建立物料和产品批准放行的操作规程，明确批准放行的标准、职责，并有相应的记录。物料、产品放行应分别符合 GMP 相关条款的具体规定，以便在生产过程中能够确保物料平衡，即产品或物料实际产量或实际用量及收集到的损耗之和与理论产量或理论用量之间的比较，并考虑可允许的偏差范围。

④ 持续稳定性考察：其目的是在有效期内监控已上市药品的质量，以发现药品与生产相关的稳定性问题（如杂质含量或溶出度特性的变化），并确定药品能够在标示的贮存条件下，符合质量标准的各项要求。它主要针对市售包装药品，但也需兼顾待包装产品。持续稳定性考察应当有考察方案，结果应当有报告。考察的时间应当涵盖药品有效期，考察方案应当符合相关规定。考察批次数和检验频次应当能够获得足够的数据，以供趋势分析。关键人员，尤其是质量受权人，应当了解持续稳定性考察的结果。企业应当根据所获得的全部数据资料，撰写总结报告并保存。生产部门应当对不符合质量标准的结果或重要的异常趋势进行调查。

⑤ 变更控制：生产企业应当建立变更控制系统和相应操作规程，对所有影响产品质量的变更进行评估和管理。需要经药品监督管理部门批准的变更应当在得到批准后方可实施。质量管理部门应当指定专人负责变更控制，企业软硬件变更都应当评估其对产品质量的潜在影响。与产品质量有关的变更由申请部门提出后，应当经评估、制定实施计划并明确实施职责，最终由质量管理部门审核批准。变更实施应当有相应的完整记录。变更实施时，应当确保与变更相关的文件均已修订。质量管理部门应当保存所有变更的文件和记录。

⑥ 偏差处理：各部门负责人应当确保所有人员正确执行生产工艺、质量标准、检验方法和操作规程，防止偏差的产生。企业应当建立偏差处理的操作规程，规定偏差的报告、记录、调查、处理以及所采取的纠正措施，并有相应的记录。质量管理部门负责偏差的分类，保存偏差调查、处理的文件和记录。任何偏差都应当评估其对产品质量的潜在影响。企业应当对涉及重大偏差的产品进行稳定性考察。

⑦ 纠正措施和预防措施：企业应当建立纠正措施和预防措施系统以及操作规程，对投诉、召回、偏差、自检或外部检查结果、工艺性能和质量监测趋势等进行调查并采取纠正和预防措施，应当能够增进对产品和工艺的理解，改进产品和工艺。调查的深度和形式应当与风险的级别相适应。实施纠正和预防措施应当有文件记录，并由质量管理部门保存。

⑧ 供应商的评估和批准：企业应当建立物料供应商评估和批准的操作规程，质量管理部门应当指定专人负责物料供应商质量评估和现场质量审计，分发经批准的合格供应商名单。企业法定代表人、企业负责人及其他部门的人员不得干扰或妨碍质量管理部门对物料供应商独立作出质量评估。质量管理部门应当对所有生产用物料的供应商进行质量评估，会同有关部门对主要物料供应商（尤其是生产商）的质量体系进行现场质量审计，并对质量评估不符合要求的供应商行使否决权。

⑨ 产品质量回顾分析：企业应当按照操作规程，每年对所生产的药品按品种进行产品质量回顾分析，以确认工艺稳定可靠，以及原辅料、成品现行质量标准的适用性，

及时发现不良趋势，确定产品及工艺改进的方向。应当考虑以往回顾分析的历史数据，还应当对产品质量回顾分析的有效性进行自检。回顾分析应当有报告。生产部门应当对回顾分析的结果进行评估，提出是否需要采取纠正和预防措施或进行再确认或再验证的评估意见及理由，并及时、有效地完成整改。

⑩ 投诉与不良反应报告：企业应当建立药品不良反应报告和监测管理制度，设立专门机构并配备专职人员负责管理。企业要主动收集药品不良反应，对不良反应应当详细记录、评价、调查和处理，及时采取措施控制可能存在的风险，并按照要求向药品监督管理部门报告。还要建立操作规程，规定投诉登记、评价、调查和处理的程序，并规定因可能的产品缺陷发生投诉时所采取的措施，包括考虑是否有必要从市场召回药品。企业出现生产失误、药品变质或其他重大质量问题，应当及时采取相应措施，必要时还应当向当地药品监督管理部门报告。

（3）GMP 对"造"的规定　在 GMP 中，"造"即"生产管理"，药品质量是在设计和生产过程中形成的，而不是检验出来的。质量是生产过程的积累，只有生产过程中做到层层把关，点点控制，所生产的药品才有可能保证质量。

① 生产管理原则：所有药品的生产和包装均应当按照批准的工艺规程和操作规程进行操作并有相关记录，以确保药品达到规定的质量标准，并符合药品生产许可和注册批准的要求。

企业应当建立划分产品生产批次的操作规程，生产批次的划分应当能够确保同一批次产品质量和特性的均一性。应当建立编制药品批号和确定生产日期的操作规程。每批药品均应当编制唯一的批号。除另有法定要求外，生产日期不得迟于产品成型或灌装（封）前经最后混合的操作开始日期，不得以产品包装日期作为生产日期。

每批产品应当检查产量和物料平衡，确保物料平衡符合设定的限度。如有差异，必须查明原因，确认无潜在质量风险后，方可按照正常产品处理。

生产期间使用的所有物料、中间产品或待包装产品的容器及主要设备、必要的操作室应当贴签标识或以其他方式标明生产中的产品或物料名称、规格和批号，如有必要，还应当标明生产工序。

容器、设备或设施所用标识应当清晰明了，标识的格式应当经企业相关部门批准。除在标识上使用文字说明外，还可采用不同的颜色区分被标识物的状态（如待验、合格、不合格或已清洁等）。

应当检查产品从一个区域输送至另一个区域的管道和其他设备连接，确保连接正确无误。每次生产结束后应当进行清场，确保设备和工作场所没有遗留与本次生产有关的物料、产品和文件。下次生产开始前，应当对前次清场情况进行确认。应当尽可能避免出现任何偏离工艺规程或操作规程的偏差。一旦出现偏差，应当按照偏差处理操作规程执行。生产厂房应当仅限于经批准的人员出入。

② 污染和交叉污染：生产过程中应当尽可能采取措施，防止污染和交叉污染，如在分隔的区域内生产不同品种的药品；采用阶段性生产方式；设置必要的气锁间和排风；空气洁净度级别不同的区域应当有压差控制等。应当定期检查防止污染和交叉污染的措施并评估其适用性和有效性。

③ 生产操作：生产开始前应当进行检查，确保设备和工作场所没有上批遗留的

产品、文件或与本批产品生产无关的物料，设备处于已清洁及待用状态。检查结果应当有记录。生产操作前，还应当核对物料或中间产品的名称、代码、批号和标识，确保生产所用物料或中间产品正确且符合要求。应当进行中间控制和必要的环境监测，并予以记录。

④ 包装操作：包装操作规程应当规定降低污染和交叉污染、混淆或差错风险的措施。包装开始前应当进行检查，确保场所与设备已处于清洁或待用状态，无上批遗留的产品、文件或与本批产品包装无关的物料，所领用的包装材料正确无误，核对待包装产品和所用包装材料的名称、规格、数量、质量状态，且与工艺规程相符。检查结果应当有记录。包装结束时，已打印批号的剩余包装材料应当由专人负责全部计数销毁，并有记录。如将未打印批号的印刷包装材料退库，应当按照操作规程执行。

（4）GMP 对"运"的规定 在 GMP 中，"运"即"产品发运与召回"，企业应当建立产品召回系统，必要时可迅速、有效地从市场召回任何一批存在安全隐患的产品。因质量原因退货和召回的产品，均应当按照规定监督销毁，有证据证明退货产品质量未受影响的除外。

① 发运：发运是指企业将产品发送到经销商或用户的一系列操作，包括配货、运输等。每批产品均应当有发运记录。根据发运记录，应当能够追查每批产品的销售情况，必要时应当能够及时全部追回。

药品发运的零头包装只限两个批号为一个合箱，合箱外应当标明全部批号，并建立合箱记录。发运记录应当至少保存至药品有效期后一年。

② 召回：企业应当制定召回操作规程，确保召回工作的有效性。应当指定专人负责组织协调召回工作，并配备足够数量的人员。产品召回负责人应当独立于销售和市场部门；如产品召回负责人不是质量受权人，则应当向质量受权人通报召回处理情况。召回应当能够随时启动，并迅速实施。因产品存在安全隐患决定从市场召回的，应当立即向当地药品监督管理部门报告。产品召回负责人应当能够迅速查阅到药品发运记录。已召回的产品应当有标识，并单独、妥善贮存，等待最终处理决定。

（5）GMP 对"管"的规定 在 GMP 中，"管"即"质量管理"和"自检"两部分内容，企业应当实行全面质量管理，建立符合药品质量管理要求的质量目标，将药品注册的有关安全、有效和质量可控的所有要求，系统地贯彻到药品生产、控制及产品放行、贮存、发运的全过程中，确保所生产的药品符合预定用途和注册要求。企业高层管理人员应当确保实现既定的质量目标，不同层次的人员以及供应商、经销商应当共同参与并承担各自的责任。

质量管理部门应当指定人员进行独立、系统、全面的自检，也可由外部人员或专家进行独立的质量审计，监控本规范的实施情况，评估企业是否符合 GMP 要求，并提出必要的纠正和预防措施。

自检应当有计划，对机构与人员、厂房与设施、设备、物料与产品、确认与验证、文件管理、生产管理、质量控制与质量保证、委托生产与委托检验、产品发运与召回等项目定期进行检查。

自检应当有记录。完成后应当有自检报告，内容至少包括自检过程中观察到的所有情况、评价的结论以及提出纠正和预防措施的建议。自检情况应当报告企业高层管理人员。

2. 对硬件、软件、人员的规定

以管理内容为主线，GMP 的内容包括硬件、软件、人员三部分。

（1）GMP 对"硬件"的规定

① 厂房与设施原则的要求：厂房的选址、设计、布局、建造、改造和维护必须符合药品生产要求，应当能够最大限度地避免污染、交叉污染、混淆和差错，便于清洁、操作和维护。

企业应当有整洁的生产环境，厂区的地面、路面及运输等不应当对药品的生产造成污染；生产、行政、生活和辅助区的总体布局应当合理，不得互相妨碍；厂区和厂房内的人、物流走向应当合理。

企业应当对厂房进行适当维护，并确保维修活动不影响药品的质量。应当按照详细的书面操作规程对厂房进行清洁或必要的消毒。厂房应当有适当的照明、温度、湿度和通风，确保生产和贮存的产品质量以及相关设备性能不会直接或间接地受到影响。厂房、设施的设计和安装应当能够有效防止昆虫或其他动物进入。应当采取必要的措施，避免所使用的灭鼠药、杀虫剂、烟熏剂等对设备、物料、产品造成污染。

企业应当采取适当措施，防止未经批准人员的进入。生产、贮存和质量控制区不应当作为非本区工作人员的直接通道。

② 生产区的要求：为降低污染和交叉污染的风险，厂房、生产设施和设备应当根据所生产药品的特性、工艺流程及相应洁净度级别要求合理设计、布局和使用，并符合下列要求：第一，应当综合考虑药品的特性、工艺和预定用途等因素，确定厂房、生产设施和设备多产品共用的可行性，并有相应评估报告。第二，生产特殊性质的药品，如高致敏性药品（如青霉素类）或生物制品（如卡介苗或其他用活性微生物制备而成的药品），必须采用专用和独立的厂房、生产设施和设备。青霉素类药品产尘量大的操作区域应当保持相对负压，排至室外的废气应当经过净化处理并符合要求，排风口应当远离其他空气净化系统的进风口。第三，生产 β－内酰胺结构类药品、性激素类避孕药品必须使用专用设施（如独立的空气净化系统）和设备，并与其他药品生产区严格分开。第四，生产某些激素类、细胞毒性类、高活性化学药品应当使用专用设施（如独立的空气净化系统）和设备；特殊情况下，如采取特别防护措施并经过必要的验证，上述药品制剂则可通过阶段性生产方式共用同一生产设施和设备。第五，用于上述第二、第三、第四项的空气净化系统，其排风应当经过净化处理。第六，药品生产厂房不得用于生产对药品质量有不利影响的非药用产品。第七，生产区的内表面、管道、排水等应符合GMP 中相关规定。

新版 GMP 中对洁净室的规定借鉴了欧盟 GMP 和 WHO 的相关要求，提高无菌药品生产的洁净度级别，实行 A、B、C、D 四级标准，具体见表 6－1。

③ 仓储区：仓储区应当有足够的空间，确保有序存放待验、合格、不合格、退货或召回的原辅料、包装材料、中间产品、待包装产品和成品等各类物料和产品。仓储区的设计和建造应当确保良好的仓储条件（如温湿度、避光），并有通风和照明设施，并进行检查和监控。高活性的物料或产品以及印刷包装材料应当贮存于安全的区域。

表 6 – 1   各级别空气悬浮粒子的标准规定

洁净度级别	悬浮粒子最大允许数/立方米			
	静态		动态[3]	
	≥0.5μm	≥5.0μm	≥0.5μm	≥5.0μm
A 级	3520	20	3520	20
B 级	3520	29	352000	2900
C 级	352000	2900	3520000	29000
D 级	3520000	29000	不作规定	不作规定

如采用单独的隔离区域贮存待验物料，待验区应当有醒目的标识，且只限于经批准的人员出入。不合格、退货或召回的物料或产品应当隔离存放。如果采用其他方法替代物理隔离，则该方法应当具有同等的安全性。通常应当有单独的物料取样区，其空气洁净度级别应当与生产要求一致。如在其他区域或采用其他方式取样，应当能够防止污染或交叉污染。

④ 质量控制区：质量控制实验室通常应当与生产区分开。生物检定、微生物和放射性同位素的实验室还应当彼此分开。实验室的设计应当确保其适用于预定的用途，并能够避免混淆和交叉污染；应当有足够的区域用于样品处置、留样和稳定性考察样品的存放以及记录的保存。必要时，应当设置专门的仪器室，使灵敏度高的仪器免受静电、震动、潮湿或其他外界因素的干扰。处理生物样品或放射性样品等特殊物品的实验室应当符合国家的有关要求。实验动物房应当与其他区域严格分开，其设计、建造应当符合国家有关规定，并设有独立的空气处理设施以及动物的专用通道。

⑤ 辅助区：休息室的设置不应当对生产区、仓储区和质量控制区造成不良影响。更衣室和盥洗室应当方便人员进出，并与使用人数相适应。盥洗室不得与生产区和仓储区直接相通。维修间应当尽可能远离生产区。存放在洁净区内的维修用备件和工具应当放置在专门的房间或工具柜中。

⑥ 设备：设备的设计、选型、安装、改造和维护必须符合预定用途，应当尽可能降低产生污染、交叉污染、混淆和差错的风险，便于操作、清洁、维护，以及必要时进行的消毒或灭菌。应当建立设备操作规程，并保存相应的操作记录。应当建立并保存设备采购、安装、确认的文件和记录。GMP 中对设备的设计和安装、维护和维修、使用和清洁都作了具体规定。

⑦ 制药用水：制药用水应当适合其用途，并符合《中国药典》的质量标准及相关要求。制药用水至少应当采用饮用水。水处理设备及其输送系统的设计、安装、运行和维护应当确保制药用水达到设定的质量标准。水处理设备的运行不得超出其设计能力。

纯化水、注射用水储罐和输送管道所用材料应当无毒、耐腐蚀；储罐的通气口应当安装不脱落纤维的疏水性除菌滤器；管道的设计和安装应当避免死角、盲管。纯化水、注射用水的制备、贮存和分配应当能够防止微生物的滋生。纯化水可采用循环，注射用水可采用70℃以上保温循环。应当对制药用水及原水的水质进行定期监测，并有相应的记录。应当按照操作规程对纯化水、注射用水管道进行清洗消毒，并有相关记录。发现制药用水微生物污染达到警戒限度、纠偏限度时应当按照操作规程处理。

（2）GMP 对"软件"的规定　《药品管理法》规定，药品生产企业必须具有能对所生产药品进行质量管理和具有保证药品质量的规章制度，即 GMP 的文件管理。用书面的程序进行管理药品生产是践行全面质量管理的突出特点。软件系统的建立取代传统的以口授靠回忆进行管理的模式，是一种从人治到法治的变革。

文件管理的原则：

① 文件是质量保证系统的基本要素。企业必须有内容正确的书面质量标准、生产处方和工艺规程、操作规程以及记录等文件。

② 企业应当建立文件管理的操作规程，系统地设计、制定、审核、批准和发放文件。

③ 文件的内容应当与药品生产许可、药品注册等相关要求一致，并有助于追溯每批产品的历史情况。

④ 文件的起草、修订、审核、批准、替换或撤销、复制、保管和销毁等应当按照操作规程管理，并有相应的文件分发、撤销、复制、销毁记录。

⑤ 文件应当标明题目、种类、目的以及文件编号和版本号。

⑥ 文件应当分类存放、条理分明、便于查阅。

⑦ 文件应当定期审核、修订；文件修订后，应当按照规定管理，防止旧版文件的误用。分发、使用的文件应当为批准的现行文本，已撤销的或旧版文件除留档备查外，不得在工作现场出现。

⑧ 与 GMP 有关的每项活动均应当有记录，以保证产品生产、质量控制和质量保证等活动可以追溯。

质量标准：物料和成品应当有经批准的现行质量标准，必要时，中间产品或待包装产品也应当有质量标准。如果中间产品的检验结果用于成品的质量评价，则应当制定与成品质量标准相对应的中间产品质量标准。

工艺规程：工艺规程是指为生产特定数量的成品而制定的一个或一套文件，包括生产处方、生产操作和包装操作要求，规定原辅料和包装材料的数量、工艺参数和条件、加工说明（包括中间控制）、注意事项等内容。

批记录：每批药品应当有批记录，包括批生产记录、批包装记录、批检验记录和药品放行审核记录等与本批产品有关的记录，可追溯所有与成品质量有关的历史信息。批记录应当由质量管理部门负责管理，至少保存至药品有效期后一年。

操作规程：操作规程是指经批准用来指导设备操作、维护与清洁、验证、环境控制、取样和检验等药品生产活动的通用性文件，也称标准操作规程（SOP）。厂房、设备、物料、文件和记录应当有编号（或代码），并制定编制编号（或代码）的操作规程，确保编号（或代码）的唯一性。

（3）GMP 对"人员"的规定　GMP 要求，企业应当建立与药品生产相适应的管理机构，并有组织机构图。企业应当设立独立的质量管理部门，履行质量保证和质量控制的职责。质量管理部门可以分别设立质量保证部门和质量控制部门。在 GMP 中对机构和人员都做了详细规定。

① 机构与人员的原则要求：质量管理部门应当参与所有与质量有关的活动，负责审核所有与 GMP 有关的文件。质量管理部门人员不得将职责委托给其他部门的人员。

　　企业应当配备足够数量并具有适当资质（含学历、培训和实践经验）的管理和操作人员，应当明确规定每个部门和每个岗位的职责。岗位职责不得遗漏，交叉的职责应当有明确规定。每个人所承担的职责不应当过多。

　　所有人员应当明确并理解自己的职责，熟悉与其职责相关的要求，并接受必要的培训，包括上岗前培训和继续培训。职责通常不得委托给他人。确需委托的，其职责可委托给具有相当资质的指定人员。

　　②关键人员：关键人员应当为企业的全职人员，至少应当包括企业负责人、生产管理负责人、质量管理负责人和质量受权人。质量管理负责人和生产管理负责人不得互相兼任。质量管理负责人和质量受权人可以兼任。

　　企业负责人是药品质量的主要责任人，全面负责企业日常管理。为确保企业实现质量目标并按照本规范要求生产药品，企业负责人应当负责提供必要的资源，合理计划、组织和协调，保证质量管理部门独立履行其职责。生产及质量管理负责人资质及主要职责见表6-2。

表6-2　生产管理负责人与质量管理负责人资质及主要职责

类别	资质	共同职责	主要职责
生产管理负责人	应当至少具有药学或相关专业本科学历（或中级专业技术职称或执业药师资格），具有至少三年从事药品生产和质量管理的实践经验，其中至少有一年的药品生产管理经验，接受过与所生产产品相关的专业知识培训	1. 审核和批准产品的工艺规程、操作规程等文件 2. 监督厂区卫生状况 3. 确保关键设备经过确认 4. 确保完成生产工艺验证 5. 确保企业所有相关人员都已经过必要的上岗前培训和继续培训，并根据实际需要调整培训内容 6. 批准并监督委托生产 7. 确定和监控物料和产品的贮存条件 8. 保存记录 9. 监督本规范执行状况 10. 监控影响产品质量的因素	1. 确保药品按照批准的工艺规程生产、贮存，以保证药品质量 2. 确保严格执行与生产操作相关的各种操作规程 3. 确保批生产记录和批包装记录经过指定人员审核并送交质量管理部门 4. 确保厂房和设备的维护保养，以保持其良好的运行状态 5. 确保完成各种必要的验证工作 6. 确保生产相关人员经过必要的上岗前培训和继续培训，并根据实际需要调整培训内容
质量管理负责人	应当至少具有药学或相关专业本科学历（或中级专业技术职称或执业药师资格），具有至少五年从事药品生产和质量管理的实践经验，其中至少一年的药品质量管理经验，接受过与所生产产品相关的专业知识培训		1. 确保原辅料、包装材料、中间产品、待包装产品和成品符合经注册批准的要求和质量标准 2. 确保在产品放行前完成对批记录的审核 3. 确保完成所有必要的检验 4. 批准质量标准、取样方法、检验方法和其他质量管理的操作规程 5. 审核和批准所有与质量有关的变更 6. 确保所有重大偏差和检验结果超标已经过调查并得到及时处理 7. 批准并监督委托检验 8. 监督厂房和设备的维护，以保持其良好的运行状态 9. 确保完成各种必要的确认或验证工作，审核和批准确认或验证方案和报告 10. 确保完成自检 11. 评估和批准物料供应商 12. 确保所有与产品质量有关的投诉已经过调查，并得到及时、正确的处理 13. 确保完成产品的持续稳定性考察计划，提供稳定性考察的数据 14. 确保完成产品质量回顾分析 15. 确保质量控制和质量保证人员都已经过必要的上岗前培训和继续培训，并根据实际需要调整培训内容

③ 人员培训：企业应当指定部门或专人负责培训管理工作，应当有经生产管理负责人或质量管理负责人审核或批准的培训方案或计划，培训记录应当予以保存。

与药品生产、质量有关的所有人员都应当经过培训，培训的内容应当与岗位的要求相适应。除进行本规范理论和实践的培训外，还应当有相关法规、相应岗位的职责、技能的培训，并定期评估培训的实际效果。

高风险操作区（如高活性、高毒性、传染性、高致敏性物料的生产区）的工作人员应当接受专门的培训。

④ 人员卫生：所有人员都应当接受卫生要求的培训，企业应当建立人员卫生操作规程并采取措施确保执行。最大限度地降低人员对药品生产造成污染的风险。生产区和质量控制区的人员应当正确理解相关的人员卫生操作规程。

企业应当对人员健康进行管理，并建立健康档案。直接接触药品的生产人员上岗前应当接受健康检查，以后每年至少进行一次健康检查。

企业应当采取适当措施，避免体表有伤口、患有传染病或其他可能污染药品疾病的人员从事直接接触药品的生产。

三、药品生产质量受权人管理

为进一步加强药品生产监督管理，规范药品生产秩序，确保药品生产质量，维护人民群众用药安全，2009 年原 SFDA 决定在药品生产企业实行药品质量受权人制度。药品质量受权人制度是药品生产企业授权其药品质量管理人员对药品质量管理活动进行监督和管理，对药品生产的规则符合性和质量安全保证性进行内部审核，并由其承担药品放行责任的一项制度。实行药品质量受权人制度是强化药品生产企业内部质量管理机制，明确质量责任，提高企业质量管理水平的有效措施，也是进一步强化企业是质量第一责任人意识的有效手段。

（一）质量受权人资质

质量受权人应当至少具有药学或相关专业本科学历（或中级专业技术职称或执业药师资格），具有至少五年从事药品生产和质量管理的实践经验，从事过药品生产过程控制和质量检验工作。质量受权人应当具有必要的专业理论知识，并经过与产品放行有关的培训，方能独立履行其职责，并应主动参加所在地药品监督管理部门组织的各项培训，国家局统一编制培训教材并为各省局培训师资。

（二）质量受权人管理

药品质量受权人实行报告制度。血液制品类、疫苗类、注射剂类和重点监管特殊药品类药品生产企业应将确定的药品质量受权人的相关情况，向企业所在地省级食品药品监督管理部门报告。企业因故变更药品质量受权人的，应及时将变更情况及相关问题向报告部门予以说明。各省局应将企业提交的药品质量受权人情况报告纳入企业监管档案，作为日常监管的依据。

（三）质量受权人主要职责

参与企业质量体系建立、内部自检、外部质量审计、验证以及药品不良反应报告、产品召回等质量管理活动；承担产品放行的职责，确保每批已放行产品的生产、检验均符合相关法规、药品注册要求和质量标准；在产品放行前，质量受权人必须按照上述要求出具产品放行审核记录，并纳入批记录。

四、药品生产质量管理规范的认证管理

GMP 认证是药品监督管理部门依法对药品生产企业进行监督检查的一种手段，是对药品生产企业实施 GMP 的情况进行检查、评价并决定是否发给认证证书的监督管理过程。药品 GMP 认证的基本程序为：提出申请、进行初审、形式审查、技术审查、现场检查、审批与发证。

在我国，GMP 认证工作已成为药品生产企业取得准入资格的一个标准。为加强药品生产质量管理，规范 GMP 认证工作，根据《药品管理法》及国家有关规定，原SFDA于 2007 年 10 月 24 日颁布了《药品 GMP 认证检查评定标准》，在该评定标准中检查项目共 259 项，其中关键项目 92 项，一般项目 167 项，为规范我国 GMP 认证工作起到了十分重要的作用。但是随着 GMP 认证工作的深入开展，尤其是 2011 年 3 月 1 日新版《药品生产质量管理规范》的颁布实施，为适应新环境下的 GMP 认证工作，原 SFDA 于 2011 年 8 月 2 日颁布实施了《GMP 认证管理办法》，以进一步加强对药品生产企业质量管理的监督，保证药品质量。

(一) GMP 认证组织机构

1. 国家级认证组织机构

CFDA 主管全国药品 GMP 认证管理工作。负责注射剂、放射性药品、特殊规定的生物制品的 GMP 认证和跟踪检查工作；负责进口药品 GMP 境外检查和国家或地区间药品 GMP 检查的协调工作。

2. 省级认证组织机构

省级药品监督管理部门负责本辖区内除注射剂、放射性药品、特殊规定的生物制品以外其他药品 GMP 认证和跟踪检查工作以及 CFDA 委托开展的药品 GMP 检查工作。省级以上药品监督管理部门设立的药品认证检查机构承担药品 GMP 认证申请的技术审查、现场检查、结果评定等工作。

负责药品 GMP 认证工作的药品认证检查机构应建立和完善质量管理体系，确保药品 GMP 认证工作质量。CFDA 负责对药品认证检查机构质量管理体系进行评估。

(二) GMP 认证的申请、受理与审查

1. GMP 认证的申请

新开办药品生产企业或药品生产企业新增生产范围、新建车间的，应当按照《药品管理法实施条例》的规定申请药品 GMP 认证。已取得《药品 GMP 证书》的药品生产企业应在证书有效期届满前 6 个月，重新申请药品 GMP 认证。药品生产企业改建、扩建车间或生产线的，应重新申请药品 GMP 认证。

国家食品药品监督管理总局药品认证检查机构负责组织或委托省级药品监督管理部门药品认证检查机构对注射剂、放射性药品、生物制品等进行跟踪检查。企业经省级药

品监督管理部门出具日常监督管理情况的审核意见后，将申请资料报国家食品药品监督管理总局。

2. GMP 认证的受理与审查

省级以上药品监督管理部门对药品 GMP 申请书及相关资料进行初审、形式审查、技术审查，通过审查的，由省级药品监督管理部门组织认证。

（三）GMP 认证现场检查

药品认证检查机构完成申报资料技术审查后，应当制定现场检查工作方案，并组织实施现场检查。制定工作方案及实施现场检查工作时限为 40 个工作日。

现场检查实行组长负责制，检查组一般由不少于 3 名药品 GMP 检查员组成，从药品 GMP 检查员库中随机选取，并应遵循回避原则。检查员应熟悉和了解相应专业知识，必要时可聘请有关专家参加现场检查。申请企业所在地省级药品监督管理部门应选派一名药品监督管理工作人员作为观察员参与现场检查，并负责协调和联络与药品 GMP 现场检查有关的工作。

1. 首次会议

检查组应向申请企业出示药品 GMP 检查员证或其他证明文件，确认检查范围，告知检查纪律、注意事项以及企业权利，确定企业陪同人员。

2. 现场检查

检查组应严格按照现场检查方案实施检查，检查员应依据检查评定标准如实做好检查记录，必要时应予取证。

3. 综合评定

现场检查结束后，检查组应对现场检查情况进行分析汇总，并客观、公平、公正地对检查中发现的缺陷进行风险评定，撰写现场检查报告。分析汇总期间，企业陪同人员应回避。

4. 末次会议

在末次会议上向企业通报现场检查情况，被检查企业可安排有关人员参会。被检查企业如对评定意见及检查发现的问题有不同意见，可作适当解释、说明。

检查中发现的不合格项目，须经检查组全体成员和被检查企业负责人签字，双方各执一份。如有不能达成共识的问题，检查组须做好记录，经检查组全体成员和被检查企业负责人签字，双方各执一份。

（四）GMP 认证审批与发证

现场检查报告、不合格项目、检查员记录、有异议问题的意见及相关证据材料在检查工作结束后 5 个工作日内报送药品监督管理部门，国家药品监督管理部门或省级药品监督管理部门在规定时限内，对检查组提交的药品 GMP 认证现场检查报告进行审批。符合认证检查标准的，报国家药品监督管理部门汇总。

药品认证检查机构完成综合评定后，应将评定结果予以公示，公示期为 10 个工作日。对公示内容有异议的，药品认证检查机构或报同级药品监督管理部门及时组织调查核实。调查期间，认证工作暂停。对公示内容无异议或对异议已有调查结果的，经药品监督管理部门审批，符合药品 GMP 要求的，向申请企业发放《药品 GMP 证书》和《药品 GMP 认证审批件》。

《药品 GMP 证书》有效期为 5 年。药品生产企业应在《药品 GMP 证书》有效期届满前 6 个月，重新申请药品 GMP 认证，药品监督管理部门应在《药品 GMP 证书》届满前做出审批决定。

（五）GMP 跟踪检查

药品监督管理部门应对持有《药品 GMP 证书》的药品生产企业组织进行跟踪检查。《药品 GMP 证书》有效期内至少进行一次跟踪检查。跟踪检查分为两种形式，即国家药品监督管理部门组织的飞行检查和省级药品监督管理部门组织的常规跟踪检查。

1. 飞行检查

药品 GMP 飞行检查是指药品监督管理部门根据监督管理需要随时对药品生产企业所实施的现场检查。2006 年原 SFDA 正式颁布了《药品 GMP 飞行检查暂行规定》，其主要内容包括以下几方面：

（1）检查性质和范围　CFDA 根据药品生产监督管理的需要组织实施飞行检查。飞行检查主要针对涉嫌违反药品 GMP 或有不良行为记录的药品生产企业。

（2）检查的特点　飞行检查较常规跟踪检查有五个突出的特点：①行动的保密性；②检查的突然性；③接待的绝缘性；④现场的灵活性；⑤记录的及时性。

（3）观察员的选派　飞行检查组一般由 2~3 名药品 GMP 检查员组成，根据检查工作需要可以邀请有关专家参加检查。被检查企业所在地省级药品监督管理局应选派药品监管人员担任观察员，协助检查组完成飞行检查工作。

（4）检查过程　CFDA 应适时将检查组到达时间通知被检查企业所在地省级药品监督管理局。检查组适时将被检查企业告知所在地省级药品监督管理局。检查组成员应到指定地点集中。检查组抵达被检查企业后，应向企业出示飞行检查书面通知，通报检查要求，检查组在现场检查过程中应注意及时取证，对不符合药品 GMP 的设施、设备、物料等实物和现场情况进行拍摄和记录，对相关文件资料等进行复印，对有关人员进行调查询问。必要时，通知当地药品监督管理部门依法采取相应措施。现场检查结束时，检查组应与被检查企业沟通检查情况，被检查企业负责人或相关负责人员应在药品 GMP 飞行检查缺陷项目表上签字；拒绝签字的，检查组应予注明。被检查企业对检查结果有异议的，应提交书面说明。检查组应及时撰写药品 GMP 飞行检查报告，详细描述发现的问题或核实的情况，并及时将药品 GMP 飞行检查报告、药品 GMP 飞行检查工作记录、药品 GMP 飞行检查缺陷项目表、企业的书面说明及相关证据资料上报 CFDA。

（5）处理结果　CFDA 对药品 GMP 飞行检查报告进行审核并做出处理决定。对未按照规定实施药品 GMP 的药品生产企业，责成企业所在地省级药品监督管理局依法进行处罚。对不符合药品 GMP 检查评定标准的，收回其相应剂型的《药品 GMP 证书》，并予以通报；对原认证检查、审批过程中存在的违规问题，予以调查处理。对收回《药品 GMP 证书》的药品生产企业，在其整改完成并提出复查申请后，由原发证机关组织复查，合格的，发还原《药品 GMP 证书》。

2. 常规跟踪检查

（1）跟踪检查的执行主体 省级药品监督管理部门负责对本辖区内取得《药品GMP 证书》的药品生产企业进行跟踪检查，要求制定年度跟踪检查计划、检查方案，并记录现场检查情况，跟踪检查情况应及时报国家药品监督管理部门。

被检查企业不符合药品 GMP 认证检查评定标准的，按《药品生产监督管理办法》的规定，收回相应剂型的《药品 GMP 证书》，并予以公告，同时，由企业所在地省级药品监督管理部门按照《药品管理法》及有关规定处理。

（2）重点检查事项 省级药品监督管理部门对企业进行跟踪检查过程中，应重点检查上次认证不合格项目的整改情况；企业人员的变更情况；生产车间和设备的使用维护情况；空气净化系统、工艺用水系统的使用维护情况；认证以来所生产药品的批次、批量及检验情况；药品生产质量问题整改情况；委托生产的情况以及再验证情况。

第三节 药品生产监督管理

药品生产监督管理是指国家药品监督管理部门依法对药品生产条件和生产过程进行审查、许可、监督检查等管理活动。2004 年 8 月，原 SFDA 颁布《药品生产监督管理办法》（局令第 14 号），对药品生产企业的申请与审批、药品生产许可证管理、药品委托生产和药品生产企业监督检查进行规范管理。

一、药品生产企业的监督管理

我国对药品生产企业实行药品生产许可证制度。《药品管理法》规定，开办药品生产企业，须经企业所在地省级药品监督管理部门批准并发给《药品生产许可证》，凭《药品生产许可证》到工商行政管理部门办理登记注册。无《药品生产许可证》的不得生产药品。

（一）开办药品生产企业的申请与审批

1. 申请

新开办药品生产企业，应当向拟办企业所在地省级药品监督管理部门提出申请，并提交相应材料。申请人应对其申请材料全部内容的真实性负责。

新开办药品生产企业、药品生产企业新建药品生产车间或者新增生产剂型的，应当自取得药品生产证明文件或者经批准正式生产之日起 30 日内，按照 CFDA 的规定向相应的药品监督管理部门申请 GMP 认证。

2. 审批

省级药品监督管理部门是新开办药品生产企业（车间）审批主体。省级药品监督管理部门应当自收到申请之日起 30 个工作日内，根据不同情况作出决定。经审查符合规定的，予以批准，并自书面批准决定作出之日起 10 个工作日内核发《药品生产许可证》；不符合规定的，作出不予批准的书面决定，并说明理由，同时告知申请人享有依法申请行政复议或者提起行政诉讼的权利。

（二）《药品生产许可证》的管理

《药品生产许可证》分正本和副本，正本、副本具有同等法律效力，有效期为5年。《药品生产许可证》由CFDA统一印制，应当载明许可证编号、企业名称、法定代表人、企业负责人、企业类型、注册地址、生产地址、生产范围、发证机关、发证日期、有效期限等项目。其中由药品监督管理部门核准的许可事项为企业负责人、生产范围、生产地址。企业名称、法定代表人、注册地址、企业类型等项目应当与工商行政管理部门核发的营业执照中载明的相关内容一致。

1. 《药品生产许可证》的变更

《药品生产许可证》变更分为许可事项变更和登记事项变更。变更"企业生产范围、生产地址、企业负责人"的属于许可事项变更；变更"企业名称、企业类型、法定代表人、注册地址"的属于登记事项变更。

（1）许可事项变更　应当在原许可事项发生变更30日前，向原发证机关提出《药品生产许可证》变更申请。原发证机关应当自收到企业变更申请之日起15个工作日内作出是否准予变更的决定。不予变更的，应当书面说明理由，企业不得擅自变更许可事项。药品生产企业依法办理《药品生产许可证》许可事项的变更手续后，应当及时向工商行政管理部门办理企业注册登记的变更手续。

（2）登记事项变更　应当在工商行政管理部门核准变更后30日内，向原发证机关申请《药品生产许可证》变更登记。原发证机关应当自收到企业变更申请之日起15个工作日内办理变更手续。《药品生产许可证》变更后，原发证机关应当在《药品生产许可证》副本上记录变更的内容和时间，并按照变更后的内容重新核发《药品生产许可证》正本，收回原《药品生产许可证》正本，变更后的《药品生产许可证》有效期不变。

2. 《药品生产许可证》的换发、补发与撤销

（1）《药品生产许可证》的换发　许可证有效期届满，需要继续生产药品的，药品生产企业应当在有效期届满前6个月，向原发证机关申请换发《药品生产许可证》。

原发证机关结合企业遵守法律法规、GMP和质量体系运行情况，按照规定对药品生产企业开办的程序和要求进行审查，在《药品生产许可证》有效期届满前作出是否准予其换证的决定。符合规定准予换证的，收回原证，换发新证；不符合规定的，作出不予换证的书面决定，并说明理由，同时告知申请人享有依法申请行政复议或者提起行政诉讼的权利；逾期未作出决定的，视为同意换证，并予补办相应手续。

（2）《药品生产许可证》的补发　许可证遗失的，药品生产企业应当立即向原发证机关申请补发，并在原发证机关指定的媒体上登载遗失声明。原发证机关在企业登载遗失声明之日起满1个月后，按照原核准事项在10个工作日内补发《药品生产许可证》。

（3）《药品生产许可证》的撤销　药品生产企业终止生产药品或者关闭的，由原发证机关缴销《药品生产许可证》，并通知工商行政管理部门。

（三）监督检查

1. 监督检查部门

省级药品监督管理部门负责本行政区域内药品生产企业的监督检查工作，应当建立实施监督检查的运行机制和管理制度，明确设区的市级药品监督管理机构和县级药品监督管理机构的监督检查职责。CFDA 可以直接对药品生产企业进行监督检查，并对省级药品监督管理部门的监督检查工作及其认证通过的生产企业 GMP 的实施及认证情况进行监督和抽查。县级以上地方药品监督管理部门应当在法律、法规、规章赋予的权限内，建立本行政区域内药品生产企业的监管档案。

个人和组织发现药品生产企业进行违法生产的活动，有权向药品监督管理部门举报，药品监督管理部门应当及时核实、处理。

2. 监督检查内容

监督检查的主要内容是药品生产企业执行有关法律、法规及实施《药品生产质量管理规范》的情况，监督检查包括《药品生产许可证》换发的现场检查、GMP 跟踪检查、日常监督检查等。

各级药品监督管理部门组织监督检查时，应当制订检查方案，明确检查标准，如实记录现场检查情况，检查结果应当以书面形式告知被检查单位。需要整改的应当提出整改内容及整改期限，并实施跟踪检查。

在进行监督检查时，药品监督管理部门应当指派两名以上检查人员实施监督检查，检查人员应当向被检查单位出示执法证明文件。药品监督管理部门工作人员对知悉的企业技术秘密和业务秘密应当保密。不得妨碍药品生产企业的正常生产活动，不得索取或者收受药品生产企业的财物，不得谋取其他利益。药品生产企业应当提供有关情况和相关材料。

监督检查完成后，药品监督管理部门在《药品生产许可证》副本上载明检查情况。

药品生产企业质量负责人、生产负责人发生变更的，应当在变更后 15 日内将变更人员简历及学历证明等有关情况报所在地省级药品监督管理部门备案。

药品生产企业的关键生产设施等条件与现状发生变化的，应当自发生变化 30 日内报所在地省级药品监督管理部门备案，省级药品监督管理部门根据需要进行检查。

药品生产企业发生重大药品质量事故的，必须立即报告所在地省级药品监督管理部门和有关部门，省级药品监督管理部门应当在 24 小时内报告 CFDA。

（四）法律责任

1. 申请人不实

申请人隐瞒有关情况或者提供虚假材料申请《药品生产许可证》的，省级药品监督管理部门不予受理或者不予批准，并给予警告，且在 1 年内不受理其申请。

申请人提供虚假材料或者采取其他欺骗手段取得《药品生产许可证》的，省级药品监督管理部门予以吊销《药品生产许可证》，且在 5 年内不受理其申请，并处 1 万元以上 3 万元以下的罚款。

2. 无许可证生产药品

未取得《药品生产许可证》生产药品的、未经批准擅自委托或者接受委托生产药品的、未按相关要求实施 GMP 认证的，依照《药品管理法》相关规定给予相关责任方处罚。

3. GMP 不达标

经监督检查（包括跟踪检查、监督抽查），认定药品生产企业达不到 GMP 评定标准的，原认证机关应当根据检查结果收回其 GMP 证书。

4. 药品生产企业有下列情形之一的

由所在地省级药品监督管理部门给予警告，责令限期改正；逾期不改正的，可以处 5000 元以上 1 万元以下的罚款：

（1）未按照规定办理《药品生产许可证》登记事项变更的；

（2）接受境外制药厂商委托在中国境内加工药品，未按照规定进行备案的；

（3）企业质量负责人、生产负责人发生变更，未按照规定报告的；

（4）企业的关键生产设施等条件与现状发生变化，未按照规定进行备案的；

（5）发生重大药品质量事故未按照规定报告的；

（6）监督检查时，隐瞒有关情况、提供虚假材料或者拒不提供相关材料的。

5. 监管者的法律责任

药品监督管理部门违反规定，对不符合 GMP 要求的企业发给认证证书或者对取得认证证书的企业未按照规定履行跟踪检查的职责，对不符合认证条件的企业未依法责令其改正，对不符合法定条件的单位发给《药品生产许可证》的，按照《药品管理法》追究责任。

二、药品生产组织的管理

药品生产组织管理是针对药品生产过程和体系的管理活动，包括生产组织、生产计划、产品标准、劳动定员、经济测算等内容，涉及人员、原材料、生产工艺、生产环境、劳动保护等因素。药品生产质量管理是以确保药品质量所必须的全部职能和活动作为对象进行的管理活动。企业必须建立质量管理和质量检验机构，对产品质量负责，对药品生产中的质量管理方面所出现的问题能够作出正确的判断和处理。

（一）生产质量管理机构

生产质量管理机构负责生产全过程的质量管理，负责制订保证药品质量管理（包括技术标准、产品标准和卫生标准等）的各项规章制度包括工艺规程、验证规程、管理标准、各项卫生要求等管理制度；并负责实施日常监督检查，要求做到实施标准时都要有相应的原始记录和凭证。

生产质量管理类似质量保证，通过其管理活动的实施，药品生产工序和现场得到良好的监督管理，从而强化内部管理，保障药品生产质量。

（二）药品质量检验机构

药品质量检验机构负责对生产药品的原辅材料、中间产品、环境状况、空气洁净度等级、水质情况等进行测试和监控，药品出厂前质量检验，符合法定标准后的产品放行等。

药品质量检验类似质量控制的职责，工作主要包括原材料检测、中间产品检查、成品质量检测等内容。国家药品监督管理部门要求药品生产企业需具备能够进行产品检测的相应场地和检验设施，并配备适宜的人员。

三、药品委托生产的管理

药品委托生产，是已取得药品批准文号的企业，委托其他药品生产企业生产该药品的行为。《药品委托生产批件》有效期不得超过 2 年，且不得超过该药品批准证明文件规定的有效期限。为确保委托生产产品的质量和委托检验的准确性和可靠性，委托方和受托方必须签订书面合同，明确规定各方责任、委托生产或委托检验的内容及相关的技术事项。

（一）委托方要求

委托方应当是取得该药品批准文号的药品生产企业，委托生产的药品批准文号不变。委托方负责委托生产药品的质量和销售。委托方应当对受托方的生产条件、生产技术水平和质量管理状况进行详细考查，确认其有顺利完成委托工作能力。应当向受托方提供委托生产药品的技术和质量文件，对生产全过程进行指导和监督；应当确保物料和产品符合相应的质量标准。

（二）受托方要求

药品委托生产的受托方应当是持有与生产该药品的生产条件相适应的 GMP 认证证书的药品生产企业。受托方必须具备足够的厂房、设备、知识和经验以及人员，满足委托方所委托的生产工作的要求。应当确保所收到委托方提供的物料、中间产品和待包装产品适用于预定用途。受托方不得从事对委托生产的产品质量有不利影响的活动。

（三）合同要求

1. 委托生产药品的双方应当签署合同，合同应当详细规定各自的产品生产和控制职责。委托生产的各项工作必须符合药品生产许可和药品注册的有关要求并经双方同意。

2. 合同应当详细规定质量受权人批准放行每批药品的程序，确保每批产品都已按照药品注册的要求完成生产和检验。

3. 合同应当规定由受托方保存的生产、检验和发运记录及样品，委托方应当能够随时调阅或检查；出现投诉、怀疑产品有质量缺陷或召回时，委托方应当能够方便地查阅所有与评价产品质量相关的记录。委托检验合同应当明确受托方有义务接受药品监督管理部门检查。

（四）药品委托生产申请与审批的相关规定

《药品生产监督管理办法》按照药品类别，规定了不同类别药品委托生产的受理和审批规定及权限，详见表 6-3。

表6-3 不同类别药品委托生产受理和审批的规定

药品类别和项目	委托生产受理与审批规定
疫苗制品、血液制品以及国家食品药品监督管理局规定的其他药品	不得委托生产
麻醉药品、精神药品、医疗用毒性药品、放射性药品、药品类易制毒化学品	按照有关法律法规规定办理
注射剂、生物制品（不含疫苗制品、血液制品）和跨省、自治区、直辖市的药品委托生产	CFDA负责受理和审批
其他药品	所在地省级药品监督管理部门负责受理和审批

四、药品风险评估与药品召回

（一）药品风险评估

2010年修订的《药品生产质量管理规范》提出了"质量受权人制度""变更控制""纠偏处理"和"质量风险管理"等内容，强调药品生产质量管理的风险管理。从风险管理的角度，对药品生产条件和生产过程进行审查、许可乃至监督检查等管理活动，根本目标是要在药品规模化生产的情况下，保障药品质量的内在均一性，从而消除因为生产环节的原因影响药品均一性的风险因素。

1. 药品风险管理流程

药品风险管理贯穿药品整个生命周期，包括药品研究过程中的疗效（适应证）风险控制、药品安全性风险控制、生产过程风险控制和流通过程风险控制等方面的内容，都与药品安全、有效息息相关。通常药品生产质量风险管理包括风险识别、风险评估、风险控制、风险回顾等过程。

2. 药品生产质量风险管理的内容

（1）风险识别 药品生产质量的风险识别，一是通过对产品历史数据、关键工艺、专家观点和客户事件的分析，对风险步骤的严重性、发生概率和检测概率进行汇总分析；二是要求企业关注生产的各个环节，对可能出现质量问题的过程高度重视，敏锐地发觉药品生产质量的安全隐患。

（2）风险评估 对识别的风险进行量化测评，评估该风险给药品生产企业带来的影响或损失的可能程度。结合企业内部可以承受的水平，确定每一个风险步骤的风险水平，进而确定其风险等级，为风险控制提供可靠的资料。

（3）风险控制 采取各种措施减小风险事件发生的可能性，或者把可能的损失控制在一定的范围内，以避免在风险事件发生时带来的难以承担的损失。风险控制的基本方法有风险回避、损失控制、风险转移和风险保留。

（4）风险回顾 药品生产企业应建立风险回顾制度，对产品各项指标控制情况进行回顾分析，总结偏差特点和趋势，建立风险降低的改进计划。在法律法规及技术要求发生变更、工艺和关键设备设施发生变更以及企业的管理层、客户提出对质量管理更高的要求时，需对生产管理进行风险再评价。

(二) 中国药品召回概述

1. 药品召回的定义

药品召回是指药品生产企业，包括进口药品的境外制药厂商，按照规定程序收回已上市销售的存在安全隐患的药品。安全隐患，是指由于研发、生产等原因可能使药品具有的危及人体健康和生命安全的不合理危险。已经确认为假药劣药的，不适用召回程序。

2007 年 12 月 6 日，我国首部《药品召回管理办法》经原国家食品药品监督管理局审议通过。当时药品召回制度在我国已经实施了 7 年，但是，相关企业对缺陷药品的召回仍然缺乏主动性。我国企业不愿召回缺陷药品的主要原因是召回成本太高，流程复杂，同时认为社会影响不好，同时由于商业渠道的复杂和假药的影响，药品召回在我国操作起来要比在一些发达国家难得多。据统计近年来在我国境内实施主动召回的企业只有黑龙江完达山药业、湖北美宝药业、武汉生物制品研究所等数家。对此我国可以借鉴欧美发达国家的经验，完善电子监管制度，开发跟药品召回有关的险种，加大力度惩处知情不报的企业，正面宣传积极主动召回的企业，鼓励药品供应链建立用于召回的逆向物流系统，促进我国药品召回不断走向规范。

为加强药品安全监管，保障公众用药安全，原 SFDA 于 2007 年 12 月 10 日颁布实施了《药品召回管理办法》。

2. 药品召回的分类

从各国召回制度的实践看，按照召回是否出于企业自愿，药品召回制度可分为两类：主动召回和责令召回。

主动召回是指在没有法律强制性规定的情况下，由召回企业出于自愿发起并实施的召回。

责令召回是指药品监督管理部门经过调查评估，认为存在安全隐患，药品生产企业应当召回药品而未主动召回的，责令药品生产企业召回药品。

药品生产企业应当按照规定建立和完善药品召回制度，收集药品安全的相关信息，对可能具有安全隐患的药品进行调查、评估，召回存在安全隐患的药品。药品经营企业、使用单位应当协助药品生产企业履行召回义务，按照召回计划的要求及时传达、反馈药品召回信息，控制和收回存在安全隐患的药品。

3. 药品召回分级

根据药品安全隐患的严重程度，药品召回分为：①一级召回：使用该药品可能引起严重健康危害的；②二级召回：使用该药品可能引起暂时的或者可逆的健康危害的；③三级召回：使用该药品一般不会引起健康危害，但由于其他原因需要收回的。

药品生产企业应当根据召回分级与药品销售和使用情况，科学设计药品召回计划并组织实施。

4. 药品召回的实施

药品生产企业应当对收集的信息进行分析，对可能存在安全隐患的药品按照要求进行调查评估，发现药品存在安全隐患的，应当决定召回。进口药品的境外制药厂商在境外实施药品召回的，应当及时报告 CFDA；在境内进行召回的，由进口单位按照规定负责具体实施。

药品生产企业在作出药品召回决定后，应当制定召回计划并组织实施，一级召回在24小时内，二级召回在48小时内，三级召回在72小时内，通知到有关药品经营企业、使用单位停止销售和使用，同时向所在地省级药品监督管理部门报告。

药品生产企业在启动药品召回后，一级召回在1日内，二级召回在3日内，三级召回在7日内，应当将调查评估报告和召回计划提交给所在地省级药品监督管理部门备案。省级药品监督管理部门应当将收到一级药品召回的调查评估报告和召回计划报告CFDA。

药品生产企业在实施召回的过程中，一级召回每日，二级召回每3日，三级召回每7日，向所在地省级药品监督管理部门报告药品召回进展情况。

药品生产企业在召回完成后，应当对召回效果进行评价，向所在地省级药品监督管理部门提交药品召回总结报告。

省级药品监督管理部门应当自收到总结报告之日起10日内对报告进行审查，并对召回效果进行评价，必要时组织专家进行审查和评价。审查和评价结论应当以书面形式通知药品生产企业。经过审查和评价，认为召回不彻底或者需要采取更为有效措施的，药品监督管理部门应当要求药品生产企业重新召回或者扩大召回范围。

5. 法律责任

根据《药品召回管理办法》，对积极履行召回义务的企业可减免处罚，但不免除其依法应当承担的其他法律责任。而对发现药品存在安全隐患却不主动召回药品的企业，责令其召回药品，并处应召回药品货值金额3倍的罚款；造成严重后果的，由原发证部门撤销药品批准证明文件，直至吊销《药品生产许可证》。

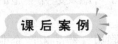 课后案例

"广东佰易静注人免疫球蛋白"案

2007年1月初，北京的两名病人在注射了广东佰易静注人免疫球蛋白之后，被检查出丙肝抗体呈阳性。这一情况被迅速汇报到了卫生部和国家食品药品监督管理局。事件发生后，国务院领导高度重视，有关部门立即成立联合调查组进行调查。调查发现，广东佰易公司的批生产记录与销售数量不相符，销售数量大于批生产记录的数量，存在套用生产批号的问题。由于无法确认批生产原始记录，因此，就无法确认整个药品生产过程的安全性、合法性，也无从认定最后的成品是否安全、是否合格。调查还发现，该公司在新厂区未取得GMP证书时，就违反规定生产和销售药品。

1月23日，原卫生部、原国家食品药品监督管理局通报了对广东佰易药业有限公司违规生产的调查，初步查明，佰易药业有限公司在生产静注人免疫球蛋白的过程中存在违规行为，并在临床应用中发现该企业的部分产品导致患者出现丙肝抗体呈阳性，经专家论证，这与该企业的涉嫌产品存在关联性。此前，广东佰易药业有限公司因涉嫌违规生产，已被国家食品药品监督管理局收回其《药品GMP证书》，并通知各地"暂停销售和使用佰易药业生产的静注人免疫球蛋白"。

思考：

请根据本章所学内容，说明上述事件反映出企业通过 GMP 认证后，在实施 GMP 过程中还存在哪些问题？

思 | 考 | 题

1. CFDA 在 GMP 认证工作中负有哪些责任？
2. 药品生产企业各类人员素质要求是什么？
3. 药品生产设备的要求是什么？
4. 在药品生产质量管理规范中，对仓储区的要求是什么？
5. 《药品生产监督管理办法》对不同类别药品委托生产的受理和审批规定是什么？

第七章 药品流通管理

1. 掌握：药品流通的定义及其特殊性，药品经营许可证制度，药品经营质量管理规范及其认证管理。
2. 熟悉：药品流通监督管理办法，新修订 GSP 的特点与主要内容。
3. 了解：药品经营企业发展历史。

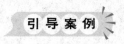

从非法渠道购药案

2006 年 10 月，某食品药品监督管理局检查发现当地药品经营企业从非法渠道采购药品。食品药品监督管理局执法人员经调查发现，当地药品经营企业负责人贾某将采购药品钱款汇款到托运部提供的账户上，该托运部以 A 医药企业名义从 B 医药有限公司采购药品。贾某再三辩解其所购药品的合法性，即 B 医药有限公司是合法的批发企业，其采购渠道是合法的，药品质量是有保证的。

贾某将钱款汇至托运部，该托运部以 A 医药企业名义从 B 医药有限公司购进，再将所购药品及清单送至贾某处。因这笔交易是贾某与托运部之间直接发生的，所以已构成买卖事实，双方已形成合同权利义务关系，而贾某与 B 医药有限公司却未曾发生任何业务关系，该公司也不会对贾某负任何责任。

B 医药有限公司与托运部是互不隶属的两家企业，前者虽是合法的药品批发企业，但后者仅是一家托运企业，未取得《药品经营许可证》。《药品管理法》第三十四条规定，药品生产企业、药品经营企业、医疗机构必须从具有药品生产、经营资格的企业购进药品。据此可以认定贾某是从非法渠道采购药品。

药品清单标示为 A 医药企业，说明该批药品是发往 A 医药企业，而不是发给贾某的，一旦发生药品质量问题，容易产生纠纷。

处罚：由于贾某的违法行为不是故意违法，且情节较轻，未对社会造成危害，根据《药品管理法》第八十条规定，给予以下处罚：责令改正，没收违法购进的药品并处药品货值金额 2 倍的罚款。

思考：
如何规范本案例中的药品购销行为？

第一节　药品流通概述

一、药品流通及药品流通渠道

（一）药品流通的定义

药品流通是指药品从生产企业到药品批发企业，再到药品零售企业或医疗机构，最终到用药者手中的全过程，该过程经历储存、运输、贮藏、销售等环节。流通过程中的各个环节必须依据相关法律规章的要求，对药品的质量进行控制，以保证药品在流通过程中的质量安全。

药品品种、规格、批次很多，对流通过程中药品的分类储存、准确无误并及时分发都带来较大的难度。对人员和销售机构的要求高，药品的专业技术性很强，服务人员必须进行专业培训，从采购到分发都必须有执业药师参与管理、指导，处方药还需要根据执业医师处方调配销售。药品的定价特殊，不能像其他商品一样完全由市场竞争来调节，必须由政府、行业组织、消费者共同协调、控制。药品广告宣传管理规范内容要求高，需要审批，虚假、误导的药品广告将产生影响人们生命健康的严重后果。

（二）药品流通渠道

1. 药品流通渠道定义

药品流通渠道又称为药品销售渠道，是指药品从生产者转移到消费者手中所经过的途径。在商品生产条件下，药品生产企业生产的药品，不是为了自己消费，而是为了满足医疗保健市场的需要。只有通过流通过程、通过市场，才能实现价值，保证药品生产企业再生产过程顺利进行。由于现代化社会商品经济的发展，药品销售渠道已成为沟通生产者和消费者需要的必不可少的纽带。

2. 药品流通渠道分类

药品流通渠道有四种类型：第一种是药品生产企业自己的销售体系，它们在法律上和经济上并不独立，财务和组织受企业控制，并且只能经销本企业生产的产品，不得销售其他企业的产品，不得从事药品批发业务；第二种是独立的销售系统，如医药批发公司和社会药房，它们在法律上和经济上是具有独立法人资格的经济组织，必须首先以自己的资金购买药品，取得药品的所有权，然后才能出售；第三种是没有独立法人资格，经济上由医疗机构统一管理的医疗机构药房，它们以自己的资金购买药品，取得药品的所有权，然后凭医师处方分发出售给患者；第四种销售渠道是医药代理商，它们在法律上是独立的，经济上通过合同形式受企业约束。

二、药品流通企业发展历史

(一) 计划经济时期 (20 世纪 50 年代初~20 世纪 70 年代末)

我国传统医药站始建于 20 世纪 50 年代初,当时药品紧缺,产品供不应求,实行的是计划经济。国家出于宏观调控、合理分配药品资源的目的,在北京、广州、上海、天津和沈阳等五个制药企业相对集中的中心城市成立了一级药品采购供应站,并直属当时全国医药商业行政主管单位——中国医药公司管理。同时在其他省会城市、地级市和县市设立二级或三级批发站,药品供应的唯一渠道就是通过各级医药站层层下达指标、层层调拨。进口药品统一控制,由一级批发站进口后,再层层分配。这种三级批发模式使得整个医药流通渠道效率低下。而药品按照国家计划生产,统购统销,价格上实行统一控制,分级管理。在这段时期,我国药品经营虽然不需要关心经营,不需要靠品牌经营,更谈不上产品管理,但还是形成了较为完整的经营网络和供应体系,基本上保证了这一时期医药市场的需要。这一时期药品流通效率低。

(二) 改革开放初期 (20 世纪 80 年代初~20 世纪 90 年代末)

中国开始从计划经济向市场经济转型,特别是到了 20 世纪 90 年代,医药商业管理体制发生了一系列深刻的变化。购销政策放开,企业自主权扩大,逐步形成了一个开放式、多渠道、少环节和跨地区、跨层次收购供应的市场格局。政策的放开使得流通领域的企业迅速增加,医药产业的利润吸引了一些贸易公司和其他行业的企业也加入到药品批发企业行列中,原国有医药企业的集体化和个人化对国有医药站的冲击很大,当时全国医药批发企业由计划经济时代的 2000 家迅速发展到 17000 余家,流通领域内的无序竞争和过度竞争使整个医药行业面临困境。这一时期药品流通企业迅速增加。

(三) 规范化时期 (进入 21 世纪)

2000 年以后,医药市场化的进程加快,医药市场成为了真正的买方市场,为了保证人民用药安全、及时、有效,国家通过了进一步的深化改革,组建医药集团公司,推动企业联合,大力推行总经销和总代理,加快城乡网点建设,切实把农村用药纳入国有主渠道的供应范围,零售药店实行规模化、连锁化经营,医药为主、多种经营,搞好资本运营等。

截止到 2012 年底,我国有药品批发企业约 1.3 万家,药品零售企业约 42 万家。药品经营企业规模小,行业集中度不够,竞争力不强,低水平重复建设和经营不规范等问题比较突出,不能适应体制改革和市场发展的要求。这一时期药品流通企业渐成规模。

三、药品流通渠道的监管措施

1. 严格经营药品的准入控制

批发或零售药品必须经政府有关部门审批;规定审批的法定程序,设置批发或零售药品机构的最低条件;发给准予批发或零售药品的法定证照。

2. 严格推行药品流通过程中的质量管理规范

受推行 GMP 的影响，一些国家由行业协会出面制定实施药品流通质量管理规范。包括英国的 GDP（Guide to Good Dispensing Practice），日本医药批发业联合会于 1976 年制定发布的 GSP（Good Supply Practice，医药品供应管理规范），国际药学联合会（FIP）90 年代初制定的 GPP（Good Pharmacy Practice，优良药房管理或药房质量管理规范），WHO 的 GPPP（Good Pharmaceutical Procurement Practices，药品采购管理规范）等。我国按《药品流通监督管理办法》严格管理实施。

3. 确保流通过程中执业药师的配备

数百年药学实践历史证明，执业药师的实践，是药品从研制到使用之长链中确保药品质量、安全、有效的最后一环。发达国家中，70% 以上的药师在各类药房工作。

4. 分类管理

实行处方药与非处方药分类管理，对控制药品分发销售，保证药品和药学服务质量方面起到很好的效果。

5. 药品价格的控制

在比较成熟的药品市场，药品价格是在市场竞争中形成的，其价格比较稳定，新药（主要是创新药）价格昂贵，仿制药品价格稳中有降。药品费用占医疗费用的比率各国不尽相同，如美国仅占 13%，日本占 21%，中国占 50% 左右。各国采取多种办法，控制药品价格上涨。

6. 加强药品广告管理

各国政府先后通过制定法律法规，加强对药品广告的监督管理，对药品广告的形式、内容、用语、范围、真实准确等，作出明确规定，对药品广告的审批程序、广告处罚也作了规定。

7. 重视药品标识物管理

药品标识物是指药品包装上的标签和说明书等。美国的食品药品化妆品法第 502 节为"违标药及用品"，规定了药品标签上必须注明的项目，包括应将药品所有组分（原料药、辅料等）的名称和含量全部标出，否则将按违标药处理。英国、日本的法律中均有类似规定。

第二节 药品经营许可与流通监管

一、药品经营许可证制度

《药品管理法》第十四条规定："国家对药品经营企业实行许可证制度"，并对申请药品经营企业的程序作了规定："开办药品批发企业，须经企业所在地省、自治区、直辖市人民政府药品监督管理部门批准并发给《药品经营许可证》；开办药品零售企业，须经企业所在地县级以上地方药品监督管理部门批准并发给《药品经营许可证》，凭《药品经营许可证》到工商行政管理部门办理登记注册。无《药品经营许可证》的，不得经营药品。"

《药品管理法》及其《实施条例》对药品经营许可证的管理作了明确规定，有必要专门制定一个规章，对法律、法规的规定进行细化、补充和完善。为此，原 SFDA 发布了《药品经营许可证管理办法》，于 2004 年 4 月 1 日起施行。

《药品经营许可证管理办法》共 6 章 34 条，有以下几方面。

（一）适用范围

凡属药品经营许可证发证、换证、变更及监督管理范畴的均适用。

（二）申领《药品经营许可证》的条件

开办药品批发企业应符合合理布局的要求和设置标准；开办药品零售企业应符合当地常住人口数量、地域、交通状况和实际需要的要求，符合方便群众购药的原则和设置规定，并制定开办药品批发企业、药品零售企业验收实施标准，按照开办标准核定申请《药品经营许可证》企业的经营范围。

（三）申领《药品经营许可证》的程序

申领《药品经营许可证》可分为三个步骤。第一步，申请筹建：拟开办药品批发企业向所在地省、自治区、直辖市（食品）药品监督管理部门提出筹建申请；开办药品零售企业向所在地设区的市级（食品）药品监督管理机构或省、自治区、直辖市（食品）药品监督管理部门直接设置的县级（食品）药品监督管理机构提出筹建申请，获准后进行筹建。第二步，申请验收：申办人完成筹建后，向原批准筹建的部门、机构提出验收申请，并提交规定材料。第三步，审批：药品监督管理部门在规定的时限内组织验收，符合条件的发给《药品经营许可证》；不符合条件的，应当书面通知申办人并说明理由，同时告知申办人享有依法申请行政复议或提起诉讼的权利。

（四）《药品经营许可证》应当载明的项目

《药品经营许可证》应当载明企业名称、法定代表人或企业负责人姓名、经营方式、经营范围、注册地址、仓库地址、《药品经营许可证》证号、流水号、发证机关、发证日期、有效期限等。《药品经营许可证》包括正本、副本，均具有同等法律效力，由国家食品药品监督管理局统一制定。

（五）《药品经营许可证》的变更与换发

《药品经营许可证》变更分为许可事项变更和登记事项变更。许可事项变更是指经营方式、经营范围、注册地址、仓库地址（包括增减仓库）、企业法定代表人或负责人以及质量负责人的变更。登记事项变更是指上述事项以外的其他事项的变更。

药品经营企业依法完成《药品经营许可证》的许可事项或登记事项变更后，重新核发药品经营许可证正本，变更后的药品经营许可证有效期不变，并依法向工商行政管理部门办理企业注册登记的变更手续。

许可证的有效期为 5 年，有效期届满需要继续经营药品的，持证企业应在有效期届满前 6 个月内，向原发证机关申请换发许可证。

（六）药品监督管理部门对持证企业的监督检查

监督检查采用书面检查、现场检查、书面检查与现场检查相结合的方式。监督检查的内容为：药品经营许可证载明事项的执行和变动情况；企业经营设施设备及仓储条件变动情况；企业实施 GSP 的情况；发证机关需要审查的其他有关事项。

（七）对监督检查中违法行为的依法处理

对监督检查中发现有违反 GSP 要求的经营企业，由发证机关责令限期进行整改。对违反《药品管理法》第十六条规定，整改后不符合要求仍从事药品经营活动的按《药品管理法》第七十九条规定处理。有下列情形之一的，《药品经营许可证》可由原发证机关注销：药品经营许可证有效期届满未换证的；药品经营企业终止经营药品或者关闭的；《药品经营许可证》被依法撤销、撤回、吊销、收回、缴销和宣布无效的；因不可抗力导致药品经营许可证的许可事项无法实施的；法律、法规规定的应当注销行政许可的其他情形。

食品药品监督管理部门注销药品经营许可证的，应当自注销之日起 5 个工作日内通知有关工商行政管理部门。

二、《药品流通监督管理办法》的主要内容

为了加强药品流通领域的监督管理，规范药品流通秩序，2007 年 1 月原国家食品药品监督管理局颁布了《药品流通监督管理办法》，自 2007 年 5 月 1 日起施行。

（一）药品流通监督管理部门及其职责

2013 年第十二届全国人民代表大会第一次会议批准的《国务院机构改革和职能转变方案》确定，商务部负责拟订药品流通发展规划和政策；CFDA 负责对药品经营企业进行准入管理，制定药品经营质量管理规范并监督实施，监督药品质量安全，负责药品流通的监督管理，配合执行药品流通发展规划和政策，组织查处药品经营的违法违规行为。

（二）药品生产、经营企业购销药品应遵守的规定

1. 药品的购销行为
药品的购销行为由企业负责，承担法律责任。

2. 药品销售人员管理
药品生产、经营企业应当对销售人员培训，建立培训档案，加强管理，对其销售行为作出具体规定。违反者给予警告，并限期改正，逾期不改正的，给予罚款。

3. 购销药品的场所、品种的规定
药品生产、经营企业不得在核准的地址外的场所储存或者现货销售药品；不得为他人以本企业的名义经营药品提供场所或资质证明文件；不得以展示会、博览会、交易会、订货会、产品宣传会等方式现货销售药品。禁止非法收购药品。

4. 资质证明文件和销售凭证

药品生产企业、药品批发企业销售药品时，应当提供下列资料：加盖本企业原印章的《药品生产许可证》或《药品经营许可证》和营业执照的复印件；所销售药品的批准证明文件复印件；销售人员授权书复印件。授权书原件应当载明授权销售的品种、地域、期限，注明销售人员的身份证号码，并加盖本企业原印章和企业法人印章（或签名）。销售人员应当出示授权书原件及本人身份证，供药品采购方核实。

药品生产企业、经营企业（包括零售企业）销售药品时应当开具销售凭证（标明供货单位名称、药名、生产厂商、批号、数量、价格等）。采购药品时，应索要、查验、留存资质证明文件，索取留存销售凭证，应当保存至超过药品有效期1年，但不得少于3年。

5. 其他规定

药品生产、经营企业不得为从事无证生产、经营药品者提供药品。药品零售企业应当凭处方销售处方药；当执业药师或者其他依法认定的药学技术人员不在岗时，停止销售处方药和甲类非处方药。药品说明书要求低温、冷藏储存的药品应按规定运输、储存。药品生产、经营企业不得向公众赠送处方药或者甲类非处方药。不得采用邮售、互联网交易等方式直接向公众销售处方药。

现货销售是指药品生产、经营企业或其委派的销售人员，在药品监督管理部门核准的地址以外的其他厂商，携带药品现货向不特定对象现场销售药品的行为。

（三）医疗机构购进、储存药品的规定

医疗机构药房必须具备条件及质量管理制度；采购药品时索要资质证明文件；建立采购药品检查验收制度及购进记录；药品存放符合保管储存药品要求；不得采用邮售、互联网交易等方式直接向公众销售处方药。

第三节 药品经营质量管理规范

《药品经营质量管理规范》（Good Supply Practice，GSP）是规范药品经营管理和质量控制的基本准则，是一个全面、全员、全过程的质量管理体系，其核心是通过严格的经营管理控制来约束企业的行为，保证向用户提供优质的药品。

一、GSP 发展历程

1980年国际药品联合会在西班牙马德里召开的大会上，通过决议呼吁各成员国实施GSP，这是有关GSP的最早起源。1981年中国医药公司根据日本《医药品供应管理规范》（GSP），制定了中国医药商品质量管理的推荐性标准《医药商品质量管理规范》。

（一）试行阶段（1979～1991年）

1979年我国正式实施改革开放，20世纪80年代，中国医药公司作为医药商业主管部门，制定了《医药商品质量管理规范》，对医药商品（包括药品、医疗器械、化学试剂、玻璃仪器四类）的质量管理明确管理要求，要求医药流通企业内部各岗位建立确保

商品质量的工作准则，明确职责，初步形成医药流通企业药品质量管理保证体系，这是我国的第一部 GSP。

1984 年 6 月，中国医药公司为落实《中华人民共和国全民所有制企业法》，在医药商品购进、销售、调拨、贮运等环节推行全面质量管理，制定了《医药商品质量管理规范（试行）》，由原国家医药管理局发文在全国医药商业范围内试行。

1986 年 6 月，原国家医药管理局制定了《医药行业质量管理若干规定》，实施《医药商品经营质量管理规范（试行）》《中药饮片质量管理办法》《药品重要工业质量管理暂行办法》等，在医药行业内试行，对医药流通的发展和质量管理产生了积极影响。由于缺乏强制实施，没有能够普及。

（二）验收阶段（1992～1999 年）

1992 年 3 月 18 日，原国家医药管理局正式颁布了《医药商品质量管理规范》，并从当年 10 月 1 日起实施，这是我国第二部 GSP，成为政府规章。为做好医药批发、零售企业 GSP 达标验收工作，中国医药商业协会于 1993 年 6 月组织编写了《医药商品质量管理规范实施指南》，原国家医药管理局质量司制定《医药商品质量管理规范达标企业（批发）验收细则（试行）》，并于 1994 年在全国医药批发企业中开展 GSP 达标企业的验收试点工作。1997 年国家中医药管理局制定了中药经营企业 GSP 验收标准。截至1998 年，全国近 400 家药品经营企业达到国家医药管理局 GSP 合格标准，有 160 家药品经营企业被原国家医药管理局授予 GSP 达标企业称号。

（三）认证阶段（2000～2012 年）

2000 年 4 月 30 日，原国家药品监督管理局以第 20 号局令发布了 GSP，并自 2000年 7 月 1 日起施行。

2000 年 11 月，原国家药品监督管理局制定了《药品经营质量管理规范实施细则》和《药品经营质量管理规范认证管理办法（试行）》。

2001 年 12 月 1 日新修订的《药品管理法》施行，明确规定药品经营企业必须实施GSP 并进行认证，并以其作为医药流通企业市场准入标准和规范性操作文件。原国家药品监督管理局从 2001 年 3 月开始试点认证，2002 年 12 月发布《关于 GSP 认证工作的通知》（国药监市〔2002〕488 号），从 2003 年 1 月起由省级药品监督管理部门负责 GSP 认证。

（四）提升阶段（2013 年至今）

2013 年 2 月原卫生部公布《药品经营质量管理规范（2012 年修订）》，同年 6 月 1日起实施。该规范强化了质量管理体系要求，提升了药品流通企业经营管理和质量控制要求。

二、GSP 的特点

（一）全面提升软件和硬件要求

新修订的 2013 版 GSP 全面提升了企业经营的软硬件标准和要求，在保障药品质量的同时，也提高了市场准入门槛，有助于抑制低水平重复，促进行业结构调整，提高市场集中度。

在软件方面，新修订 GSP 明确要求企业建立质量管理体系，设立质量管理部门或者配备质量管理人员，并对质量管理制度、岗位职责、操作规程、记录、凭证等一系列质量管理体系文件提出详细要求，并强调了文件的执行和实效；提高了企业负责人、质量负责人、质量管理部门负责人以及质管、验收、养护等岗位人员的资质要求。

在硬件方面，新修订的 2013 版 GSP 全面推行计算机信息化管理，着重规定计算机管理的设施、网络环境、数据库及应用软件功能要求；明确规定企业应对药品仓库采用温湿度自动监测系统，对仓储环境实施持续、有效的实时监测；对储存、运输冷藏、冷冻药品要求配备特定的设施设备。

（二）针对薄弱环节增设一系列新制度

1. 针对药品经营行为

对药品经营行为不规范、购销渠道不清、票据管理混乱等问题，新修订的 2013 版 GSP 明确要求药品购销过程必须开具发票，出库运输药品必须有随货同行单并在收货环节查验，物流活动要做到票、账、货相符，达到维护药品市场秩序的目的。

2. 针对委托第三方运输

GSP 要求委托方应考察承运方的运输能力和相关质量保证条件，签订明确质量责任的委托协议，并要求通过记录实现运输过程的质量追踪，强化了企业质量责任意识，提高了风险控制能力。

3. 针对冷链运输

GSP 提高了对冷链药品储存、运输设施设备的要求，特别规定了冷链药品运输、收货等环节的交接程序和温度监测、跟踪和查验要求，对高风险品种的质量保障能力提出了更高的要求。

（三）与医改新政策紧密衔接

为落实医改"十二五"规划和药品安全"十二五"规划关于药品全品种全过程实施电子监管、保证药品可追溯的要求，GSP 规定药品经营企业应制定执行药品电子监管的制度，并对药品验收入库、出库、销售等环节的扫码和数据上传等操作提出具体要求。

为配合药品安全"十二五"规划对执业药师配备的要求，GSP 规定药品零售企业的法定代表人或企业负责人应当具备执业药师资格；企业应当按国家有关规定配备执业药师，负责处方审核，指导合理用药。

三、GSP 的主要内容

GSP 包括总则、药品批发的质量管理、药品零售的质量管理、附则，共计四章187 条。

（一）药品经营质量管理总则

GSP 第一章总则，共4条，说明了制定 GSP 的目的和依据，阐明了基本要求是药品经营企业从事经营活动和质量管理的基本准则；确定了GSP适用范围，"药品生产企业销售药品、药品流通过程中其他涉及储存与运输药品的，也应当符合本规范相关要求"；第一次提出了药品经营的诚实守信原则。

（二）药品批发的质量管理

第二章药品批发的质量管理，共118条，主要包括质量管理体系、组织机构与质量管理职责、人员与培训、质量管理体系文件、设施与设备、校准与验证、计算机系统、采购、收货、验证、储存、养护、销售、出库、运输与配送、售后管理等内容。

1. 对质量管理体系的要求

（1）明确质量管理体系的内涵　质量管理体系包括三个部分：一是质量方针与质量目标；二是关键要素，即机构、人员、设施设备、质量管理体系文件及相应的计算机系统等；三是质量管理活动，主要开展质量策划、质量控制、质量保证、质量改进和质量风险管理等活动。

（2）重视质量管理体系内审　一是要定期开展质量管理体系全面内审，对质量管理体系运行情况进行审计；二是在质量管理体系关键要素发生重大变化时，组织开展专项内审，特别是计算机系统升级，需要专项内审；三是对内审的情况进行分析，依据分析结论制定相应的质量管理体系改进措施，不断提高质量控制水平，保证质量管理体系持续有效运行。

（3）引进风险管理的理念　企业应当采用前瞻或者回顾的方式，对药品流通过程中的质量风险进行评估、控制、沟通和审核。

（4）强调全员质量管理　企业应当全员参与质量管理，各部门、岗位人员应当正确理解并履行职责，承担相应的质量责任。

2. 对组织机构与质量管理职责的要求

（1）机构与岗位设定的原则　企业应当设立与其经营活动和质量管理相适应的组织机构或者岗位，明确规定其职责、权限及相互关系。

（2）企业负责人的职责　企业负责人是药品质量的主要责任人，全面负责企业日常管理，负责提供必要的条件，保证质量管理部门和质量管理人员有效履行职责，确保企业实现质量目标并按照本规范要求经营药品。

（3）质量负责人的职责　质量负责人应当由高层管理人员担任，全面负责药品质量管理工作，独立履行职责，在企业内部对药品质量管理具有裁决权。

（4）质量管理部门职责　质量管理部门应当有效开展质量管理工作，其职责不得由其他部门及人员履行。

3. 对人员与培训的要求

（1）关键岗位人员资质要求　企业负责人应当具有大学专科以上学历或者中级以上专业技术职称，质量负责人应当具有大学本科以上学历、执业药师资格和3年以上药品经营质量管理工作经历，质量管理员应当具有药学中专或者医学、生物学、化学等相关专业学大学专科以上学历或者药学初级职称，从事采购工作的人员应当具有药学或者医学、生物学、化学等相关专业中专以上学历等。

（2）人员培训　企业应当对各岗位人员进行与其职责和工作内容相关的岗前培训

和继续培训，内容包括相关法律法规、药品专业知识及技能、质量管理制度、职责及岗位操作规程等。

（3）直接接触药品人员健康检查　质量管理、验收、养护、储存等直接接触药品岗位的人员应当进行岗前及年度健康检查，并建立健康档案。

4. 对质量管理体系文件的要求

（1）明确质量管理体系文件　质量管理体系文件应当包括药品经营管理与质量控制的全过程，包括质量管理制度、部门及岗位职责、操作规程、档案、报告、记录和凭证等。

（2）计算机系统记录管理要求　通过计算机系统记录数据时，有关人员应当按照操作规程，通过授权及密码登录后方可进行数据的录入或者复核；数据的更改应当经质量管理部门审核并在其监督下进行，更改过程应当留有记录。

（3）统一记录及凭证保存时限　除疫苗、特殊管理的药品的记录及凭证保存时限另有规定外，其余记录及凭证应当至少保存 5 年。

5. 对硬件设施的规定

（1）对经营场所要求　应当具有与其药品经营范围、经营规模相适应的经营场所。

（2）对仓库的要求　①药品储存作业区、辅助作业区应当与办公区和生活区分开一定距离或者有隔离措施。②库房的规模及条件应当满足药品的合理、安全储存，做到库房内外环境整洁，无污染源，库区地面硬化或者绿化；库房内墙、顶光洁，地面平整，门窗结构严密；库房有可靠的安全防护措施，能够对无关人员进入实行可控管理，防止药品被盗、替换或者混入假药；有防止室外装卸、搬运、接收、发运等作业受异常天气影响的措施。③库房配备的设施设备。药品与地面之间有效隔离的设备，避光、通风、防潮、防虫、防鼠等设备，有效调控温湿度及室内外空气交换的设备，自动监测、记录库房温湿度的设备，照明设备，用于零货拣选、拼箱发货操作及复核的作业区域和设备，包装物料的存放场所，验收、发货、退货的专用场所，不合格药品专用存放场所等。④库房分类管理要求。经营中药材、中药饮片的，应当有专用的库房和养护工作场所。

（3）对药品运输要求　运输药品应当使用封闭式货物运输工具，运输冷藏、冷冻药品的冷藏车及车载冷藏箱、保温箱应当符合药品运输过程中对温度控制的要求。

（4）对设备的验证要求　企业应当对冷库、储运温湿度监测系统以及冷藏运输等设施设备进行使用前验证、定期验证及停用时间超过规定时限的验证。企业应当根据相关验证管理制度，形成验证控制文件，包括验证方案、报告、评价、偏差处理和预防措施等。

6. 对计算机系统的要求

（1）计算机系统建设原则　企业应当建立能够符合经营全过程管理及质量控制要求的计算机系统，实现药品质量可追溯，并满足药品电子监管的实施条件。

（2）计算机系统的组成　包括服务器和终端机等硬件、安全稳定的网络环境、相关数据库、应用软件等。

（3）强调数据安全　计算机系统运行中涉及企业经营和管理的数据应当采用安全、可靠的方式储存并按日备份，备份数据应当存放在安全场所。

7. 对经营各环节质量控制要求

（1）采购　企业的采购活动应当确定供货单位的合法资格，确定所购入药品的合法性，核实供货单位销售人员的合法资格，与供货单位签订质量保证协议，对供货单位质量管理体系进行评价，对药品的供应渠道进行动态跟踪。

（2）收货　收货员对到货药品逐批进行收货，核实运输方式，对照随货同行单（票）和采购记录核对药品，做到票、账、货相符。冷藏、冷冻药品到货时，应当对其运输方式及运输过程的温度记录、运输时间等质量控制状况进行重点检查并记录。不符合温度要求的应当拒收。

（3）验收　验收员对每次到货药品进行逐批抽样验收，查验同批号的检验报告书，对抽样药品的外观、包装、标签、说明书以及相关的证明文件等逐一进行检查、核对；验收结束后，应当将抽取的完好样品放回原包装箱，加封并标示。对实施电子监管的药品，企业应当按规定进行药品电子监管码扫码，并及时将数据上传至中国药品电子监管网系统平台。

（4）储存与养护　企业应当根据药品的质量特性对药品进行合理储存、养护，采用计算机系统对库存药品的有效期进行自动跟踪和控制，采取近效期预警及超过有效期自动锁定等措施，防止过期药品销售。对库存药品定期盘点，做到账、货相符。

（5）销售　企业应当将药品销售给合法的购货单位，并对购货单位的证明文件、采购人员及提货人员的身份证明进行核实，保证药品销售流向真实、合法，并做到票、账、货、款一致。

（6）出库　药品出库时应当对照销售记录进行复核，建立出库复核记录，并附加盖企业药品出库专用章原印章的随货同行单（票）。

（7）运输与配送　企业应当严格执行运输操作规程，并采取有效措施保证运输过程中的药品质量与安全。委托其他单位运输药品的，应当对承运方运输药品的质量保障能力进行审计，索取运输车辆的相关资料，并与承运方签订运输协议，明确药品质量责任，遵守运输操作规程和在途时限等内容。

（8）售后管理　企业应当加强对退货的管理，保证退货环节药品的质量和安全，防止混入假冒药品；加强投诉管理，并做好投诉记录，将投诉及处理结果等信息记入档案，以便查询和跟踪；履行召回义务，承担药品不良反应监测和报告工作。

（三）药品零售的质量管理

GSP 第三章药品零售的质量管理，共59条，主要包括质量管理与职责、人员管理、文件、设施与设备、采购与验收、陈列与储存、销售管理、售后管理等内容。

1. 对质量管理与职责的要求

（1）明确零售的质量管理体系　企业应当按照有关法律法规及本规范的要求制定质量管理文件，开展质量管理活动，确保药品质量；企业应当具有与其经营范围和规模相适应的经营条件，包括组织机构、人员、设施设备、质量管理文件，并按照规定设置计算机系统。

（2）明确质量管理部门或者配备质量管理人员的职责　质量管理、验收、采购人员应当具有药学或者医学、生物学、化学等相关专业学历或者具有药学专业技术职称。从事中药饮片质量管理、验收、采购人员应当具有中药学中专以上学历或者具有中药学专业初级以上专业技术职称。

2. 对人员管理的要求

（1）企业法定代表人或者企业负责人应当具备执业药师资格。

（2）配备执业药师，负责处方审核，指导合理用药。

3. 对零售的质量管理文件的要求

（1）质量管理文件包括质量管理制度、岗位职责、操作规程、档案、记录和凭证等，并对质量管理文件定期审核、及时修订。

（2）应当采取措施确保各岗位人员正确理解质量管理文件的内容，保证质量管理文件有效执行。

（3）质量管理岗位、处方审核岗位的职责不得由其他岗位人员代为履行。

（4）企业应当建立药品采购、验收、销售、陈列检查、温湿度监测、不合格药品处理等相关记录，做到真实、完整、准确、有效和可追溯。

（5）通过计算机系统记录数据时，相关岗位人员应当按照操作规程，通过授权及密码登录计算机系统，进行数据的录入，保证数据原始、真实、准确、安全和可追溯。

（6）电子记录数据应当以安全、可靠方式定期备份。

4. 对零售设施与设备的要求

（1）营业场所应当具有相应设施或者采取其他有效措施，避免药品受室外环境的影响，并做到宽敞、明亮、整洁、卫生。

（2）营业场所应当配备货架、柜台、监测、调控温度、药品拆零销售所需的调配工具等营业设备。

（3）企业应当建立能够符合经营和质量管理要求的计算机系统，并满足药品电子监管的实施条件。

5. 对零售质量控制要求

（1）采购　采购药品要进行合法性审核。

（2）收货　药品到货时，收货人员应当按采购记录，对照供货单位的随货同行单（票）核实药品实物，做到票、账、货相符。

（3）验收　按规定的程序和要求对到货药品逐批进行验收。

（4）陈列　按剂型、用途以及储存要求分类陈列，并设置醒目标志；药品放置于货架（柜），摆放整齐有序，避免阳光直射；处方药、非处方药分区陈列，并有处方药、非处方药专用标识；处方药不得采用开架自选的方式陈列和销售；外用药与其他药品分开摆放；拆零销售的药品集中存放于拆零专柜或者专区；第二类精神药品、毒性中药品种和罂粟壳不得陈列；冷藏药品放置在冷藏设备中，按规定对温度进行监测和记录，并保证存放温度符合要求；中药饮片柜斗谱的书写应当正名正字；装斗前应当复核，防止错斗、串斗；应当定期清斗，防止饮片生虫、发霉、变质；不同批号的饮片装斗前应当清斗并记录；经营非药品应当设置专区，与药品区域明显隔离，并有醒目标志。

（5）销售　处方经执业药师审核后方可调配；对处方所列药品不得擅自更改或者代用，对有配伍禁忌或者超剂量的处方，应当拒绝调配，但经处方医师更正或者重新签字确认的，可以调配；调配处方后经过核对方可销售；处方审核、调配、核对人员应当在处方上签字或者盖章，并按照有关规定保存处方或者其复印件；销售近效期药品应当向顾客告知有效期；销售中药饮片做到计量准确，并告知煎服方法及注意事项；提供中药饮片代煎服务，应当符合国家有关规定。

（6）售后管理　除药品质量原因外，药品一经售出，不得退换。

（四）其他经营质量管理要求

采用正文加附录的形式，对于药品经营质量管理过程中的一些技术性、专业性较强的规定或者操作性要求需要更加详细、具体的内容，如计算机系统、仓储温湿度监测系统、药品收货和验收、冷藏和冷冻药品的储存、运输等管理规定，由国家食品药品监督管理总局制定相应细化的管理文件，以 GSP 附录的形式发布，作为 GSP 组成部分一并监督实施，体现了 GSP 与时俱进的实施原则。第四章附则，共 6 条，包括用语含义、施行时间等。

1. 冷藏、冷冻药品的储存与运输管理

冷藏、冷冻药品属于温度敏感性药品，在药品质量控制中具有高风险、专业化程度高、操作标准严格、设施设备专业等特点。这类药品在收货、验收、储存、养护、运输等环节以及各环节的衔接上，稍有疏漏都会导致产生严重的质量问题，必须采用最细致的制度、最先进的技术和最严格的标准进行管理。

2. 药品经营企业计算机系统

可核查、可追溯是药品质量安全监管的基本要求，计算机管理技术的应用为实现药品质量的可核查、可追溯提供了强有力的技术支撑，对防止和配合打击目前流通领域存在的挂靠经营、虚开增值税发票、无票购进及无票销售等违法违规行为具有重要的作用。

3. 温湿度自动监测

温湿度控制是保证药品质量的基本条件，而温湿度自动监测以及数据的实时采集和记录，是做好温湿度控制的前提和保障。药品 GSP 对药品储存运输环境温湿度实施自动监测，是我国药品流通领域在药品储运过程的第一次应用，也是借鉴和学习国际先进、科学、有效的温湿度监测管理技术，确保温湿度控制的全程化、全天候及真实性的有效手段。这一技术的应用，将彻底改变我国药品经营企业普遍存在的库房空调不开、温度无控制、监测数据造假、药品质量无保障、运输过程无控制、冷链药品管理高风险的状况。

4. 药品收货与验收

药品收货与验收活动是药品经营企业确保所采购的药品已经实际到达，检查到达药品的数量和质量，确保与交接手续有关的文件都已经登记并交给有关人员的工作过程，是控制药品质量的第一关，也是避免药品差错的重要环节。

5. 验证管理

验证是现代管理的重要手段，是保证各项设施设备及管理系统始终处于完好、适用状态的措施。药品储运冷链验证已经是国际上通行并成熟应用的强制管理标准，也是冷链药品储运质量管理的前提条件和基本保障，但在我国药品流通领域却是第一次引入。

四、GSP 认证管理

2013 年 6 月 25 日 CFDA 印发《关于贯彻实施新修订〈药品经营质量管理规范〉的通知》（食药监药化监〔2013〕32 号），对 GSP 认证管理提出明确要求。

（一）GSP 认证的组织与实施

CFDA 药品审核查验中心负责实施 CFDA 组织的有关 GSP 认证的监督检查，负责对省、自治区、直辖市 GSP 认证机构进行技术指导。省、自治区、直辖市药品监督管理部门负责组织实施本地区药品经营企业的 GSP 认证。省、自治区、直辖市药品监督管理部门应按规定建立 GSP 认证检查员库，并制定适应本地区认证管理需要的规章制度和工作程序，在本地区设置 GSP 认证机构，承担 GSP 认证的实施工作。省、自治区、直辖市药品监督管理部门和 GSP 认证机构在认证工作中，如发生严重违反《药品管理法》《药品管理法实施条例》和新修订 GSP 有关规定的行为，CFDA 应责令其限期改正；逾期不改正的，国家食品药品监督管理总局依法对其认证结果予以改变。

（二）认证的申请与受理

符合规定条件的企业申请 GSP 认证，应填报《药品经营质量管理规范认证申请书》，按规定报送材料。

1. 药品经营企业申请 GSP 认证必须符合以下条件

新开办药品经营企业，应依法取得筹建批复，完成筹建工作，在申请药品经营企业验收的同时，申请 GSP 认证；药品经营企业的《药品经营许可证》或《药品经营质量管理规范认证证书》任何一证到期，企业应在有效期届满前 2～6 个月内到省局申请 GSP 认证；申请认证的药品经营企业应经过企业内部评审，符合 GSP 的条件和要求。

2. 填报申请

申请 GSP 认证的药品经营企业，应填报《药品经营质量管理规范认证申请表》，同时报送加盖企业原印章的资料，如《药品经营许可证》的原件与复印件、《营业执照》及原有《药品经营质量管理规范认证证书》的复印件；企业实施 GSP 情况的自查报告；企业负责人员和质量管理人员情况表及学历或职称复印件；执业药师需提供执业药师注册证（新开办企业提供执业药师资格证书）；企业验收、养护、验收人员情况表及学历或职称复印件；企业经营办公场所、仓储、验收养护等设施、设备情况表；企业计算机管理系统功能模块情况；企业所属药品经营单位情况；企业药品经营质量管理体系文件目录等等。

3. 申请的受理

省、自治区、直辖市药品监督管理部门在收到认证申请书及资料之日起 25 个工作日内完成审查，并将是否受理的意见填入认证申请书，在 3 个工作日内以书面形式通知初审部门和申请认证企业。不同意受理的，应说明原因。对同意受理的认证申请，省、自治区、直辖市药品监督管理部门应在通知初审部门和企业的同时，将认证申请书及资料转送本地区设置的认证机构。

（三）现场检查

认证机构收到省、自治区、直辖市药品监督管理部门转送的企业认证申请书和资料之日起15个工作日内，应组织对企业的现场检查。应按照预先规定的方法，从认证检查员库中随机抽取3名GSP认证检查员组成现场检查组。检查组依照《GSP认证现场检查工作程序》《GSP认证现场检查评定标准》和《GSP认证现场检查项目》实施现场检查。现场检查结束后，检查组应依据检查结果对照《GSP认证现场检查评定标准》作出检查结论并提交检查报告。通过现场检查的企业，应针对检查结论中提出的缺陷项目提交整改报告，并于现场检查结束后7个工作日内报送认证机构。

GSP现场检查程序：

（1）首次会议 介绍检查组成员、说明有关事项、宣布检查纪律及被检查企业汇报情况、确认检查范围、落实检查日程、确定检查陪同人员等。

（2）检查和取证 检查组应严格按照现场检查方案和《GSP认证现场检查项目》规定的内容进行全面检查并逐条记录。发现问题应认真核对，必要时可进行现场取证。如发现实际情况与企业申报资料不符，检查组应向局认证中心提出调整检查方案的意见。

（3）综合评定 检查组成员对所负责检查的项目进行情况汇总，并提出综合评定意见。根据现场检查情况、综合评定意见及评定结果，由检查组成员提出意见、检查组组长拟定检查报告，并经检查组成员全体通过。

（4）末次会议 检查组召开由检查组成员、参加现场检查工作的相关人员和被检查企业有关人员参加的末次会议，通报检查情况。对提出的不合格项目和需完善的项目，由检查组全体成员和被检查企业负责人签字，双方各执一份。

（5）异议的处理 被检查企业对所通报情况如有异议，可提出意见或针对问题进行说明和解释。如有不能达成共识的问题，检查组应做好记录，经检查组全体成员和被检查单位负责人签字，双方各执一份。

（四）审批与发证

根据检查组现场检查报告并结合有关情况，认证机构在收到报告的10个工作日内提出审核意见，送交省、自治区、直辖市药品监督管理部门审批。省、自治区、直辖市药品监督管理部门在收到审核意见之日起15个工作日内进行审查，作出认证是否合格或者限期整改的决定。省、自治区、直辖市药品监督管理部门在进行审查前应通过媒体向社会公示。在审查规定期限内，若对该企业没有投诉、举报等问题，可根据审查结果作出认证结论。对认证合格的企业，省、自治区、直辖市药品监督管理部门应向企业颁发《药品经营质量管理规范认证证书》，证书有效期5年，有效期满前3个月内，由企业提出重新认证的申请。

（五）GSP认证时限

根据《国务院办公厅关于印发CFDA主要职责内设机构和人员编制规定的通知》（国办发〔2013〕24号）的要求，药品经营行政许可与药品经营质量管理规范认证两项行政许可将逐步整合为一项行政许可。药品经营企业的《药品经营许可证》或《药品经营质量管理规范认证证书》任何一证到期，均以 GSP 为标准，对批发企业、零售企业组织检查，符合要求的，换发《药品经营许可证》，并发放《药品经营质量管理规范认证证书》，具体安排如下：

①自 2013 年 7 月 1 日起，新开办药品经营企业以及药品经营企业申请新建（改、扩建）营业场所和仓库应当符合新修订药品 GSP 的要求，符合条件的发放《药品经营许可证》和《药品经营质量管理规范认证证书》。②2014 年 12 月 31 日前，经营疫苗、麻醉药品和精神药品以及蛋白同化制剂和肽类激素的批发企业、经批准可以接受药品委托储存配送的批发企业，应当符合新修订药品 GSP 要求，符合条件的换发《药品经营许可证》和《药品经营质量管理规范认证证书》；不符合条件的，核减其相应经营范围或取消其被委托资格。③2015 年 12 月 31 日前，所有药品经营企业无论其《药品经营许可证》和《药品经营质量管理规范认证证书》是否到期，必须达到新修订药品 GSP 的要求。自 2016 年 1 月 1 日起，未达到新修订药品 GSP 要求的，不得继续从事药品经营活动。

（六）GSP 认证的监督管理

各级药品监督管理部门应对认证合格的药品经营企业进行监督检查。监督检查包括跟踪检查、日常抽查和专项检查三种形式。

省、自治区、直辖市药品监督管理部门应在企业认证合格后 24 个月内，组织对其认证的药品经营企业进行一次跟踪检查，检查企业质量管理的运行状况和认证检查中出现问题的整改情况。在认证证书有效期内，如果改变了经营规模和经营范围，或在经营场所、经营条件等方面以及零售连锁门店数量上发生了变化，省、自治区、直辖市药品监督管理部门应组织对其进行专项检查。

国家食品药品监督管理总局对各地的 GSP 认证工作进行监督检查，必要时可对企业进行实地检查。

对监督检查中发现的不符合 GSP 要求的认证合格企业，药品监督管理部门应要求限期予以纠正或者给予行政处罚。对其中严重违反或屡次违反 GSP 规定的企业，其所在地省、自治区、直辖市药品监督管理部门应依法撤销其 GSP 认证证书，并予以公示。

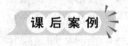

药品采购不规范受查处

浙江淳安县食品药品监督管理局对辖区内的某大药房有限公司进行检查，抽取了经营的药品强龙益肾胶囊（批号 20081214），经查，此药品系 2009 年 3 月分两次采购，只能提供一张马某某个人签名的"送货单"，不能提供该药品供货单位合法企业资质证明资料和销售凭证，该局以涉嫌非法渠道购进药品对此立案调查。该县局调查取证期间，大药房向该局提供了一张"陕西中药研究所新特药经销部药品出库单"，标明药品出库时间是 2009 年 4 月 3 日，与涉案药品采购时间不符，认定不是涉案药品采购的销售凭证（出库单）。至 6 月 8 日止，当事人不能提供声称该药品供货单位是陕西中药研究所新特药经销部的真实有效的企业资质证明资料和销售凭证，无法证明该药品是从持有药品经营许可证企业的合法渠道采购。淳安县局认定某大药房采购药品强龙益肾胶囊（批号20081214），无证据证明是从陕西中药研究所新特药经销部采购，而是从马春雷个人手中购得，属于从非法渠道购进药品的行为，违反了《药品管理法》第三十四条规定，根据《药品管理法》第八十条的规定，给予没收违法销售的药品、没收违法所得、处违法购进药品货值金额3.5倍罚款的行政处罚。（根据江百里《一起非法渠道购进药品典型案例分析》改编，《中国食品药品监管》2011年第6期24-28页）

思考：

1. 药品经营企业采购药品应当索取哪些资质证明？
2. 如何对采购药品合法性进行动态跟踪？

思 考 题

1. 试述药品批发、零售经营方式的不同点。
2. 简述质量管理体系的内容。
3. 药品生产、经营企业采购药品应索取哪些资料？
4. 冷藏、冷冻药品储存有哪些要求？
5. 药品经营计算机系统有哪些要求？

第八章　医疗机构药事管理

1. 掌握：医疗机构药事管理的概念、特点、法律体系，医疗机构药品采购、验收、养护、出入库管理和特殊药品管理的相关规定，处方管理的主要内容，临床合理用药管理。

2. 熟悉：医疗机构药事管理的组织机构及其职能，医疗机构制剂的法制化管理，临床药师管理。

3. 了解：药品调剂的流程、步骤与调剂工作管理，静脉药物集中调配的要求，煎药室管理的主要内容。

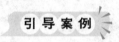

非法配制医疗机构制剂案

武汉市药监部门根据群众举报线索，对位于武昌紫阳路的某中医门诊部一楼药房进行检查，发现400余袋紫色、棕色、黑色的药丸，外包装塑料袋上无任何标示，以及60多瓶褐色水剂。药房处方上，记录有转阴1号、5号、6号记录。这些无文号药品是该门诊部肝病和耳鼻喉专科用药。

专科承包人张某交代，他来自广西，这些无文号的药丸是所谓的"转阴排毒丸"，是在门诊部后的注射室里分装的。张某与该门诊部的合同中显示，他每年向门诊部交纳"管理费"10万元。该门诊部和张某拒不交代药品来源、价格和使用数量。

思考：

结合本案分析医疗机构制剂生产与销售的管理。

第一节　概　　述

药品是人类与疾病作斗争的重要武器，具有防病治病的积极作用。但使用和管理不当，会引起药物中毒或导致药源性疾病。要做到合理用药，需要具有专业知识的医师及药师的指导。目前，生产和经营的药品大多数在医院以处方药的形式使用，医院是药品使用的主要部门，因此，医疗机构药事管理就成为整个药事管理中的重要组成部分。

"医院药事管理"又称之为"医疗机构药事管理"。传统的医院药事管理主要是指采购、贮存、分发药品的管理，自配制剂的管理，药品的质量管理和经济管理等，即对"物"的管理。随着现代医药卫生事业的发展，医院药事管理的重心已从对"物"的管理逐步转变为重视对"人"用药的管理，即以对患者合理用药为中心的系统化药事管理。

一、医疗机构与医疗机构药事

(一) 医疗机构分类

医疗机构 (medical institutions) 是指以救死扶伤、防病治病、为公民的健康服务为宗旨，依法定程序设立的从事疾病诊断、治疗活动的卫生机构的总称。

目前，我国医疗机构可分为以下 12 类：①综合医院、中医医院、中西医结合医院、民族医医院、专科医院、康复医院；②妇幼保健院；③中心卫生院、乡（镇）卫生院、街道卫生院；④疗养院；⑤综合门诊部、专科门诊部、中医门诊部、中西医结合门诊部、民族医门诊部；⑥诊所、中医诊所、民族医诊所、卫生所、医务室、卫生保健所、卫生站；⑦村卫生室（所）；⑧急救中心、急救站；⑨临床检验中心；⑩专科疾病防治院、专科疾病防治所、专科疾病防治站；⑪护理院、护理站；⑫其他诊疗机构等。

另外，根据 2000 年国务院办公厅转发国家体改办、卫生部等 8 个部门《关于城镇医药卫生体制改革的指导意见》，提出建立新的医疗机构分类管理制度。将医疗机构分为非营利性和营利性两类进行管理。国家根据医疗机构的性质、社会功能及其承担的任务，制定并实施不同的财税、价格政策。非营利性医疗机构在医疗服务体系中占主导地位，享受相应的税收优惠政策。卫生、财政等部门要加强对非营利性医疗机构的财务监督管理。营利性医疗机构医疗服务价格放开，依法自主经营，照章纳税。

(二) 医疗机构药事

1. 医疗机构药事（pharmacy affairs of medical institutions）

医疗机构药事是泛指在以医院为代表的医疗机构中，一切与药品和药学服务有关的事务。

2. 医疗机构药事内容

（1）药品　主要涉及医疗机构中药品的监督管理、采购供应、储存保管、调剂制剂、质量管理、临床应用、经济核算及临床药学、药学信息服务和科研开发。

（2）人员、设备和制度　从药剂科（药学部）内部的组织机构、人员配备、设施设备、规章制度到与外部的沟通联系以及信息交流等，一切与药品和药学服务有关的事项。

（三）医疗机构药事管理

医疗机构药事管理（pharmacy administration of medical institutions）是指医疗机构以患者为中心，以临床药学为基础，对临床用药全过程进行有效的组织实施与管理，促进临床科学、合理用药的药学技术服务和相关的药品管理工作。

1. 医疗机构药事管理特点

医疗机构药事管理特点主要有三个，即专业性、实践性和服务性。①专业性：药事管理是对药学事业的管理，药学管理的核心是药物，医疗机构药事管理的专业性体现在药学知识专业性上；②实践性：是指药事管理的法规、管理办法以及行政规章的制定，来自于药品生产、经营、使用的实践，经过总结、升华而成，反过来用于指导实际工作；③服务性：突出医疗机构药事管理之目的，即保障医疗机构药学服务工作的正常运行和不断发展，围绕医疗机构的总目标，高质、高效地向患者和社会提供医疗卫生保健的综合服务。

2. 医疗机构药事管理的内容

医疗机构药事管理是由若干互相联系、互相制约的部门管理和药学专业管理构成的一个体系，各项管理自有其本身的特点，但又密切地相互联系、交叉和渗透。它包含了对药品和其他物资的管理、对人的管理以及对药品的经济管理等。其内容主要包括以下几个方面。

（1）组织管理　医院药学实践的组织体制和结构、各项规章制度的建立，各类人员按比例配备，各级人员的职责设置、考核及升、调、奖、惩等。

（2）药品供应管理　药学部门要掌握新药动态和市场信息，制定药品采购计划，加速周转，减少库存，保证药品供应。包括药品采购、贮存、保管和供应等管理。

（3）调剂业务管理　药品调剂工作是药学技术服务的重要组成部分，医疗机构的药学专业技术人员必须严格执行调剂操作规程、处方管理制度，认真审查和核对，确保发出药品的准确、无误。调剂是药品从医院转移给患者的过程，严格把好调剂工作中的审查核对关，对药品合理使用具有非常重要的意义。根据临床需要逐步建立静脉用药集中调配中心（室），对肠外营养液和危害药品实行集中配制和供应。

（4）医疗机构制剂业务管理　医疗机构配制制剂，必须具备能够保证制剂质量的专业人员、场地、设施、设备、管理制度、检验仪器和卫生条件等。包括制剂室的审批、制剂品种的注册、制剂工艺规程和标准操作规程的制定、制剂质量检验等方面。

（5）药品质量监督管理　除了自配制剂以外，医院采购的药品同样要进行质量控制，对临床各科使用的药品，特别是特殊管理药品的使用情况要加强检查、监督和管理。

（6）临床药学业务管理　临床药师参与治疗方案的调整工作，进行药物不良反应监测，开展药品使用中安全性、有效性、合理性的评价和管理。

（7）药物信息管理　除包括药品供应、调剂与制剂、药品质量监督管理中有大量信息需要管理以外，还包括药品使用信息的积累和管理，为医护人员及患者提供用药咨询。

（8）经济管理 引入市场经营机制，在确保药品质量、服务质量的前提下，保证社会效益和经济效益的同步增长，促进医院药学的发展。

（9）药学研究管理 结合临床需要开展临床药学和临床药理学的研究进行有效管理，促进合理用药、新药开发。

（10）药学专业技术人员的培养与管理 对医疗机构内的药学专业技术人员进行药学知识、医疗知识、人文知识等方面的人员培训和继续教育管理等。

二、医疗机构药事管理组织

原卫生部、国家中医药管理局、总后勤部卫生部于 2011 年 1 月 30 日联合印发《医疗机构药事管理规定》（卫医政发〔2011〕11 号）。《医疗机构药事管理规定》指出："医疗机构药事工作是医疗工作的重要组成部分。医疗机构根据实际工作需要，应设立药事管理组织和药学部门。"

世界上许多国家的医院都有类似的组织。美国和英国称为"药学和治疗学委员会（Pharmacy and Therapeutics Committee，PTC 委员会）"，德国称为"药品委员会"，日本称为"药事委员会"或"药品选用委员会"。国外把此类机构看作咨询组织，起着沟通药学人员和其他医务人员的作用，其目的有两个：一是咨询，推荐医院用药，帮助制订药品的评价、遴选和治疗使用的有关规定；二是教育、完善医师、护士、药师与药品及其使用有关问题的知识培训。

《医疗机构药事管理规定》要求二级以上医院应当设立药事管理与药物治疗学委员会，其他医疗机构应当成立药事管理与药物治疗学组。

（一）组成

二级以上医院药事管理与药物治疗学委员会委员由具有高级技术职务任职资格的药学、临床医学、护理和医院感染管理、医疗行政管理等人员组成。药事管理与药物治疗学组由药学、医务、护理、医院感染、临床科室等部门负责人和具有药师、医师以上专业技术职务任职资格人员组成。医疗机构负责人任药事管理与药物治疗学委员会（组）主任委员，药学和医务部门负责人任药事管理与药物治疗学委员会（组）副主任委员。药事管理与药物治疗学委员会（组）应当建立健全相应工作制度，日常工作由药学部门负责。

（二）职责

医疗机构药事管理组织的主要职责是：

① 贯彻执行医疗卫生及药事管理等有关法律、法规、规章。审核制定本机构药事管理和药学工作规章制度，并监督实施。

② 制定本机构药品处方集和基本药品供应目录。

③ 推动药物治疗相关临床诊疗指南和药物临床应用指导原则的制定与实施，监测、评估本机构药物使用情况，提出干预和改进措施，指导临床合理用药。

④ 分析、评估用药风险和药品不良反应、药品不良事件，并提供咨询与指导。建立药品遴选制度，审核本机构临床科室申请的新购入药品、调整药品品种或者供应企业

和申报医院制剂等事宜。

⑤ 监督、指导麻醉药品、精神药品、医疗用毒性药品及放射性药品的临床使用与规范化管理。

⑥ 对医务人员进行有关药事管理法律、法规、规章制度和合理用药知识教育培训；向公众宣传安全用药知识。

三、医疗机构药学部门组织机构及人员管理

医院药学部门是医院专业技术科室，具体负责药品管理、药学专业技术服务和药事管理工作，开展以病人为中心，以合理用药为核心的临床药学工作，组织药师参与临床药物治疗，提供药学专业技术服务。主要包括：本医院药品保障供应与管理；处方适宜性审核、药品调配以及安全用药指导；实施临床药师制，直接参与临床药物治疗；药学教育以及与医院药学相关的药学研究等。

（一）医疗机构药学部门组织机构

医疗机构应当根据本机构功能、任务、规模设置相应的药学部门，配备和提供与药学部门工作任务相适应的专业技术人员、设备和设施。三级医院设置药学部，并可根据实际情况设置二级科室；二级医院设置药剂科；其他医疗机构设置药房。一般来说，具有一定规模的综合性医院的药剂科（部），分为中药房和西药房两大部分。

1. 不同级别医疗机构药剂科室设立

二、三级医院必须设立药剂科（部、处），作为医院的职能科室。一级医院设立药事科，作为医技科室，应有专人负责药剂工作。

2. 不同级别中医院药剂科室设立

一级中医医院必须开展中药加工、调剂、煎煮、贮存等业务并建立科室。二级中医医院应设中、西药调剂室，中药加工炮制室，中药制剂室，西药制剂室，煎药室，药品质量检验室，药物信息资料室。有条件的可设灭菌制剂室及临床药学、制剂研究（药物研究）等科室。三级中医医院药剂科（部、处）必须设立上述所有科室。中药加工炮制室和煎药室可独立设置或根据需要附于调剂或制剂室管理。

3. 综合性医院药剂科设立

综合性医院药剂科（部），可根据医院规模、专业性质和工作职责范围，设立相应的药事组织机构。综合性一、二、三级医院，中药科室的设置可根据本院中医药或中西医结合业务工作开展的实际情况考虑，原则上可参考同级中医医院，与其相一致。我国综合性医院药剂科组织机构示意图见图 8 − 1。

（二）医疗机构药学部门人员管理

1. 药学技术人员数量

医疗机构药学专业技术人员不得少于本机构卫生专业技术人员的 8%。设立静脉用药调配中心（室）的，医疗机构应当根据实际需要另行增加药学专业技术人员数量。承担教学和科研任务的三级医院，应当根据其任务和工作量适当增加药学专业技术人员数量。

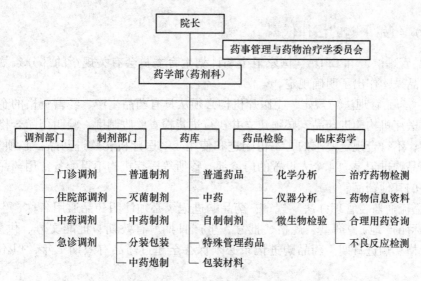

图 8-1 综合性医院药剂科组织机构示意图

　　医疗机构应当根据本机构性质、任务、规模配备适当数量临床药师，三级医院临床药师不少于 5 名，二级医院临床药师不少于 3 名。临床药师应当具有高等学校临床药学专业或者药学专业本科毕业以上学历，并应当经过规范化技能培训。

　　三级综合医院药学部药学人员中具有高等医药院校临床药学专业或者药学专业全日制本科毕业以上学历的，应当不低于药学专业技术人员总数的 30%；二级综合医院应当不低于 20%。

　　药学专业技术人员中具有副高级以上药学专业技术职务任职资格的，三级综合医院应当不低于 13%，教学医院应当不低于 15%，二级综合医院应当不低于 6%。

2. 药学技术部门负责人要求

　　二级以上医院药学部门负责人应当具有高等学校药学专业或者临床药学专业本科以上学历及本专业高级技术职务任职资格；除诊所、卫生所、医务室、卫生保健所、卫生站以外的其他医疗机构药学部门负责人应当具有高等学校药学专业专科以上或者中等学校药学专业学历及药师以上专业技术职务任职资格。

第二节　药品供应管理

一、药品采购管理

　　药品采购管理的主要目标是依法、适时购进质量合格、价格合理的药品。医疗机构使用的药品，除了自配制剂以外，绝大部分是从市场上购进的。医疗机构应建立健全药品采购管理制度，明确采购计划，确定采购方式，在药品采购中必须加强计划性，既要防止脱销断药，又要防止长期积压造成药品过期失效。采购时要注意进货渠道的合法性、药品质量的可靠性，严格执行药品采购的相关规定。药剂科（部）负责全院药品、试剂的计划和采购工作。

（一）药品采购的法律依据

《药品管理法》和 CFDA、国家卫生和计划生育委员会有关规章的部分条款，对医疗机构药品采购作出了明确规定。

（1）《药品管理法》规定　①医疗机构必须从具有药品生产、经营资格的企业购进药品。②医疗机构购进药品，必须建立并执行进货检查验收制度，验明药品合格证明和其他标识；不符合规定要求的，不得购进和使用。③医疗机构购进药品，必须有真实、完整的药品购进记录。④个人设置的门诊部、诊所等医疗机构不得配备常用药品和急救药品以外的其他药品。

《药品流通监督管理办法》规定：药品购进记录必须注明药品通用名称、生产厂商（中药材标明产地）、剂型、规格、批号、生产日期、有效期、批准文号、供货单位、数量、价格、购进日期。药品购进记录必须保存至超过药品有效期 1 年，但不得少于 3 年。

（2）相关规章　根据《国家基本药物目录》、《处方管理办法》、《药品采购供应质量管理规范》、本机构《药品处方集》、《基本用药供应目录》，制定药品采购计划，购进药品。①药学部门要及时掌握新药动态和市场信息，制定药品采购计划，加速周转，减少库存，保证药品供应。同时，做好药品成本核算和账务管理。②医疗机构必须从政府药品集中招标采购网上进行药品采购。

对购入药品质量有异议时，医疗机构可委托国家认定资格的药品检验部门进行抽检。经药事管理与药物治疗学委员会审核批准，除核医学科可购售本专业所需的放射性药品外，其他科室不得从事该类药物配制或药品购售工作。

（二）药品招标采购管理

1. 药品集中招标采购制度的建立

继 2009 年 1 月 17 日卫生部、国务院纠风办、国家发展和改革委员会、工商总局、食品药品监督管理局、中医药管理局联合印发了《进一步规范医疗机构药品集中采购工作的意见》后，2010 年 7 月由卫生部、国务院纠风办、国家发展和改革委员会、监察部、财政部、国家工商总局、国家食品药品监督管理局联合发布实施《医疗机构药品集中采购工作规范》及《药品集中采购监督管理办法》，明确规定：医疗机构药品集中采购工作，要以省（区、市）为单位组织开展。县及县以上人民政府、国有企业（含国有控股企业）等所属的非营利性医疗机构，必须全部参加药品集中采购。鼓励其他医疗机构参加药品集中采购活动。

药品集中采购要充分考虑各级各类医疗机构的临床用药需求特点。集中采购周期原则上一年一次。全面推行网上集中采购，提高医疗机构药品采购透明度。

医疗机构按申报集中采购药品的品种、规格、数量，通过药品采购平台采购所需的药品。除麻醉药品、第一类精神药品和第二类精神药品、医疗用毒性药品和放射性药品等少数品种以及中药材和中药饮片等可不纳入药品集中采购目录外，医疗机构使用的其他药品原则上必须全部纳入集中采购目录。对纳入集中采购目录的药品，实行公开招标、网上竞价、集中议价和直接挂网（包括直接执行政府定价）采购。对经过多次集中采购、价格已基本稳定的药品，可采取直接挂网采购的办法，具体品种由省级集中采购管理部门确定。医疗机构要与中标（入围）药品生产企业或其委托的批发企业签订药品购销合同，明确品种、规格、数量、价格、回款时间、履约方式、违约责任等内容。合同采购数量要以医疗机构上年度的实际药品使用数量为基础，适当增减调整后确定。

2. 药品集中招标采购程序

药品集中招标采购中各医疗机构应：

① 制定、提交拟集中招标的药品品种规格和数量。

② 认真汇总各医疗机构药品采购计划。

③ 依法组织专家委员会审核各医疗机构提出的采购品种、规格。确认集中采购的药品品种、规格、数量，并反馈给医疗机构。

④ 确定采购方式，编制和发送招标采购工作文件。

⑤ 审核药品供应企业（投标人）的合法性及其信誉和能力，确认供应企业（投标人）资格。

⑥ 审核投标药品的批准文件和近期质检合格证明文件。

⑦ 组织开标、评标或议价，确定中标企业和药品品种、品牌、规格、数量、价格、供应（配送）方式以及其他约定。在评标过程中，前述④项和⑤项应为首先条件。

⑧ 决标或洽谈商定后，组织医疗机构直接与中标企业按招标（洽谈）结果签订购销合同。购销合同应符合国家有关法规规定，明确购销双方的权利和义务。

⑨ 监督中标企业（或经购销双方同意由中标企业依法委托的代理机构）和有关医疗机构依据招标文件规定和双方购销合同做好药品配送工作。

二、药品质量验收管理

（一）验收流程

医疗机构购进药品，严格按照《药品质量验收操作程序》规定的取样原则和验收方法对购进药品进行逐批验收。医疗机构应建立并执行进货检查验收制度，并建有真实完整的药品购进记录。

（二）质量不合格产品的处理

对验收过程中发现的质量不合格或可疑药品，不得自行使用或作退、换货处理。对出现货单不符、质量异常、包装不牢或破损、标志模糊的药品，有权拒收。

（三）首营品种和进口药品验收

验收首营品种应附有该批次药品的质量检验报告书。

验收进口药品，应有加盖供货单位红色印章的进口药品注册证和进口药品检验报告书复印件，进口药品应有中文标签及说明书。

（四）中药材验收

中药材应标明产地。验收中药饮片应符合规定，并附有质量合格的标志。

三、药品库存养护管理

（一）建立药品库存保养管理制度

医疗机构贮存药品，应当制订和执行有关药品保管、养护的制度，为保证药品库存质量安全建立规范。

（二）针对影响药品质量的因素采取措施

采取必要的冷藏、防冻、防潮、避光、通风、防火、防虫、防鼠等措施，保证药品质量。

1. 易受光线影响变质药品的储存

对易受光线影响变质的药品，存放室门窗可悬挂黑色布、纸遮光，或者存放在柜、箱内。

2. 易受湿度影响变质药品的储存

对易受湿度影响变质的药品，应控制药库湿度，一般保持在 35%~75%。

3. 易受温度影响变质药品的储存

对易受温度影响变质的药品，应分库控制药库温度，冷库 2℃~8℃，阴凉库 <20℃，常温库 0℃~30℃。

4. 采取防虫、防鼠措施

对药品的库房、药房等处要采取防虫和防鼠的相应措施。

（三）分类储存

根据药品的自然属性分类，按区、排、号进行科学储存，应做到以下几点：

1. "六分开"

处方药与非处方药分开；基本医疗保险药品目录的药品与其他药品分开；内服药与外用药分开；性能相互影响、容易串味的品种与其他药品分开；新药、贵重药品与其他药品分开；配制的制剂与外购药品分开。

2. 特殊药品储存

麻醉药品、第一类精神药品、医疗用毒性药品、放射性药品专库或专柜存放。

3. 危险性药品及易燃、易爆药品储存

危险性药品及易燃、易爆药品必须专库存放。

4. 不合格药品存放

准备退货药品、过期药品、霉变等不合格药品单独存放。

（四）检查反馈

定期检查、养护，发现问题及时处理。

四、特殊药品管理

特殊管理药品是指麻醉药品、精神药品、医疗用毒性药品和放射性药品。依照《药品管理法》及相应管理办法，对此类药品实行特殊管理。（详见本书第十二章）

第三节　医疗机构制剂生产管理

一、医疗机构制剂概述

医疗机构制剂，是指医疗机构根据本单位临床需要经过批准而配制、自用的固定处方制剂。目前，我国医院制剂仅为市场供应不足的补充。医疗机构制剂不同于临时配方，它属于药品生产范畴。当前医院制剂存在小批量、多品种、配制环境及设施设备差、质量检验机构不健全、质检不严格等缺陷，存在诸多质量问题。因此，药品监督管理部门加强了对医院制剂质量的监督管理，并限制配制大输液等生产条件要求高的品种的生产。

国家为了保证医疗机构制剂的安全性和有效性，1984年卫生部根据《药品管理法》的规定，对配制医疗机构制剂实行制剂许可证制度，对部分品种规定了审批程序，并组织编写出版了《医院制剂规范》《中国人民解放军药品制剂规范》，建立了对医院制剂的法制化管理制度，取得了一定效果。但因医院的性质和任务与药品生产企业不同，不可能大量投资新建、改建制剂室，以达到生产企业药品GMP要求。我国加入世贸组织后，在制药企业全面推进GMP制度，药品质量明显提高，品种、规格、数量得到很大丰富。同时，医疗卫生改革对药物治疗、合理用药等各方面提出了更高要求，形势的发展对医院制剂配制质量及其管理提出更严格的要求。随着国家食品药品监督管理局颁布的《医疗机构制剂质量管理规范》的施行，医疗机构制剂与上市药品之间的质量差别将缩小。

鉴于医疗机构配制制剂具有临床必需、使用量不定、规模小、贮存时间短、周转快等特点，至今尚无法被药厂生产的产品完全取代。几十年来，它在医疗机构解决一些药品市场供应短缺，满足临床需要方面，取得了良好的社会效益和经济效益。

二、医疗机构制剂的法制化管理

（一）医疗机构制剂注册管理

《药品管理法》及《药品管理法实施条例》规定：①医疗机构配制的制剂，应当是本单位临床需要而市场上没有供应的品种；②医疗机构配制制剂，必须按照国务院药品监督管理部门的规定报送有关资料和样品，经所在地省、自治区、直辖市人民政府药品监督管理部门批准，并发给制剂批准文号后，方可配制。

2005年8月1日施行的《医疗机构制剂注册管理办法》对制剂配制范围做了进一步规定。有下列情形之一者，不得作为医疗机构制剂申请注册：①市场上已有供应的品种；②含有未经国家食品药品监督管理局批准的活性成分的品种；③除变态反应原外的生物制品；④中药注射剂；⑤中药、化学药组成的复方制剂；⑥麻醉药品、精神药品、医疗用毒性药品、放射性药品；⑦其他不符合国家有关规定的制剂。

同时，允许无制剂许可证的医疗机构申请委托配制中药制剂的注册。申请医疗机构制剂注册的申请人应当是持有《医疗机构执业许可证》，并取得《医疗机构制剂许可证》的医疗机构。申请时应向省级食品药品监督管理部门提出申请，并报送有关资料和样品。省级食品药品监督管理部门在完成技术审评后，作出是否许可的决定。

准予配制的医疗机构制剂应有《医疗机构制剂注册批件》及制剂批准文号。医疗机构制剂批准文号的格式为：X 药制字 H（Z）+4 位年号 +4 位流水号。其中，X 是省、自治区、直辖市的简称；H 是化学制剂的代号；Z 是中药制剂的代号。医疗机构制剂批准文号的有效期为 3 年。有效期届满需要继续配制的，申请人应当在有效期届满前 3 个月按照原申请配制程序提出再注册申请，报送有关资料。

（二）医疗机构制剂质量管理

医疗机构配制制剂，必须具备能够保证制剂质量的专业人员、场地、设施、设备、管理制度、检验仪器和卫生条件等。

2001 年 3 月 13 日，根据《药品管理法》的规定，参照 GMP 的基本准则，原国家食品药品监督管理部门发布了《医疗机构制剂配制质量管理规范》（试行）（以下简称《规范》）。本《规范》是医疗机构制剂配制和质量管理的基本准则，适用于制剂配制的全过程。《规范》共 11 章、68 条。《规范》从机构与人员、房屋与设施、设备、物料、卫生、文件、配制管理、质量管理与自检、使用管理、附则等方面进行规定，以保障医疗机构制剂质量。

第四节　药品调剂管理

一、调剂工作概述

（一）调剂的概念

调剂（dispensing）是指配药、配方、发药，又称为调配处方。

医院药剂科的调剂工作大体可分为门诊调剂（包括急诊调剂）、住院部调剂、中药配方三部分。

（二）调剂的流程和步骤

调剂活动可分为 6 个步骤：①收方；②审核处方；③调配处方；④包装、贴标签；⑤复查处方；⑥发药。

（三）调剂工作应注意的问题

在保证调剂工作正确的基础上，还必须注重调剂工作的效率、质量和发展等问题。

1. 提高调剂工作效率

充分发掘现有调剂技术的潜力，降低调剂人员的劳动负荷，更快地分流患者，提高调剂工作的效率。

2. 保证调剂工作质量

首先要严格规范化操作，严守各项调剂规章制度，降低调剂差错率。其次要努力创建文明服务窗口，端正服务态度，让患者满意。在此基础上，加强对患者的用药指导，推动临床合理用药；积极开展新的贴近患者、贴近社会的药学服务项目。

3. 推动调剂业务发展

增强调剂工作流程的科学性和合理性，组织设计或引进自动化的调剂系统，将药师从劳动密集型的调剂操作中解放出来，使其有更多时间向患者提供药学保健服务，提高调剂业务的专业知识和技术含量。

二、处方管理

为规范处方管理，提高处方质量，促进合理用药，保障医疗安全，原卫生部颁布了《处方管理办法》，自 2007 年 5 月 1 日起施行。

（一）处方概念

处方是由注册的执业医师和执业助理医师在诊疗活动中为患者开具的、由取得药学专业技术职务任职资格的药学专业技术人员审核、调配、核对，并作为患者用药凭证的医疗文书。处方包括医疗机构病区用药医嘱单。

医疗机构中涉及的处方主要有四类：

① 法定处方，指《中国药典》等国家药品标准收载的处方，具有法律约束力，在生产或医师开具法定制剂时，必须遵照法定处方的规定。

② 协定处方，通常由医院药学部门与医师协商制定，经过一定手续审批的本院常规处方。

③ 单方、验方和秘方，单方一般是比较简单的验方，往往只有一两味药，多由口头传授；验方是民间使用、积累的经验处方，简单有效；秘方则是指秘而不宣的验方和单方。

④ 医师处方，指由注册的执业医师和执业助理医师在诊疗活动中为患者开具的、由取得药学专业技术职务任职资格的药学专业技术人员审核、调配、核对，并作为患者用药凭证的医疗文书。

（二）处方内容

处方由前记、正文和后记三部分组成。

1. 前记

前记包括医疗机构名称、患者姓名、性别、年龄、门诊或住院病历号、科别或病区和床位号、临床诊断、开具日期等。可添列特殊要求的项目。麻醉药品和第一类精神药品处方还应当包括患者身份证明编号，代办人姓名、身份证明编号。

2. 正文

以 Rp 或 R（拉丁文 Recipe "请取" 的缩写）标示，分列药品名称、剂型、规格、数量、用法、用量。

3. 后记

医师签名或者加盖专用签章，药品金额以及审核、调配，核对、发药药师签名或者加盖专用签章。

（三）处方颜色

普通处方印刷用纸为白色。

急诊处方印刷用纸为淡黄色，右上角标注 "急诊"。

儿科处方印刷用纸为淡绿色，右上角标注 "儿科"。

麻醉药品和第一类精神药品处方印刷用纸为淡红色，右上角标注 "麻、精一"。

第二类精神药品处方印刷用纸为白色，右上角标注 "精二"。

（四）处方权限

1. 处方权限的取得

经注册的执业医师在执业地点取得相应的处方权，经注册的执业助理医师在医疗机构开具的处方，应当经所在执业地点执业医师签名或加盖专用签章后方有效。经注册的执业助理医师在乡、民族乡、镇、村的医疗机构独立从事一般的执业活动，可以在注册的执业地点取得相应的处方权。

2. 签名留样

医师应当在注册的医疗机构签名留样或者进行专用签章备案后，方可开具处方。

3. 麻醉药品和第一类精神药品的处方

医疗机构应当按照有关规定，对本机构执业医师和药师进行麻醉药品和精神药品使用知识和规范化管理的培训。执业医师经考核合格后取得麻醉药品和第一类精神药品的处方权，药师经考核合格后取得麻醉药品和第一类精神药品调剂资格。

医师取得麻醉药品和第一类精神药品处方权后，方可在本机构开具麻醉药品和第一类精神药品处方，但不得为自己开具该类药品处方。药师取得麻醉药品和第一类精神药品调剂资格后，方可在本机构调剂麻醉药品和第一类精神药品。

4. 试用期人员开具处方

试用期人员开具处方，应当经所在医疗机构有处方权的执业医师审核，并签名或加盖专用签章后方有效。

5. 进修医师开具处方

进修医师由接收进修的医疗机构对其胜任本专业工作的实际情况进行认定后授予相应的处方权。

（五）处方书写

处方书写应当符合下列规则：

① 患者一般情况、临床诊断填写清晰、完整，并与病历记载相一致。

② 每张处方限于一名患者的用药。

③ 字迹清楚，不得涂改；如需修改，应当在修改处签名并注明修改日期。

④ 药品名称应当使用规范的中文名称书写，没有中文名称的可以使用规范的英文名称书写；医疗机构或者医师、药师不得自行编制药品缩写名称或者使用代号；书写药品名称、剂量、规格、用法、用量要准确规范。

药品剂量与数量用阿拉伯数字书写。剂量应当使用法定剂量单位：质量以克（g）、毫克（mg）、微克（μg）、纳克（ng）为单位；容量以升（L）、毫升（mL）为单位；国际单位（IU）、单位（U）；中药饮片以克（g）为单位。片剂、丸剂、胶囊剂、颗粒剂分别以片、丸、粒、袋为单位；溶液剂以支、瓶为单位；软膏及乳膏剂以支、盒为单位；注射剂以支、瓶为单位，应当注明含量；中药饮片以剂为单位。

药品用法可用规范的中文、英文、拉丁文或者缩写体书写，但不得使用"遵医嘱""自用"等含糊不清字句。

⑤ 患者年龄应当填写实足年龄，新生儿、婴幼儿写日龄、月龄，必要时要注明体重。

⑥ 西药和中成药可以分别开具处方，也可以开具一张处方，中药饮片应当单独开具处方。

⑦ 开具西药、中成药处方，每一种药品应当另起一行，每张处方不得超过 5 种药品。

⑧ 中药饮片处方的书写，一般应当按照"君、臣、佐、使"的顺序排列；调剂、煎煮的特殊要求注明在药品右上方，并加括号，如布包、先煎、后下等；对饮片的产地、炮制有特殊要求的，应当在药品名称之前写明。

⑨ 药品用法、用量应当按照药品说明书规定的常规用法、用量使用，特殊情况需要超剂量使用时，应当注明原因并再次签名。

⑩ 除特殊情况外，应当注明临床诊断。

⑪ 开具处方后的空白处画一斜线以示处方完毕。

⑫ 处方医师的签名式样和专用签章应当与院内药学部门留样备查的式样相一致，不得任意改动，否则应当重新登记留样备案。

⑬ 医师利用计算机开具、传递普通处方时，应当同时打印出纸质处方，其格式与手写处方一致；打印的纸质处方经签名或者加盖签章后有效。药师核发药品时，应当核对打印的纸质处方，无误后发给药品，并将打印的纸质处方与计算机传递处方同时收存备查。

（六）处方限量

处方一般不得超过 7 日用量；急诊处方一般不得超过 3 日用量；对于某些慢性病、老年病或特殊情况，处方用量可适当延长，但医师应当注明理由。

1. 医疗用毒性药品、放射性药品的处方用量应当严格按照国家有关规定执行。

2. 为门（急）诊患者开具的麻醉药品和第一类精神药品注射剂，每张处方为一次常用量；控缓释制剂，每张处方不得超过 7 日常用量；其他剂型，每张处方不得超过 3 日常用量。哌醋甲酯用于治疗儿童多动症时，每张处方不得超过 15 日常用量。第二类精神药品一般每张处方不得超过 7 日常用量；对于慢性病或某些特殊情况的患者，处方用量可以适当延长，医师应当注明理由。

为门（急）诊癌症疼痛患者和中、重度慢性疼痛患者开具的麻醉药品、第一类精神药品注射剂，每张处方不得超过 3 日常用量；控缓释制剂，每张处方不得超过 15 日常用量；其他剂型，每张处方不得超过 7 日常用量。

3. 为住院患者开具的麻醉药品和第一类精神药品处方应当逐日开具，每张处方为 1 日常用量。

4. 对于需要特别加强管制的麻醉药品，盐酸二氢埃托啡处方为一次常用量，仅限于二级以上医院内使用；盐酸哌替啶处方为一次常用量，仅限于医疗机构内使用。

（七）处方有效期限

处方开具当日有效。特殊情况下需延长有效期的，由开具处方的医师注明有效期限，但有效期最长不得超过 3 天。

（八）处方保管

处方由调剂处方药品的医疗机构妥善保存。普通处方、急诊处方、儿科处方保存期限为 1 年，医疗用毒性药品、第二类精神药品处方保存期限为 2 年，麻醉药品和第一类精神药品处方保存期限为 3 年。处方保存期满后，经医疗机构主要负责人批准、登记备案，方可销毁。

三、调剂工作管理

（一）调剂操作规程

具有药师以上专业技术职务任职资格的人员负责处方审查、核对、评估以及安全用药指导，药士从事处方调配工作。药师应当按照操作规程调剂处方药品，认真审核处方，准确调配药品，正确书写药袋或粘贴标签，注明患者姓名和药品名称、用法、用量；向患者交付药品时，按照药品说明书或者处方用法，进行用药交代与指导，包括每种药品的用法、用量、注意事项等。对麻醉药品和第一类精神药品处方，按年月日逐日编制顺序号。

（二）处方审核

药师应当认真逐项检查处方前记、正文和后记书写是否清晰、完整，并确认处方的合法性。同时应当对处方用药适宜性进行审核，审核内容包括：①规定必须做皮试的药品，处方医师是否注明过敏试验及结果的判定；②处方用药与临床诊断的相符性；③剂量、用法的正确性；④选用剂型与给药途径的合理性；⑤是否有重复给药现象；⑥是否有潜在临床意义的药物相互作用和配伍禁忌；⑦其他用药不适宜情况。

（三）调剂中注意事项

1. 凭处方调剂

药学专业技术人员须凭医师处方调剂处方药品，不经医师处方不得调剂。

2. 疑似不适宜处方

经处方审核后，药师认为存在用药不适宜时，应当告知处方医师，请其确认或者重新开具处方。

药师发现严重不合理用药或者用药错误，应当拒绝调剂，及时告知处方医师，并应当记录，按照有关规定报告。

药师对于不规范处方或者不能判定其合法性的处方，不得调剂。

3. 中药处方调剂注意"十八反"和"十九畏"

本草明言十八反，半蒌贝蔹及攻乌，藻戟遂芫俱战草，诸参辛芍叛藜芦。

硫黄畏朴硝，水银畏砒霜，狼毒畏密陀僧，巴豆畏牵牛，丁香畏郁金，川乌、草乌畏犀角，牙硝畏三棱，官桂畏石脂，人参畏五灵脂。

（四）药师的"四查十对"

药师调剂处方时必须做到"四查十对"：即查处方，对科别、姓名、年龄；查药品，对药名、剂型、规格、数量；查配伍禁忌，对药品性状、用法用量；查用药合理性，对临床诊断。审查处方的用法用量时，常可见到用药时间、给药途径和药物剂型等外文缩写词，药师必须熟悉其含义，才能准确调配处方。处方中常见的外文缩写词见附录。

第五节　临床用药管理

一、临床用药管理概述

临床用药管理，是对医疗机构临床诊断、预防和治疗疾病用药全过程实施监督管理。医疗机构应当遵循合理、安全、有效、经济和适当的用药原则，尊重患者对药品使用的知情权和隐私权。

（一）临床用药管理的发展

1965年，美国药学教育家唐纳德·布罗迪博士（Dr. Donald Brodie）首次将用药管理（drug use control 或 drug use management）作为药房业务工作的主流。他把用药管理定义为一个集知识、理解、判断、操作过程、技能、管理和伦理为一体的系统，该系统的目的在于保证药物使用的安全性。药师进行临床用药管理最重要和有效的方法，就是对药品的获得、开处方、调剂药和使用过程全程进行监测和有效地管理。

20世纪70年代，随着临床药学的兴起和发展，药师逐渐涉足临床用药的领域。临床药师的主要任务包括参加查房和会诊，对患者的药物治疗方案提出合理建议；对特殊药物进行治疗药物监测（therapeutic drug monitoring，TDM），确保药物使用的有效和安全；向医护人员和其他药学人员提供药物情报咨询服务；监测和报告药物不良反应和有害的药物相互作用；培训药房在职人员和实习学生等。这些任务始终贯穿于临床用药管理这个主题。

20 世纪 90 年代开始崭露头角的"药学保健"开创了医院药学的新时代，代表了医院药学工作模式由"以药品为中心"向"以患者为中心"的根本转变。药学保健的基本原则是以患者为中心和面向用药结果。其目标不只是治愈疾病，而是强调通过实现药物治疗的预期结果，改善患者的生存质量。药师向患者提供药学保健的具体任务是发现、防止和解决用药过程中出现的问题。药师不仅应对所提供的药品质量负责，而且还要对药品使用的结果负责，即由传统的管理药品提高到药品的使用及使用结果的管理。临床用药管理是现代医院药学工作的中心。

（二）临床用药管理的核心

临床用药管理的基本出发点和归宿是合理用药（rational drug use），也就是说临床用药管理的核心是合理用药。合理用药最基本的要求是：将适当的药物，以适当的剂量，在适当的时间，经适当的途径，给适当的患者使用适当的疗程，达到适当的治疗目标。

20 世纪 90 年代以来，国际药学界专家已就合理用药问题达成共识，赋予了合理用药更科学、完整的定义：以当代药物和疾病的系统知识和理论为基础，安全、有效、经济、适当地使用药品。从用药的结果考虑，合理用药应当包括安全、有效、经济三大要素。安全、有效强调以最小的治疗风险获得尽可能大的治疗效益；而经济则强调以尽可能低的治疗成本取得尽可能好的治疗效果，合理使用有限的医疗卫生资源，减轻患者及社会的经济负担。

临床合理用药涉及医疗卫生大环境的综合治理，依赖于国家相关方针政策的制定和调整，受到与用药有关各方面人员的道德情操、行为动机、心理因素等的影响。当前，临床用药管理已经成为医院药事管理研究讨论的重要课题。

二、临床合理用药管理

临床药学工作的核心是合理用药。不合理用药现象引起了药品监督、卫生、社会保障、医疗保险等部门以及社会公众的广泛高度重视，各国政府均把药品的合理使用管理作为药品监督管理的一项基本内容，合理用药有助于提高医疗质量和节约医药资源。

（一）合理用药的基本要素

1. 安全性

安全性是合理用药的基本前提，它涉及用药的风险和效益。医师在用药时必须权衡利弊，从而使患者承受最小的治疗风险，获得最大的治疗效果。

2. 有效性

有效性是用药的首要目标，但受医药科学发展水平的限制，对有些疾病的药物治疗仅能减轻和缓解病情，因此应使患者对药物的疗效有所了解，达到医患双方均可接受的用药目标。

3. 经济性

经济性指以尽可能少的成本换取尽可能大的治疗效益，合理使用有限医疗卫生资源，减轻患者及社会的经济负担。

4. 适当性

合理用药最基本的要求是根据用药对象选择适当的药品，在适当的时间，以适当的剂量、途径和疗程，达到适当的治疗目标。适当性的原则强调尊重客观现实，立足当前医药科学技术和社会的发展水平，避免不切实际地追求高水平的药物治疗。

（二）不合理用药的表现

在临床实践中，不合理用药现象普遍存在，轻者给病人带来不必要的痛苦，严重者可能酿成医疗事故，造成药物伤害，给当事人乃至社会带来无法弥补的损失。目前，临床用药存在的不合理用药现象主要表现如下：

1. 有病症未得到治疗

病人患有需要进行药物治疗的疾病或症状，但没有得到治疗，包括得不到药物和因误诊而未给予需要的药物。

2. 药物选择不合理

用药不对症，多数情况属于药物选择不当，也包括医师笔误开错、药师调剂配错、发错、患者服错等情况；无用药适应证以预防或安慰性用药，主要指长期使用以保健为目的的药品，以及不必要的预防用药，轻症用重药（贵重药，大剂量药）；有用药适应证而得不到适当的药物治疗，大多因经济原因或诊断不明确造成的。

3. 药物剂量与疗程不合理

用药剂量不足，达不到有效治疗剂量；疗程太短，不足以彻底治愈疾病，导致疾病反复发作，耗费更多医药资源；疗程过长，给药剂量过大，增加了药物毒副作用的危险性；用药时没有考虑患者的病理、生理状况、遗传因素、体重、器官功能状态等有关因素，千篇一律地使用常规剂量，容易造成用药剂量的不合理。

4. 给药途径与方法不合理

对口服能治疗的疾病使用注射剂；特殊使用方法的药物，如栓剂、喷雾剂、气雾剂、缓控释制剂等，因不了解其使用方法，造成给药途径与方法不合理。

5. 给药次数、时间间隔、用药时间的不合理

由于患者依从性差造成给药次数、时间间隔不当的现象较常见，如患者用药怕疼、不方便用药或药物副作用等的影响使得用药次数减少或擅自停药；医师、药师的指导力度不够，使得该饭前或饭后、睡前等服用的药物不能得到正确的使用。

6. 合并用药不适当

合并用药又称联合用药，指一个病人同时使用两种或两种以上的药物。合并用药不适当包括：无必要地合并使用多种药物，增加患者的经济负担，造成医疗资源的浪费；发生药物配伍禁忌，导致不良的药物相互作用，也可能使原有药物作用减弱，治疗效应降低，毒副作用加大。

7. 重复给药

因医生不了解药物的相关知识，给患者开具药理作用相当或同类的药品，或多名医生给同一病人开相同的药物。

（三）影响合理用药的因素

合理用药是有关人员、药物和环境相互作用的结果，与用药有关的各类人员的行为失当和错误是导致不合理用药的主要因素，药物本身的特性是造成不合理用药的潜在因素，而外部因素则涉及国家卫生保健体制、药品政策、经济发展水平、文化传统、社会风气等诸多方面。其中人为因素最为重要。

1. 人为因素

临床用药不只是医师、药师或病人单方面的事，而是涉及诊断、开方、调配、发药、服药、监测用药过程和评价结果全过程。

（1）医师因素　合理用药的临床基础为：正确诊断；充分了解疾病的病理生理状况；掌握药物及其代谢产物在正常与疾病时的药理学、生物化学和药动学性质；制定正确的药物治疗方案和目标；正确实施药物治疗，获得预定的治疗结果。

致使医师不合理用药的原因包括：医术和治疗水平不高；缺乏药物和治疗学知识；知识、信息更新不及时；责任心不强；临床用药监控不力；医德、医风不正。

（2）药师因素　药师在整个临床用药过程中是药品的提供者和合理用药的监督者。药师不合理用药的原因包括：审查处方不严；调剂配发错误；用药指导不力；协作和交流不够。

（3）护师因素　护理人员负责给药操作和病人监护，临床不合理用药或多或少与护士的给药操作有关。不合理用药的原因包括：未正确执行医嘱；使用了质量不合格的药品；临床观察、监测、报告不力；给药操作失当。

（4）患者因素　病人依从性差是临床合理用药的主要障碍之一。病人不依从治疗的原因包括：客观原因，如文化程度低，理解错误，年龄大记忆力差，经济收入低又不享受医保，体质差不能耐受药物不良反应等；主观原因，如药物治疗急于求成，身体稍有不适便使用药品，盲目听从他人或媒体的宣传等。

2. 药物因素

药物本身的作用是客观存在的，药物固有的性质也会造成不合理用药的现象。归纳起来主要有：

（1）药物的作用效果因人而异　采用规定剂量，病人获得的疗效可能各不相同，不良反应的发生也因人而异。

（2）药物联用使药物相互作用发生几率增加　药物相互作用分体外相互作用（又称药物配伍禁忌）和体内相互作用。前者主要指药物使用前，由于药物混合发生的物理或化学变化；后者指药物配伍使用后在体内药理作用的变化。

3. 社会因素

影响合理用药的外界因素错综复杂，涉及国家的卫生保健体制、药品监督管理、药政法规、社会风气，以及企业的经营思想和策略、医疗机构的宗旨和主导思想、大众传播媒介等。

（四）促进临床合理用药的措施

1. 定期培训

在合理用药工作中，临床药师具有不可替代的作用，临床药师可以在用药的合理选择、合理使用、合理配伍等方面发挥积极作用。医院可以定期组织药学专业人员为医师做有关合理用药的讲座，内容涉及合理用药分析、处方分析、药品不良反应分析、药事管理分析、新药介绍等能够切实指导临床合理用药的内容。

2. 发挥药事管理与药物治疗学委员会的作用

医院药事管理与药物治疗学委员会是协调、监督医院内部合理用药，解决不合理用药问题的特殊组织，对统一医院管理人员与业务人员对合理用药的认识，促进临床科室和药剂科之间的沟通，发挥着重要的作用。

3. 制定和完善医院协定处方集

每个医院的协定处方集或基本药物目录应当具有自己的特点，对药物品种、规格、剂型等的选择必须体现临床对药物的需求，对药物的评价和用法、用量、注意事项等的表述应能满足临床对药物信息的需要，协定处方集必须定期修改、更新。

4. 做好处方和病历用药调查统计

处方调查和病历调查的目的是及时发现医生不合理用药的处方和医嘱行为，把握临床药品使用的规律和发展趋势，以便针对问题，采取有力措施，不断提高合理用药水平。

处方调查的内容包括处方书写规范化和合理用药两个方面，可采用普查或者随机抽样的方式进行。病历用药调查的用途比较广泛，可用于评价新、老药物的疗效和毒副作用，掌握医院一定时期的用药现状和趋势。

5. 加强医德医风教育

医院管理部门应加大医德医风教育的力度，使每个医务工作者树立全心全意为患者服务的思想，在为患者治病的过程中，科学地、实事求是地合理使用药品。

三、临床药师工作职责

临床药师工作职责不仅要求临床药师必须参与临床药物治疗的活动中，还要求其进行药学临床应用研究及药品的采、供、管等活动。

（1）参与临床药物治疗，进行个体化药物治疗方案的设计与实施，开展药学查房工作，为患者提供药学专业技术服务。

（2）参加查房、会诊、病例讨论和疑难、危重病症患者的医疗救治，协同医师做好药物使用遴选工作，对临床药物治疗提出意见或调整建议，与医师共同对药物治疗负责。

（3）开展抗菌药物临床应用监测，实施处方点评与超常预警，促进药物的合理使用。

（4）开展药品质量监测、药品严重不良反应和药品损害的收集、整理、报告等工作。

（5）掌握与临床用药相关的药物信息，提供用药信息与药学咨询服务，向公众宣传合理用药知识。

（6）结合临床药物治疗实践，进行药学临床应用研究；开展药物利用评价和药物临床应用研究；参与新药临床试验和新药上市后安全性与有效性监测。

（7）负责药品采购供应、处方或者用药医嘱审核、药品调剂、静脉用药集中调配和医院制剂配制，指导病房（区）护士请领、使用与管理药品。

（8）其他与医院药学相关的专业技术工作。

四、静脉用药集中调配管理

近年来，我国开展静脉药物集中调配业务的医疗机构越来越多，因此，原卫生部办公厅于 2010 年 4 月印发了《静脉用药集中调配质量管理规范》（以下简称《规范》）和《静脉用药集中调配操作规程》，用以规范静脉药物的调配业务。

（一）静脉用药集中调配的概念

静脉用药集中调配（pharmacy intravenous admixture，PIVA）是指医疗机构药学部门根据医师处方或用药医嘱，经药师进行适宜性审核，由药学专业技术人员按照无菌操作要求，在洁净环境下对静脉用药物进行加药混合调配，使其成为可供临床直接静脉输注使用的成品输液操作过程。静脉用药集中调配是药品调剂的一部分，调配的范围包括肠外营养液、危害药品和其他静脉用药。

（二）静脉用药集中调配的目的

静脉用药集中调配的目的是为了加强对药品使用环节的质量控制，保证药品质量的连续性，提高患者用药的安全性、有效性、经济性，使医院药学由单纯的供应保障型向技术服务型转变，实现以患者为中心的药学服务模式，提升静脉药物治疗水平，提高医院的现代化医疗质量和管理水平。

（三）静脉药物集中调配的要求

1. 人员

工作人员由药师、护士和辅助人员组成：①静脉药物调配中心的负责人应当具有本科以上学历，本专业中级以上技术职务任职资格，有丰富的实际工作经验，责任心强，有一定的管理能力；②负责静脉用药医嘱或处方适宜性审核的人员，应当具有药学专业本科以上学历、5 年以上临床用药或调剂工作经验、药师以上专业技术职务任职资格；③其他岗位的药学技术人员应当具有药士以上专业技术任职资格；④从事该项工作的专业技术人员应当接受岗前培训并经考核合格，定期接受药学专业继续教育；⑤参加的人员，每年至少进行一次健康检查，建立健康档案，患有传染病、精神病等的人员，不得从事该项工作。其他人员也必须达到相应的要求才能从事该项工作。

2. 房屋、设施和布局

①静脉药物集中调配中心（室）划分为洁净区、辅助工作区和生活区三部分，工

作间的布局要合理并与工作量相适应，人流物流分开，远离污染源；②静脉药物集中调配中心（室）应当设有温度、湿度、气压等监测设备和通风换气设施，保证静脉用药调配室温度18℃～26℃，相对湿度40%～60%，保持一定量的新风送入；③洁净区的净化要求万级，层流操作台为百级，一次更衣间为十万级，二次更衣间为万级；④静脉用药调配中心（室）应当根据药物性质建立不同的送、排（回）风系统。

3. 仪器和设备

静脉药物集中调配中心（室）应具有适合静脉药物调配中心需要的仪器、层流操作台、生物安全柜等，确保静脉药物调配的质量，加强调配人员的职业防护。

4. 规章制度

按照《规范》建立健全全面质量管理体系，制订岗位责任制、清洁卫生、健康检查等各项制度和岗位操作规程。各项操作须严格按操作规程进行，确保配制输液质量和患者用药安全、有效；调配流程包括接收处方或医嘱、药师审方、核对、摆药、贴签、调配、核对、运送病区等；调配所用药品均应符合静脉注射剂标准，药品生产厂家或批号应及时登记，发现药品包装或外观有疑问时，做出相应处理；配制全过程的要进行全面核对，调配出现问题时应及时查找原因，并做出相应处理。每道工作程序结束时，执行人要签字确认，配制完毕要彻底清场。

除了以上规定以外，对药品、耗材、物料、卫生、消毒、信息系统等多方面还有相关具体规定。

（四）调配程序及操作规程

1. 静脉注射药物调配医嘱接收

调配中心药师通过电脑网络接受静脉注射药物调配医嘱，药师审查调配处方，合格的按用药量领取药物，并记录使用量，打印标签。

2. 审方与贴标签

药师或护士在核对处方无误后，根据标签挑选药品放入塑料篮内（一位患者配一个篮子），并将标签贴在输液袋上。

3. 混合调配

调配室人员将药品与标签进行核对，准确无误后开始混合调配。由药师对空安瓿、空抗生素瓶与输液标签核对并签名，调配后再核对输液成品。

4. 包装

将灭菌塑料袋套于静脉输液袋外，封口。

5. 分发

将封口后的输液按病区分别放置于有病区标识的整理箱内，记录数量，加锁或封条。将整理箱置于专用药车上，由勤杂人员送至各病区交病区药疗护士，并由药疗护士在送达记录本上签收。给患者用药前，护士应当再次与病历用药医嘱核对，然后给患者静脉输注用药。其流程见图8-2。

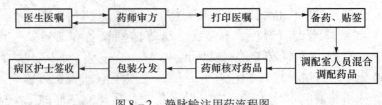

图 8 - 2   静脉输注用药流程图

（五）质量保证

建立输液调配质量管理规范和相关文件，如质量管理文件、人员管理文件、药物领用流程、配药工作流程、设备管理文件、安全和环保措施、质量控制总则等。用一系列的规章制度规范和约束静脉输液调配中心人员的行为，确保调配质量。

医疗机构静脉用药调配中心（室）建设应当符合《静脉用药集中调配质量管理规范》相关规定。由县级和设区的市级卫生行政部门核发《医疗机构执业许可证》的医疗机构，设置静脉用药调配中心（室）应当通过设区的市级卫生行政部门审核、验收、批准，报省级卫生行政部门备案；由省级卫生行政部门核发《医疗机构执业许可证》的医疗机构，设置静脉用药调配中心（室）应当通过省级卫生行政部门审核、验收、批准。

五、煎药室管理

为保证中药汤剂煎煮质量，确保中药调剂安全有效，加强中药煎药室规范化、制度化建设，原卫生部、国家中医药管理局组织有关专家对 1997 年制定的《中药煎药室管理规范》进行了修订，新的《医疗机构中药煎药室管理规范》于 2009 年 3 月 16 日正式施行。具体内容如下。

（一）设施与设备要求

① 中药煎药室（以下简称煎药室）应当远离各种污染源，周围的地面、路面、植被等应当避免对煎药造成污染。

② 煎药室的房屋和面积应当根据本医疗机构的规模和煎药量合理配置。工作区和生活区应当分开，工作区内应当设有储藏（药）、准备、煎煮、清洗等功能区域。

③ 煎药室应当宽敞、明亮，地面、墙面、屋顶应当平整、洁净、无污染、易清洁，应当有有效的通风、除尘、防积水以及消防等设施，各种管道、灯具、风口以及其他设施应当避免出现不易清洁的部位。

④ 煎药室应当配备完善的煎药设备设施，并根据实际需要配备储药设施、冷藏设施以及量杯（筒）、过滤装置、计时器、储药容器、药瓶架等。

⑤ 煎药工作台面应当平整、洁净。

（二）人员要求

① 煎药室应当由具备一定理论水平和实际操作经验的中药师具体负责煎药室的业务指导、质量监督及组织管理工作。

② 煎药人员应当经过中药煎药相关知识和技能培训并考核合格后方可从事中药煎药工作。

③ 煎药人员应当每年至少体检一次。传染病、皮肤病等患者和乙肝病毒携带者、体表有伤口未愈合者不得从事煎药工作。

④ 煎药人员应当注意个人卫生。煎药前要进行手的清洁，工作时应当穿戴专用的工作服并保持工作服清洁。

（三）煎药操作方法

① 煎药应当使用符合国家卫生标准的饮用水。待煎药物应当先行浸泡，浸泡时间一般不少于 30 分钟。

② 每剂药一般煎煮两次，将两煎药汁混合后再分装。

③ 煎药量应当根据儿童和成人分别确定。儿童每剂一般煎取 100～300mL，成人每剂一般煎取 400～600mL，一般每剂按两份等量分装，或遵医嘱。

④ 凡注明有先煎、后下、另煎、烊化、包煎、煎汤代水等特殊要求的中药饮片，应当按照要求或医嘱操作。

⑤ 药料应当充分煎透，做到无糊状块、无白心、无硬心。

⑥ 内服药与外用药应当使用不同的标识区分。

⑦ 煎煮好的药液应当装入经过清洗和消毒并符合盛放食品要求的容器内，严防污染。

⑧ 使用煎药机煎煮中药，煎药机的煎药功能应当符合相关要求。

⑨ 包装药液的材料应当符合药品包装材料国家标准。

（四）煎药室的管理

① 煎药室应当由药剂部门统一管理。药剂部门应有专人负责煎药室的组织协调和管理工作。

② 药剂部门应当根据本单位的实际情况制定相应的煎药室工作制度和相关设备的标准操作程序（SOP），工作制度、操作程序应当装订成册并张挂在煎药室的适宜位置，严格执行。

③ 煎药人员在领药、煎药、装药、送药、发药时应当认真核对处方（或煎药凭证）有关内容，建立收发记录，内容真实，记录完整。

④ 急煎药物应在 2 小时内完成，要建立中药急煎制度并规范急煎记录。

⑤ 煎药设备设施、容器使用前应确保清洁，要有清洁规程和每日清洁记录。用于清扫、清洗和消毒的设备、用具应放置在专用场所妥善保管。

⑥ 传染病患者的盛药器具原则上应当使用一次性用品，用后按照医疗废物进行管理和处置。不具备上述条件的，对重复使用的盛药器具应当加强管理，固定专人使用，且严格消毒，防止交叉污染。

⑦ 加强煎药的质量控制、监测工作。药剂科负责人应当定期（每季度至少一次）对煎药工作质量进行评估、检查，征求医护人员和住院患者意见，并建立质量控制、监测档案。

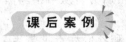

销售过期药品和非法制剂案

原告申某为乡村医生，在本村开设一家"中西医门诊"。2007 年 5 月 9 日，该县食品药品监督管理局工作人员在履行常规检查时，查出原告正在销售的药架上有过期药品和非法制剂，同时没有药品购进记录。对此，县食品药品监督管理局于 2007 年 7 月 29 日，依据《药品管理法》和《药品流通监管管理办法》，给原告申某下达了处罚决定书，没收原告过期药品和非法制剂，对原告处以 1200 元罚款。原告不服处罚，向该县人民法院提起行政诉讼。该县人民法院依照《行政诉讼法》之规定，判决维持该县食品药品监督管理局对原告作出的处罚决定。原告不服一审判决，提起上诉，被中级人民法院裁定驳回。

思考：

1. 为什么原告的主张没有达成？
2. 请对原告的一再上诉进行评析？

思 考 题

1. 名词解释：医疗机构制剂、处方、调剂、合理用药。
2. 简述医疗机构药事管理的概念及特点。
3. 药品供应管理包括哪些内容？
4. 医疗机构的制剂管理有何特点？
5. 处方调配的流程和步骤是什么？
6. 临床药学主要研究内容包括哪些？
7. 合理用药最基本的要素是什么？

第九章　药品不良反应追踪管理

1. 掌握：药品不良反应的概念，药品不良反应监测管理机构及其职责，药品不良反应监测方法，药品警戒和药品召回的概念及其主要内容。

2. 熟悉：药品不良反应的表现与分类，药品不良反应报告处置及评价管理，药品上市后再评价的内容。

3. 了解：国内外药品不良反应重要事件。

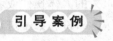

警惕左氧氟沙星注射剂的严重不良反应

左氧氟沙星是氧氟沙星的左旋体，属第三代喹诺酮类药物。其主要作用机制为抑制细菌 DNA 旋转酶（细菌拓扑异构酶Ⅱ）的活性，阻碍细菌 DNA 的复制。本品具有抗菌谱广、抗菌作用强的特点，对革兰阴性菌具有较强的抗菌活性，对革兰阳性菌和军团菌、支原体、衣原体有良好的抗菌作用，但对厌氧菌和肠球菌的作用较差。2012年，国家药品不良反应监测数据库共收到左氧氟沙星注射剂严重不良反应/事件病例报告 1431 例。严重不良反应/事件累及系统排名前三位的依次为：全身性损害、皮肤及其附件损害、呼吸系统损害，三者合计占总例次的 60.24%。同时，统计发现，左氧氟沙星存在临床不合理使用现象，而不合理用药增加了用药风险。不合理用药主要表现为：超适用人群给药，存在相互作用的不合理用药，禁忌证用药，不符合特殊病理、生理状况下用药原则，超适应证用药，给药剂量不合理等问题。为此，CFDA 建议药品生产企业修改完善药品说明书相关内容，加强上市后药品不良反应监测并积极开展质量和工艺方面的研究，同时做好安全用药宣传和培训，指导临床合理用药，保障公众用药安全。

思考：

如何提高药品不良反应的监测？

第一节 药品不良反应概述

一、药品不良反应概念

（一）药品不良反应的定义

1. 药品不良反应（Adverse Drug Reaction，ADR）

国际上药品不良反应的定义为：药品不良反应是指药品在预防、诊断、治疗或调节生理功能的正常用法用量下，出现的有害的和意料之外的反应。

我国对药品不良反应定义为：合格药品在正常用法用量下出现的与用药目的无关的有害反应。

2. 药品不良反应的相关定义

（1）新的不良反应 是指药品说明书中未载明的不良反应。说明书中已有描述，但不良反应发生的性质、程度、后果或者频率与说明书描述不一致或者更严重的，按照新的药品不良反应处理。

（2）严重的不良反应 是指因使用药品引起以下损害情形之一的反应：①导致死亡；②危及生命；③致癌、致畸、致出生缺陷；④导致显著的或者永久的人体伤残或者器官功能的损伤；⑤导致住院或者住院时间延长；⑥导致其他重要医学事件，如不进行治疗可能出现上述所列情况的。

（3）药品群体不良事件 是指同一药品（指同一生产企业生产的同一药品名称、同一剂型、同一规格的药品）在使用过程中，在相对集中的时间、区域内，对一定数量人群的身体健康或者生命安全造成损害或者威胁，需要予以紧急处置的事件。

（4）药品重点监测 是指为进一步了解药品的临床使用和不良反应发生情况，研究不良反应的发生特征、严重程度、发生率等，开展的药品安全性监测活动。

（5）不良事件 药物治疗过程中出现的任何有害的医学事件，不一定与该药有明确的因果关系；包括使用某药品期间出现的病情恶化、并发症、各种原因的死亡。药品不良反应与药品不良事件异同见表9-1。

表9-1 药品不良反应与药品不良事件异同比较

项目	药品不良反应	药品不良事件
药品质量	合格药品	合格药品和（或）不合格药品
用法用量	正常用法、正常剂量	不强调与用法、剂量的关系
因果关系	药品与不良反应有因果关系	药品与不良事件未必有因果关系
用药行为	排除了意向性和意外性过量、用药不当行为	不排除意向性和意外性过量用药与用药不当的行为
风险责任	不属医疗纠纷，不承担赔偿责任	常规使用合格药品，且药品与事件有因果关系，不属医疗纠纷；误用、滥用、故意使用、使用不合格药品等的后果因医方导致，属医疗纠纷并承担相应责任

（二）药品不良反应典型事件

1. 国外

"反应停事件"：1961 年 10 月，在西德妇产科学术会议上报告了沙利度胺引起的海豹型畸胎，这就是震惊世界的"反应停事件"，它给人们敲响了必须重视药品安全性的警钟。据统计，全球 46 个国家有 12000 名"海豹肢畸形"患儿出生，其中只有 8000 名活过了第一年。1962 年沙利度胺在全球范围内撤市。各国禁止销售反应停 9 个月后，再无 1 例海豹肢畸形儿发生。"反应停事件"是 20 世纪世界范围内重大药害事件，此后世界各国开始重视和研究药品不良反应，并开始进行药品上市前审批的相关立法工作。

2. 国内

氨基糖苷类抗生素：耳毒性包括前庭功能障碍和耳蜗听神经损伤。前庭功能障碍表现为头昏、视力减退、眼球震颤、眩晕、恶心、呕吐和共济失调。目前我国约有残疾人 5000～8000 万，约 1/3 为听力障碍，其中 60%～80% 与使用过药物有关。同时，氨基糖苷类抗生素具有肾毒性。轻则引起肾小管肿胀，重则产生肾小管急性坏死，但一般不损伤肾小球。肾毒性通常表现为蛋白尿、管型尿、血尿等，严重时可产生氮质血症并导致肾功能降低。肾功能减退可使氨基糖苷类抗生素血浆浓度升高，这又进一步加重肾功能损伤和耳毒性。

二、药品不良反应的表现与分类

（一）药品不良反应的表现

1. 副作用

药品按正常用法用量使用时所出现的与药品的药理学活性相关但与用药目的无关的作用。一般都较轻微，多为一过性可逆性功能变化，伴随治疗作用同时出现。

2. 毒性反应

也叫毒性作用，是指药物引起身体较为严重的功能紊乱或组织病理变化。一般是由于病人的个体差异、病理状态或合用其他药物引起敏感性增加而引起的。

3. 变态反应

药物或药物在体内的代谢产物作为抗原刺激机体而发生的不正常的免疫反应。这种反应的发生与药物剂量无关或关系甚少，治疗量或极少量都可发生。临床主要表现为皮疹、血管神经性水肿、过敏性休克、血清病综合征、哮喘等。

4. 后遗反应

停药后血药浓度已降至阈浓度以下时残存的药理效应。

5. 致畸、致癌、致突变作用

药物引起的致畸、致癌、致突变三种特殊毒性，均为药物和遗传物质或遗传物质在细胞的表达发生相互作用的结果。

（二）药品不良反应的分类

1. A 型药品不良反应（量变型）

此类不良反应是由于药品本身的药理作用加强而产生的有害反应。一般与剂量或合并用药有关。通常发生率高、死亡率低、易预测。

2. B 型药品不良反应（质变型）

此类不良反应是与药品本身的药理作用无关的有害反应，常与剂量无关。一般发生率低、死亡率高、难预测。

3. C 型药品不良反应（迟现型）

此类不良反应与药品无明确的时间关系，发生时间一般在长期用药后出现，潜伏期长。一般难预测，机制不清楚。

第二节   药品不良反应监测管理

"反应停事件"发生后，世界各国开始重视和研究药品不良反应。1968 年，世界卫生组织制定了"国际药物监测合作试验计划"。1970 年，WHO 在日内瓦设立 WHO 国际药物监测合作中心，并于 1978 年迁至瑞典城市乌普萨拉。1997 年 WHO 国际药物监测合作中心更名为乌普萨拉监测中心，我国于 1998 年加入该中心，成为第 68 个正式成员国。

1984 年颁布实施的《药品管理法》第 24、25、26、48 条涉及上市后的药品的再评价和不良反应监测条款，2001 年 12 月 1 日新修订并颁布实施的《药品管理法》第 71 条明确提出："国家实行 ADR 报告制度"。2001 年 11 月，我国建立了国家及各地药品不良反应信息通报制度。2004 年 3 月卫生部、原国家食品药品监督管理局颁布了《药品不良反应监测管理办法》。2010 年 5 月原卫生部发布了现行的《药品不良反应报告和监测管理办法》，并从 2011 年 7 月 1 日起实施。该办法共八章 67 条。

一、药品不良反应报告与监测的必要性

药品不良反应报告与监测是指药品不良反应的发现、报告、评价和控制的过程。药品不良反应报告与监测非常必要。

1. 新药上市前研究的局限性

由于种属差异，部分不良反应动物实验难以观察，临床前评价中的实验动物数量有限，使得许多药品不良反应在动物体内难以发现；同时，新药临床试验对象选择相对狭窄，也排除合并用药或其他疗法对安全性的影响。药物上市后，在广泛的病人中，所采用的治疗剂量、治疗持续时间和并存疾病都将超过批准前临床试验中所遇到的情况。

2. 新药审批制度的有限性

我国目前新药审批的Ⅰ、Ⅱ、Ⅲ期临床试验一般不会累积超过 500 例的用药经验，

因此，不足以发现和发生频度低于1%的不良反应。另外，临床实验中用药条件控制严格，易出现研究偏倚，不同于临床实际，药品上市前后临床试验不良反应种类及出现率存在着明显差异。

3. 临床不合理用药的严重性

临床不合理用药是发生不良反应的重要原因。如用药指征不明确、疗程过长、合并用药、违反药物禁忌等。

二、药品不良反应监测管理机构及其职责

（一）各级食品药品监督管理机构

1. 国家食品药品监督管理总局

CFDA负责全国药品不良反应报告和监测的管理工作，并履行以下主要职责：

（1）与国家卫生和计划生育委员会共同制定药品不良反应报告和监测的管理规定和政策，并监督实施。

（2）与国家卫生和计划生育委员会联合组织开展全国范围内影响较大并造成严重后果的药品群体不良事件的调查和处理，并发布相关信息。

（3）对已确认发生严重药品不良反应或者药品群体不良事件的药品依法采取紧急控制措施，作出行政处理决定，并向社会公布。

（4）通报全国药品不良反应报告和监测情况。

（5）组织检查药品生产、经营企业的药品不良反应报告和监测工作的开展情况，并与国家卫生和计划生育委员会联合组织检查医疗机构药品不良反应报告和监测工作的开展情况。

2. 省、自治区、直辖市药品监督管理部门

负责本行政区域内药品不良反应报告和监测的管理工作，并履行以下主要职责：

（1）根据《药品不良反应报告和监测管理办法》与同级卫生行政部门共同制定本行政区域内药品不良反应报告和监测的管理规定，并监督实施。

（2）与同级卫生行政部门联合组织开展本行政区域内发生的影响较大的药品群体不良事件的调查和处理，并发布相关信息。

（3）对已确认发生严重药品不良反应或者药品群体不良事件的药品依法采取紧急控制措施，作出行政处理决定，并向社会公布。

（4）通报本行政区域内药品不良反应报告和监测情况。

（5）组织检查本行政区域内药品生产、经营企业的药品不良反应报告和监测工作的开展情况，并与同级卫生行政部门联合组织检查本行政区域内医疗机构的药品不良反应报告和监测工作的开展情况。

（6）组织开展本行政区域内药品不良反应报告和监测的宣传、培训工作。

3. 设区的市级、县级药品监督管理部门

负责本行政区域内药品不良反应报告和监测的管理工作；与同级卫生行政部门联合组织开展本行政区域内发生的药品群体不良事件的调查，并采取必要控制措施；组织开

展本行政区域内药品不良反应报告和监测的宣传、培训工作。

（二）各级卫生主管部门

各级卫生行政部门负责本行政区域内医疗机构与实施药品不良反应报告制度有关的管理工作。县级以上卫生行政部门应当加强对医疗机构临床用药的监督管理，在职责范围内依法对已确认的严重药品不良反应或者药品群体不良事件采取相关的紧急控制措施。

（三）各级药品不良反应监测中心

1. 国家药品不良反应监测中心

负责全国药品不良反应报告和监测的技术工作，并履行以下主要职责：

（1）承担国家药品不良反应报告和监测资料的收集、评价、反馈和上报，以及全国药品不良反应监测信息网络的建设和维护工作。

（2）制定药品不良反应报告和监测的技术标准和规范，对地方各级药品不良反应监测机构进行技术指导。

（3）组织开展严重药品不良反应的调查和评价，协助有关部门开展药品群体不良事件的调查。

（4）发布药品不良反应警示信息。

（5）承担药品不良反应报告和监测的宣传、培训、研究和国际交流工作。

2. 省级药品不良反应监测机构

负责本行政区域内的药品不良反应报告和监测的技术工作，并履行以下主要职责：

（1）承担本行政区域内药品不良反应报告和监测资料的收集、评价、反馈和上报，以及药品不良反应监测信息网络的维护和管理工作。

（2）对设区的市级、县级药品不良反应监测机构进行技术指导。

（3）组织开展本行政区域内严重药品不良反应的调查和评价，协助有关部门开展药品群体不良事件的调查。

（4）组织开展本行政区域内药品不良反应报告和监测的宣传、培训工作。

3. 设区的市级、县级药品不良反应监测机构

负责本行政区域内药品不良反应报告和监测资料的收集、核实、评价、反馈和上报；开展本行政区域内严重药品不良反应的调查和评价；协助有关部门开展药品群体不良事件的调查；承担药品不良反应报告和监测的宣传、培训等工作。

三、药品不良反应报告单位及要求

（一）药品不良反应报告单位

药品生产、经营企业和医疗机构应当建立药品不良反应报告和监测管理制度。药品生产、经营企业和医疗机构获知或者发现可能与用药有关的不良反应，应当通过国家药品不良反应监测信息网络报告；不具备在线报告条件的，应当通过纸质报表报所在地药品不良反应监测机构，由所在地药品不良反应监测机构代为在线报告。报告内容应当真实、完整、准确。

同时，药品生产、经营企业和医疗机构应当配合药品监督管理部门、卫生行政部门和药品不良反应监测机构对药品不良反应或者群体不良事件的调查，并提供调查所需的资料。

药品生产、经营企业和医疗机构应当建立并保存药品不良反应报告和监测档案。

（二）药品不良反应报告单位监测机构设置和人员要求

药品生产企业应当设立专门机构并配备专职人员，药品经营企业和医疗机构应当设立或者指定机构并配备专（兼）职人员，承担本单位的药品不良反应报告和监测工作。

从事药品不良反应报告和监测的工作人员应当具有医学、药学、流行病学或者统计学等相关专业知识，具备科学分析评价药品不良反应的能力。

第三节　药品不良反应报告处置及评价管理

一、药品不良反应报告的基本要求

（一）药品不良反应报告主体

药品不良反应报告的主体是药品生产、经营企业和医疗卫生机构，国家药品不良反应监测中心，省级药品不良反应监测中心和个人。

（二）药品不良反应报告形式

有书面报告和电子报告两种。书面报告是指对发现的药品不良反应，相关机构按要求填写《药品不良反应/事件报告表》或《药品群体不良反应/事件报告表》《药品不良反应/事件定期汇总表》，并向上级药品不良反应监测中心传送；电子报告指对发现的药品不良反应，相关机构在全国药品不良反应监测网络上填写电子版《药品不良反应/事件报告表》，并向上级药品不良发应监测中心传送。

（三）药品不良反应报告内容

《药品不良反应/事件报告表》有以下基本内容：①患者的基本资料（如年龄、性别、简单病史、过敏史、是否妊娠等情况）；②原来所患疾病史；③对不良反应的描述，包括发生时的严重性与关联性评价；④被怀疑药品信息，如药品名称、用药剂量、给药时间与合并用药情况、静脉用药速度以及药品批号等；⑤报告填写人信息。

（四）药品不良反应报告填写及上报要求

药品不良反应报告内容应真实、完整、准确，填写人最好是直接接触药品不良反应的临床医护人员，并提供联系方式。内容中最重要的是对不良反应的描述，应按照关联性等级划分要求准确评价关联性。

药品生产、经营企业和医疗卫生机构必须指定专（兼）职人员负责本单位生产、经营、使用药品不良反应报告和监测工作，发现可能与用药有关的不良反应应详细记录、调查、分析、评价和处理，并填写《药品不良反应/事件报告表》，其中新的或严重的药品不良反应应于发生之日起 15 日内报告，死亡病例须及时报告。药品生产企业还应以《药品不良反应/事件定期汇总表》的形式进行年度汇报后，向所在地的省级药品不良反应监测中心报告。对新药监测期内的药品，每年汇报一次；对新药监测期已满的药品，在首次药品批准文件有效期届满当年汇总报告一次，以后每 5 年汇总报告一次。

（五）药品不良反应报告的评价部门

药品生产、经营企业和医疗卫生机构及个人的药品不良反应报告的评价部门为省级药品不良反应监测中心及国家药品不良反应监测中心。省级药品不良反应监测中心，应每季度向国家药品不良反应监测中心报告所收集的一般不良反应；对新的或严重的不良反应应当进行核实，并于接到报告之日起 3 日内报告，同时抄送所在地省级食品药品监督管理局和卫生厅（局），每年向国家药品监测中心报告所收集的定期汇总报告。国家不良反应监测中心应每年向 CFDA 和国家卫生和计划生育委员会报告药品不良反应监测统计资料，其中新的或严重的不良反应报告和群体不良反应报告资料应分析评价后及时报告。

二、药品不良反应报告及处置

（一）个例药品不良反应报告及处置

药品生产、经营企业和医疗机构发现或者获知新的、严重的药品不良反应应当在 15 日内报告，其中死亡病例须立即报告；其他药品不良反应应当在 30 日内报告。有随访信息的，应当及时报告。个人发现新的或者严重的药品不良反应，可以向经治医师报告，也可以向药品生产、经营企业或者当地的药品不良反应监测机构报告，必要时提供相关的病历资料。设区的市级、县级药品不良反应监测机构应当对收到的药品不良反应报告的真实性、完整性和准确性进行审核。严重药品不良反应报告的审核和评价应当自收到报告之日起 3 个工作日内完成，其他报告的审核与评价应当在 15 个工作日内完成。

设区的市级、县级药品不良反应监测机构应当对死亡病例进行调查，详细了解死亡病例的基本信息、药品使用情况、不良反应发生及诊治情况等，自收到报告之日起 15 个工作日内完成调查报告，报同级药品监督管理部门和卫生行政部门以及上一级药品不良反应监测机构。

省级药品不良反应监测机构应当在收到下一级药品不良反应监测机构提交的严重药品不良反应评价意见之日起 7 个工作日内完成评价工作。

对死亡病例，事件发生地和药品生产企业所在地的省级药品不良反应监测机构均应当及时根据调查报告进行分析、评价，必要时进行现场调查，并将评价结果报省级药品监督管理部门和卫生行政部门以及国家药品不良反应监测中心。国家药品不良反应监测中心应当及时对死亡病例进行分析、评价，并将评价结果报国家食品药品监督管理总局和国家卫生和计划生育委员会。

（二）药品群体不良反应事件报告及处置

药品生产、经营企业和医疗机构获知或者发现药品群体不良事件后，应当立即通过电话或者传真等方式报所在地的县级药品监督管理部门、卫生行政部门和药品不良反应监测机构，必要时可以越级报告；同时填写《药品群体不良事件基本信息表》，对每一病例还应当及时填写《药品不良反应/事件报告表》，通过国家药品不良反应监测信息网络报告。

设区的市级、县级药品监督管理部门获知药品群体不良事件后，应当立即与同级卫生行政部门联合组织开展现场调查，并及时将调查结果逐级报至省级药品监督管理部门和卫生行政部门。

省级药品监督管理部门与同级卫生行政部门联合对设区的市级、县级的调查进行督促、指导，对药品群体不良事件进行分析、评价，对本行政区域内发生的影响较大的药品群体不良事件，还应当组织现场调查，评价和调查结果应当及时报国家食品药品监督管理总局和国家卫生和计划生育委员会。

对全国范围内影响较大并造成严重后果的药品群体不良事件，国家食品药品监督管理总局应当与国家卫生和计划生育委员会联合开展相关调查工作。

药品生产企业获知药品群体不良事件后应当立即开展调查，详细了解药品群体不良事件的发生、药品使用、患者诊治以及药品生产、储存、流通、既往类似不良事件等情况，在 7 日内完成调查报告，报所在地省级药品监督管理部门和药品不良反应监测机构；同时迅速开展自查，分析事件发生的原因，必要时应当暂停生产、销售、使用和召回相关药品，并报所在地省级药品监督管理部门。药品经营企业发现药品群体不良事件应当立即告知药品生产企业，同时迅速开展自查，必要时应当暂停药品的销售，并协助药品生产企业采取相关控制措施。医疗机构发现药品群体不良事件后应当积极救治患者，迅速开展临床调查，分析事件发生的原因，必要时可采取暂停药品的使用等紧急措施。

药品监督管理部门可以采取暂停生产、销售、使用或者召回药品等控制措施。卫生行政部门应当采取措施积极组织救治患者。

（三）境外发生的严重药品不良反应报告及处置

进口药品和国产药品在境外发生的严重药品不良反应（包括自发报告系统收集的、上市后临床研究发现的、文献报道的），药品生产企业应当填写《境外发生的药品不良反应/事件报告表》，自获知之日起 30 日内报送国家药品不良反应监测中心。国家药品不良反应监测中心要求提供原始报表及相关信息的，药品生产企业应当在 5 日内提交。

国家药品不良反应监测中心应当对收到的药品不良反应报告进行分析、评价，每半年向国家食品药品监督管理总局和国家卫生和计划生育委员会报告，发现提示药品可能存在安全隐患的信息应当及时报告。

进口药品和国产药品在境外因药品不良反应被暂停销售、使用或者撤市的，药品生产企业应当在获知后 24 小时内书面报国家食品药品监督管理总局和国家药品不良反应监测中心。

进口药品的境外制药厂商可以委托其驻中国境内的办事机构或者中国境内代理机构，按照对药品生产企业的规定，履行药品不良反应报告和监测义务。

（四）定期安全性更新报告

药品生产企业应当对本企业生产药品的不良反应报告和监测资料进行定期汇总分析，汇总国内外安全性信息，进行风险和效益评估，撰写定期安全性更新报告。定期安全性更新报告的撰写规范由国家药品不良反应监测中心负责制定。

设立新药监测期的国产药品，应当自取得批准证明文件之日起每满 1 年提交一次定期安全性更新报告，直至首次再注册，之后每 5 年报告一次；其他国产药品，每 5 年报告一次。

首次进口的药品，自取得进口药品批准证明文件之日起每满 1 年提交一次定期安全性更新报告，直至首次再注册，之后每 5 年报告一次。

定期安全性更新报告的汇总时间以取得药品批准证明文件的日期为起点计，上报日期应当在汇总数据截止日期后 60 日内。

国产药品的定期安全性更新报告向药品生产企业所在地省级药品不良反应监测机构提交。进口药品（包括进口分包装药品）的定期安全性更新报告向国家药品不良反应监测中心提交。

省级药品不良反应监测机构应当对收到的定期安全性更新报告进行汇总、分析和评价，于每年 4 月 1 日前将上一年度定期安全性更新报告统计情况和分析评价结果报省级药品监督管理部门和国家药品不良反应监测中心。

国家药品不良反应监测中心应当对收到的定期安全性更新报告进行汇总、分析和评价，于每年 7 月 1 日前将上一年度国产药品和进口药品的定期安全性更新报告统计情况和分析评价结果报国家食品药品监督管理总局和国家卫生和计划生育委员会。

三、药品不良反应重点监测

（一）重点监测的意义

药品重点监测，是指为进一步了解药品的临床使用和不良反应发生情况，研究不良反应的发生特征、严重程度、发生率等，开展的药品安全性监测活动。药品重点监测是上市后药品防范风险模式的一种新尝试，可以有效弥补现行自发报告系统存在的不足，全面科学地评价药品安全性。

（二）重点监测的发起模式

药品生产企业应当经常考察本企业生产药品的安全性，对新药监测期内的药品和首次进口 5 年内的药品，应当开展重点监测。省级以上药品监督管理部门根据药品临床使用和不良反应监测情况，可以要求药品生产企业对特定药品进行重点监测；必要时，也可以直接组织药品不良反应监测机构、医疗机构和科研单位开展药品重点监测。

（三）重点监测的管理

药品生产企业应按要求对监测数据进行汇总、分析、评价和报告；对本企业生产的其他药品，应当根据安全性情况主动开展重点监测。省级以上药品不良反应监测机构负责对药品生产企业开展的重点监测进行监督、检查，并对监测报告进行技术评价。省级以上药品监督管理部门可以联合同级卫生行政部门指定医疗机构作为监测点，承担药品重点监测工作。

国家卫生和计划生育委员会和国家食品药品监督管理总局对疫苗不良反应报告和监测另有规定的，从其规定。

四、药品不良反应的评价和控制

（一）药品不良反应的评价

药品不良反应的评价内容主要是药品与不良反应的关联性和严重性。

我国使用的分析方法主要遵循 5 条原则：①用药与不良反应/事件的出现有无合理的时间关系；②反应是否符合该药已知的不良反应类型；③停药或减量后，反应是否消失或减轻；④再次使用可疑药品是否再次出现同样反应/事件；⑤反应/事件是否可用合并用药的作用、患者病情的进展、其他治疗的影响来解释。依据不良反应/事件分析的 5 条原则将关联性评价分为肯定、很可能、可能、可能无关、待评价、无法评价 6 级。

药品生产企业应当对收集到的药品不良反应报告和监测资料进行分析、评价，并主动开展药品安全性研究。

（二）药品不良反应的控制

药品生产企业对已确认发生严重不良反应的药品，应当通过各种有效途径将药品不良反应、合理用药信息及时告知医务人员、患者和公众；采取修改标签和说明书，暂停生产、销售、使用和召回等措施，减少和防止药品不良反应的重复发生。对不良反应大的药品，应当主动申请注销其批准证明文件。药品生产企业应当将药品安全性信息及采取的措施报所在地省级药品监督管理部门和国家食品药品监督管理总局。

药品经营企业和医疗机构应当对收集到的药品不良反应报告和监测资料进行分析和评价，并采取有效措施减少和防止药品不良反应的重复发生。

省级药品不良反应监测机构应当每季度对收到的药品不良反应报告进行综合分析，提取需要关注的安全性信息，并进行评价，提出风险管理建议，及时报省级药品监督管理部门、卫生行政部门和国家药品不良反应监测中心。省级药品监督管理部门根据分析评价结果，可以采取暂停生产、销售、使用和召回药品等措施，并监督检查，同时将采取的措施通报同级卫生行政部门。

国家药品不良反应监测中心应当每季度对收到的严重药品不良反应报告进行综合分析，提取需要关注的安全性信息，并进行评价，提出风险管理建议，及时报国家食品药品监督管理总局和国家卫生和计划生育委员会。国家食品药品监督管理总局根据药品分析评价结果，可以要求企业开展药品安全性、有效性相关研究。必要时，应当采取责令修改药品说明书，暂停生产、销售、使用和召回药品等措施，对不良反应大的药品，应当撤销药品批准证明文件，并将有关措施及时通报国家卫生和计划生育委员会。

省级以上药品不良反应监测机构根据分析评价工作需要，可以要求药品生产、经营企业和医疗机构提供相关资料，相关单位应当积极配合。

（三）药品不良反应的信息管理

药品不良反应报告的内容和统计资料是加强药品监督管理、指导合理用药的依据。各级药品不良反应监测机构应当对收到的药品不良反应报告和监测资料进行统计和分析，并以适当形式反馈。

国家药品不良反应监测中心应当根据对药品不良反应报告和监测资料的综合分析和评价结果，及时发布药品不良反应警示信息。省级以上药品监督管理部门应当定期发布药品不良反应报告和监测情况。

下列信息由国家食品药品监督管理总局和国家卫生和计划生育委员会统一发布：①影响较大并造成严重后果的药品群体不良事件；②其他重要的药品不良反应信息和认为需要统一发布的信息。前款规定统一发布的信息，国家食品药品监督管理总局和国家卫生和计划生育委员会也可以授权省级药品监督管理部门和卫生行政部门发布。

在药品不良反应报告和监测过程中获取的商业秘密、个人隐私、患者和报告者信息应当予以保密。鼓励医疗机构、药品生产企业、药品经营企业之间共享药品不良反应信息。

五、药品不良反应报告与监测的法律责任

（一）药品生产企业的法律责任

按照我国 2011 年由国家食品药品监督管理局颁布的《药品不良反应报告和监测管理办法》（以下简称《办法》），药品生产企业有下列情形之一的，由所在地药品监督管理部门给予警告，责令限期改正，可以并处五千元以上三万元以下的罚款：①未按照规定建立药品不良反应报告和监测管理制度，或者无专门机构、专职人员负责本单位药品不良反应报告和监测工作的；②未建立和保存药品不良反应监测档案的；③未按照要求开展药品不良反应或者群体不良事件报告、调查、评价和处理的；④未按照要求提交定期安全性更新报告的；⑤未按照要求开展重点监测的；⑥不配合严重药品不良反应或者群体不良事件相关调查工作的；⑦其他违反本办法规定的。

药品生产企业有前款规定第④项、第⑤项情形之一的，按照《药品注册管理办法》的规定对相应药品不予再注册。

（二）药品经营企业的法律责任

药品经营企业有下列情形之一的，由所在地药品监督管理部门给予警告，责令限期改正；逾期不改的，处三万元以下的罚款。①无专职或者兼职人员负责本单位药品不良反应监测工作的；②未按照要求开展药品不良反应或者群体不良事件报告、调查、评价和处理的；③不配合严重药品不良反应或者群体不良事件相关调查工作的。

（三）医疗机构的法律责任

医疗机构有下列情形之一的，由所在地卫生行政部门给予警告，责令限期改正；逾期不改的，处三万元以下的罚款。情节严重并造成严重后果的，由所在地卫生行政部门对相关责任人给予行政处分。①无专职或者兼职人员负责本单位药品不良反应监测工作的；②未按照要求开展药品不良反应或者群体不良事件报告、调查、评价和处理的；③不配合严重药品不良反应和群体不良事件相关调查工作的。

药品监督管理部门发现医疗机构有前款规定行为之一的，应当移交同级卫生行政部门处理。卫生行政部门对医疗机构作出行政处罚决定的，应当及时通报同级药品监督管理部门。

（四）监管部门的法律责任

各级药品监督管理部门、卫生行政部门和药品不良反应监测机构及其有关工作人员在药品不良反应报告和监测管理工作中违反相关规定，造成严重后果的，依照有关规定给予行政处分。药品生产、经营企业和医疗机构违反相关规定，给药品使用者造成损害的，依法承担赔偿责任。

第四节　药品上市后再评价

一、药品上市后再评价概述

（一）药品上市后再评价的概念

药品上市后再评价是指通过对已经批准上市的药品进行不良反应监测结果分析、药物经济学分析、药物流行病学相关研究等处理，对其安全性、有效性、经济性及合理性做出科学的评估。

（二）药品上市后再评价的意义

药品上市后再评价是我国药品监督管理的薄弱环节，还没有出台专门的药物上市后再评价管理办法，主要依据是《药品管理法》和《药品不良反应报告与监测管理办法》。完善健全的药品上市后再评价体系可以为新药研究开发提供理论依据，为最佳药物治疗反应提供参考资料，指导和促进临床合理用药。

由于临床前研究、临床实验研究的局限性和实际应用中的复杂因素，药品上市后必须对药品的安全性、有效性等进行跟踪调查，以不断获取最新的药物市场情况。

二、药品上市后再评价的内容

药品上市后再评价是指根据医药学的最新学术水平，从药理学、药剂学、临床医学、药物流行病学、药物经济学及药物政策等方面，对已批准上市的药品在社会人群中的疗效、不良反应、用药方案、稳定性及费用等是否符合安全、有效、经济的合理用药原则做出科学评价和估计。

（一）药品上市后安全性评价

药品上市后安全性再评价是药品上市后再评价的一个非常重要的内容，它需要在广大人群中考察经长期应用药品发生的 ADR、停药后发生的 ADR 以及引起 ADR 发生的因素如机体因素、遗传因素、给药方法、药物相互作用等。由于上市前研究的局限性，导致上市前安全性评价所获得的信息有限，存在一定的偏倚，部分罕见的或长期 ADR 发生情况无法得到充分提示，使得药品上市后的应用存在风险，因此尽管药物被批准上市时已经作出了药物给患者带来的利益优于风险的评价，仍然需要进行上市后安全性再评价。

（二）药品上市后有效性评价

药品上市后的有效性评价是指对已上市的药品在实际人群应用中的有效率、长期效果和新的适应证进行跟踪调查。其作用是补充上市前实验研究的不足。药品有效性评价可使用药效学、药代动力学、药剂学等方法。

（三）药品上市后药物经济性评价

广义的药物经济学（pharmaceutical economics）主要研究药品供需方的经济行为、供需双方相互作用下的药品市场定价以及药品领域的各种干预政策措施等。狭义的药物经济学（pharmacoeconomics）是一门将经济学基本原理、方法和分析技术运用于临床药物治疗过程，并以药物流行病学的人群观为指导，从全社会角度展开研究，以求最大限度的合理利用现有医药卫生资源的综合性应用科学。其主要任务是测量，及对比分析和评价不同药物治疗方案、药物治疗方案与其他治疗方案（如手术治疗，理疗等）以及不同卫生服务项目所产生的相对社会经济效果，为临床合理用药和疾病防治决策提供科学依据。常用的分析方法有最小成本分析、成本效果分析、成本效益分析等。

三、药品上市后再评价的实施

（一）药品上市后再评价的实施主体

药品上市后再评价由国家食品药品监督管理部门组织药学、医学和其他技术人员对新药进行审核，对已批准生产的药品进行再评价。国家食品药品监督管理总局审评中心承担药品再评价和淘汰药品的技术工作及其相关业务组织工作，承担全国药品不良反应检测的技术工作及其相关业务组织工作，对省级药品不良反应监测中心进行技术指导。

（二）药品上市后再评价的处理方式

药品上市后再评价首先是对上市后研究资料、不良反应监测信息以及相关的国内外资料进行收集，根据现有资料确定药品不良事件即不良反应信号，根据研究结果，结合药品的风险利益评估，得出再评价结论并提出技术建议和措施。

这些措施包括责令生产企业修改药品说明书，暂停生产、销售和使用，对疗效不确切、不良反应大或者其他原因危害人体健康的药品，应当撤销其批准证明文件，进口药品还应撤销进口药品注册证书。其他措施还包括转换药品性质（由 OTC 药品转为处方药）、在国家和省级药监部门网站上发布药品安全信息、撤出市场等行政管理手段。

四、药物警戒和药品召回

（一）药物警戒

1. 药物警戒的概念及主要内容

世界卫生组织（World Health Organization，WHO）关于药物警戒的定义为：药物警戒是与发现、评价、理解和预防不良反应或其他任何可能与药物有关问题的科学研究与活动。药物警戒的主要工作内容包括：①早期发现未知药品的不良反应及其相互作用；②发现已知药品的不良反应的增长趋势；③分析药品不良反应的风险因素和可能的机制；④对风险/效益评价进行定量分析，发布相关信息，促进药品监督管理和指导临床用药。

2. 药物警戒的目的及意义

药物警戒的目的包括：①评估药物的效益、危害、有效及风险，以促进其安全、合理及有效地应用；②防范与用药相关的安全问题，提高患者在用药、治疗及辅助医疗方面的安全性；③教育、告知病人药物相关的安全问题，增进涉及用药的公众健康与安全。

药物警戒的最终目标为合理、安全地使用药品；对已上市药品进行风险/效益评价和交流；对患者进行培训、教育，并及时反馈相关信息。

从宏观上来说，药物警戒对我国药品监管法律法规体制的完善具有重要的意义，药物警戒工作既可以节约资源，又能挽救生命，这是仅仅进行药品不良反应监测工作所不能达到的。开展药品不良反应监测工作对安全、经济、有效地使用药品是必需的，而药品不良反应监测工作的更加深入和更有成效则需要药物警戒的引导。

3. 药物警戒与药品不良反应监测

药物警戒涵括了药物从研发直到上市使用的整个过程，而药品不良反应监测仅仅是指药品上市前提下的监测。药物警戒扩展了药品不良反应监测工作的内涵。

4. 我国药物警戒的开展及展望

随着我国大众传媒上有关药品召回报道量的增加，大家越来越感到药物警戒的重要性。2004 年《药品不良反应监测管理办法》法规文件正式颁布（2011 年进行了修订），同年 7 月《中国药物警戒》杂志（Chinese Journal of Pharmacovigilance）创刊。

药物警戒领域中，国际合作的主要基础是世界卫生组织国际药物监测计划（WHO International Drug Monitoring Programme），对此有 80 多个成员国通过并形成系统，鼓励医疗保健人员记录和报告发生在他们患者中的药物不良反应。这些报告在当地被评价并可能引起国内关注。通过 WHO 国际药物监测计划会员资格，一个国家可了解其他国家和地区类似的报告。

（二）药品召回

药品召回的相关内容见第六章的药品风险评估与药品召回。

课后案例

CFDA 有关负责人就产品召回问题约谈强生公司

强生（韩国）公司因质量原因分别于 2013 年 4 月 23 日和 5 月 3 日出现药品召回的事件。2009 年以来强生所属在华公司，共在中国大陆召回产品 33 次，相关信息已在 CFDA 网站公布。针对有关情况，2013 年 6 月 13 日 CFDA 有关负责人约谈了强生公司。

CFDA 有关负责人指出，强生公司药品及健康相关产品频繁发生因质量原因的召回事件，说明强生公司的质量管理系统可能存在缺陷。公司须本着对公众健康负责的态度，认真查找问题原因，改进质量管理，切实落实各项风险控制措施，消除安全隐患，确保上市产品质量。强生公司在华各公司及在华上市产品必须严格遵守中国法律法规和相关技术规范，出现产品质量问题必须按规定及时向监管部门报告，并如实向公众讲清质量问题性质、产生质量问题的原因，以及所采取的风险控制措施。CFDA 及各级监管机构将加强对强生公司的监督检查、检验检测和监督监测，及时披露监管信息。强生公司表示，将按照监管部门的要求，认真分析出现问题原因，严格遵守中国法律法规和相关技术规范，不断改进产品质量，及时向社会公开相关信息。

药品质量关系公众健康和生命安全。任何在华药品生产企业都必须把产品质量放在首位，自觉遵守我国法律法规和相关技术规范，切实担负起药品安全责任。凡是出现产品缺陷或质量问题都必须采取召回措施，必须向药品监管部门报告，必须主动向公众披露信息，凡在国外召回药品必须在华同步召回。CFDA 及各级监管机构将进一步加大监管力度，及时掌握各国药品监管机构的召回信息，对药品生产企业召回不报告，召回不及时，将采取严厉的监管措施，直至停止在华生产销售药品。

思考：

1. 搜集强生公司最近三年的在华药品召回信息，分析召回内容及原因。
2. 强生公司可能面临哪些法律责任？

思考题

1. 区分药品不良反应和不良事件的意义是什么？
2. 药品个体不良反应报告和群体不良反应报告及处置有何不同？
3. 各级药品相关单位的法律责任有何不同？
4. 药品上市后再评价的内容是什么？
5. 我国的药品召回管理有哪些问题？

第十章　药品信息管理

学习目标

1. 掌握：药品质量公告，药品包装管理的主要内容，药品说明书和标签管理的规定，药品广告的审查与发布标准。
2. 熟悉：药品信息管理的内容与法律体系，国家药品编码和药品电子监管码。
3. 了解：药品信息的类型与来源，互联网药品信息服务管理。

引 导 案 例

加强药品信息管理，促进用药安全

药品说明书能正确指导医生、患者使用药品，为医药部门正确选购药品提供科学依据，同时也是新药审批的重要科学资料。世界各国药品监督管理部门都通过对药品说明书进行严格管理以利于消费者合理使用药品。

2011 年 6 月 15 日，美国食品药品管理局（FDA）发布信息，警示糖尿病治疗药吡格列酮用药超过 1 年可能引起膀胱癌的风险，并于 8 月 4 日更新了含吡格列酮药物的产品说明书。2014 年 3 月，美国食品药品管理局（FDA）发布丙戊酸缓释胶囊（商品名：Stavzor）说明书修订信息，将严重肝毒性加入了黑框警告。

2013 年 2 月，原国家食品药品监督管理局根据不良反应监测结果，为控制药品使用风险，决定对左氧氟沙星（包括盐酸左氧氟沙星、甲磺酸左氧氟沙星、乳酸左氧氟沙星）口服和注射液说明书进行修订。2013 年 11 月，根据药品不良反应监测结果，CFDA 提示注意氟喹诺酮类药品的严重不良反应，并建议医务人员应按照药品说明书的指导处方氟喹诺酮类药品，严格掌握适应证，详细了解药品的用法用量、禁忌证、注意事项、不良反应、药物相互作用、特殊人群用药等信息，合理使用氟喹诺酮类药品；同时建议药品生产企业应当加强药品不良反应监测，及时修订氟喹诺酮类药品的产品说明书，更新相关用药风险信息如不良反应、注意事项等，以有效的方式将氟喹诺酮类药品风险告知医务人员和患者，加大合理用药的宣传，最大程度地保障患者的用药安全。

思考：

药品信息管理的内容有哪些？

第一节　药品信息管理概述

随着信息技术的快速发展和社会经济水平的不断提高，药品信息资源的数量不断增长与聚集，对药品信息的处理、加工、传递与利用水平也提出了更高的要求。有效掌握和利用信息成为促进医药产业健康快速发展的重要影响因素。美国著名企业管理学者彼得·德鲁克说："在信息社会里，知识已成为生产力、竞争力和经济成就的关键因素，知识已成为最重要的工业，这个工业向经济提供生产所需要的重要中心资源。"

一、药品信息

（一）药品信息的含义

信息一词来源于拉丁文"informatio"，原意是解释、陈述。信息无处不在，它存在于自然界，也存在于人类社会，存在于物质世界，也存在于精神领域。药品信息是有关药品存在与运动状态的表现。药品信息包括关于药品的有效性、安全性和经济性方面的信息和关于药品研发、生产、流通、使用等变化过程的信息。

（二）药品信息的类型

依照不同的分类标准，药品信息可划分为不同的类型。

按照药品信息的内容划分，可以分为药品市场信息、药品科技信息、药品安全信息、药品质量信息、药品监督管理信息和药品教育信息等。

按照药品信息的产生领域划分，可以分为药品上市前信息、药品注册审批信息和药品上市后信息等。

按照药品信息的应用领域划分，可以分为药品研发信息、药品注册信息、药品生产信息、药品流通信息和药品使用信息等。

按照药品信息的载体划分，可以分为语音信息、图像信息、文字信息、数据信息、多媒体信息等。

（三）药品信息来源

药品信息来源广泛，主要包括：

1. 图书

图书采用符号的形式将知识内容依照一定体例系统记录于某种形态的材料上，用于表达思想、积累经验、保存知识与传播知识。尤其是与医药产业相关的权威图书能为人们提供大量药品活动信息，指导人们药学实践。

2. 期刊

期刊拥有固定名称和相同版式，定期或不定期连续出版。其内容一般是围绕某一主题、某一学科或某一研究对象，由不同作者的多篇文章编辑而成。药学期刊包括学术性期刊、行业性期刊、资料性期刊、报道性期刊等。其中学术性期刊主要反映较为新颖且具有独创性的科研成果，便于人们紧密跟踪了解某一学科领域的发展动态。

3. 报纸

报纸有固定名称，面向公众定期连续出版发行。通过报纸，公众可以及时获取与药品有关活动（如药品研发、生产、流通、使用、安全、价格、监督等方面）的信息。

4. 特种文献信息

主要包括科技报告（科研项目和调研工作的阶段性报告或成果总结）、会议文献（学术会议上交流的论文、报告及其他有关资料）、专利文献（关于药品的发明创造的文献）、学位论文、标准文献、政府出版物、技术档案、产品资料等。

5. 政策法规

国家制定一系列药事管理法律、法规、规章及其他药事管理规范性文件以保证药品质量和公众用药安全。通过了解国家药品政策法规的变化，药学人员可根据所获取的药品政策信息做出正确判断和决策。

6. 药事组织

药事组织主要承担药品监督管理、研制新药、生产药品、经营药品、合理用药、培养药学技术人员、医药企业咨询等任务，如药品监督管理部门、药物研究机构、药学社团、制药企业、药品经营企业、医疗机构等。这些机构能为药学人员提供某一药品应用领域的相关信息。

二、药品信息管理

（一）药品信息管理内容

药品信息管理不仅包括对药品信息的管理，即对药品信息进行组织、控制、加工、规划等，还包括对涉及药品信息活动的各种要素（信息、人、设备、机构）进行合理的组织和控制，以实现药品信息及有关资源的合理配置，从而满足人们用药需求的过程。

（二）药品信息管理法律体系

与其他产品的信息管理相比，由于药品与人们的生命健康息息相关，药品信息管理显得尤为重要。为加强药品信息管理、保证药品信息的真实准确和保障公众用药安全，国家制定发布了有关药品信息管理的法律规范，主要包括药品说明书和标签的管理、药品广告管理和互联网药品信息服务管理等。国家制定的有关药品信息的现行法律法规见表 10－1。

表 10－1　药品信息管理现行法律法规

颁布机关	法律法规名称	施行日期
国家食品药品监督管理局	药品说明书和标签管理规定	2006 年 6 月 1 日
国家食品药品监督管理局	直接接触药品的包装材料和容器管理办法	2004 年 7 月 20 日
国家食品药品监督管理局	关于实施药品电子监管工作有关问题的通知	2008 年 4 月 10 日

续表

颁布机关	法律法规名称	施行日期
国家食品药品监督管理局	关于印发《药品电子监管工作实施方案》的通知	2008 年 5 月 8 日
国家食品药品监督管理局	互联网药品信息服务管理办法	2004 年 7 月 8 日
国家食品药品监督管理局、国家工商行政管理总局	药品广告审查办法	2007 年 5 月 1 日
国家食品药品监督管理局、国家工商行政管理总局	药品广告审查发布标准	2007 年 5 月 1 日

三、药品质量公告

药品质量公告是药品质量信息的重要来源，是国务院和省级药品监督管理部门向公众发布的有关药品质量抽查检验结果的公告。《药品管理法》规定：国务院和省、自治区、直辖市人民政府的药品监督管理部门应当定期公告药品质量抽查检验的结果；公告不当的，必须在原公告范围内予以更正。《药品质量监督抽查检验工作管理暂行规定》（国药监市〔2001〕388 号）在对药品质量监督抽查检验做出相关规定的基础上，进一步明确了药品质量公告的发布主体、时间、内容等。

（一）发布主体

药品质量公告的发布主体是国务院和省、自治区、直辖市人民政府的药品监督管理部门。

（二）发布时间

药品质量公告分为国家和省、自治区、直辖市两级。国家药品质量公告每年至少 4 期，每季度至少 1 期。省、自治区、直辖市药品质量公告每年至少 2 期，每半年至少 1 期。

（三）公告内容

国家药品质量公告公布国家药品质量监督抽查检验结果。省、自治区、直辖市药品质量公告公布本省、自治区、直辖市药品质量监督抽查检验结果。药品质量公告应当包括抽验药品的品名、检品来源、生产企业、生产批号、药品规格、检验机构、检验依据、检验结果、不合格项目等内容。

（四）其他规定

国家药品质量公告在公布前由 CFDA 委托中国食品药品检定研究院进行核查，并在核查的基础上拟订公告草案，由 CFDA 核准发布。

省级药品质量公报公告前，由省级药品监督管理部门组织核查。省、自治区、直辖市的药品质量公报，应当在发布后 5 日内报 CFDA 备案。

公告不当的，必须在原公告范围内予以更正。

第二节 药品标识物管理

药品标识物是标识药品质量属性的载体，是药品监督管理的依据，也是医师和药师决定用药和指导消费者购买选择的重要信息来源，主要包括药品的包装、标签、说明书、药品编码和电子监管码等。药品品种数量众多，不同剂型、规格的药品对药品运输、储存、销售和使用要求也各不相同。药品标识物管理能保证药品信息的准确、科学和全面，进而有效指导人们正确销售、保管和使用药品，保障公众的用药合法权益。

一、药品包装的管理

药品包装指药品生产企业生产的药品和医疗机构配制的制剂所使用的直接接触药品的包装材料和容器，简称药包材。新型药包材，是指未曾在中国境内使用的药包材。药包材伴随药品生产、流通和使用的全过程，是药品不可分割的部分。《药品管理法》规定："直接接触药品的包装材料和容器，必须符合药用要求，符合保障人体健康、安全的标准，并由药品监督管理部门在审批药品时一并审批。药品生产企业不得使用未经批准的直接接触药品的包装材料和容器。对不合格的直接接触药品的包装材料和容器，由药品监督管理部门责令停止使用。药品包装必须适合药品质量的要求，方便储存、运输和医疗使用。发运中药材必须有包装。在每件包装上，必须注明品名、产地、日期、调出单位，并附有质量合格的标志。"为加强直接接触药品的包装材料和容器的监督管理，保证药包材质量，2004年7月，原国家食品药品监督管理局颁布了《直接接触药品的包装材料和容器管理办法》。同时，原国家药品监督管理局于2000年3月颁布的《药品包装用材料、容器管理办法》（暂行）废止。

（一）药包材的标准

我国对药包材实行国家标准。生产、进口和使用药包材，必须符合药包材国家标准。

1. 药包材国家标准的含义

药包材国家标准是指国家为保证药包材质量、确保药包材的质量可控性而制定的质量指标、检验方法等技术要求。

2. 药包材国家标准的技术监督机构

药包材国家标准由CFDA组织国家药典委员会制定和修订，并由CFDA颁布实施。CFDA设置或者确定的药包材检验机构承担药包材国家标准拟定和修订方案的起草、方法学验证、实验室复核工作。国家药典委员会根据CFDA的要求，组织专家进行药包材国家标准的审定工作。

（二）药包材的注册

CFDA制定注册药包材产品目录，并对目录中的产品实行注册管理。实施注册管理的药包材产品目录包括：输液瓶（袋、膜及配件）、安瓿、药用（注射剂、口服或者外用剂型）瓶（管、盖）、药用胶塞、药用预灌封注射器、药用滴眼（鼻、耳）剂瓶

（管）、药用硬片（膜）、药用铝箔、药用软膏管（盒）、药用喷（气）雾剂泵（阀门、罐、筒）。对于不能确保药品质量的药包材，CFDA 公布淘汰的药包材产品目录。

1. 药包材注册申请分类

药包材注册申请包括生产申请、进口申请和补充申请。

（1）生产申请　是指在中国境内生产药包材的注册申请。申请人应当是在中国境内合法登记的药包材生产企业。

（2）进口申请　是指在境外生产的药包材在中国境内上市销售的注册申请。境外申请人应当是在境外合法登记的药包材生产厂商，其进口申请注册，应当由其驻中国境内的办事机构或者由其委托的中国境内代理机构办理。

（3）补充申请　是指生产申请和进口申请经批准后，改变、增加或者取消原批准事项或者内容的注册申请。

2. 药包材生产申请与注册

申请人提出药包材生产申请的，应当在完成药包材试制工作后，填写《药包材注册申请表》，向所在地省、自治区、直辖市（食品）药品监督管理部门报送有关资料和样品。省、自治区、直辖市（食品）药品监督管理部门受理申请后，应当在 30 日内对生产企业按照《药包材生产现场考核通则》的要求组织现场检查，符合要求的，抽取供检验用的连续 3 批样品，通知设置或者确定的药包材检验机构进行注册检验；不符合要求的，予以退审。药包材检验机构在接到注册检验通知和样品后，应当在 30 日内完成检验，出具检验报告书并提出意见，报送省、自治区、直辖市（食品）药品监督管理部门并通知申请人。新型药包材的注册检验应当在 60 日内完成。省、自治区、直辖市（食品）药品监督管理部门应当在收到药包材检验机构的检验报告书和有关意见后 10 日内将形式审查意见、现场检查意见连同检验报告书、其他有关意见及申请人报送的资料和样品一并报送 CFDA。CFDA 对省、自治区、直辖市（食品）药品监督管理部门报送的资料，应当在 80 日内组织完成技术审评。CFDA 应当在完成技术审评后 20 日内完成审批。20 日内不能作出决定的，经主管局领导批准，可以延长 10 日。符合规定的，核发《药包材注册证》；不符合规定的，发给《审批意见通知件》。药包材生产申请与注册程序见图 10 - 1。

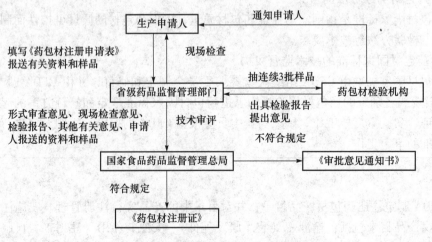

图 10 - 1　药包材生产申请与注册程序

3. 药包材进口申请与注册

申请人提出药包材进口申请的，应当填写《药包材注册申请表》，向 CFDA 报送有关资料和样品。CFDA 应当在 5 日内对申报资料进行形式审查，符合要求的予以受理，发给受理通知单和检验通知单；不符合要求的不予受理，发给不予受理通知单，并说明理由。申请人凭检验通知单向 CFDA 设置或者确定的药包材检验机构报送连续 3 批样品。药包材检验机构在收到注册检验通知单和样品后，应当在 60 日内对样品进行检验，出具检验报告并提出意见，报 CFDA。CFDA 根据工作需要，可以对进口药包材研制情况及生产条件进行现场考核，并抽取样品。CFDA 在收到药包材检验机构对样品的检验报告及意见后，应当在 90 日内组织完成技术审评。CFDA 应当在完成技术审评后 20 日内完成审批。20 日内不能作出决定的，经主管局领导批准，可以延长 10 日。符合规定的，核发《进口药包材注册证》；不符合规定的，发给《审批意见通知件》。香港、澳门和台湾地区的药包材生产厂商申请药包材注册的，参照进口药包材办理，符合规定的，发给《药包材注册证》；不符合规定的，发给《审批意见通知件》。药包材进口申请与注册程序见图 10 – 2。

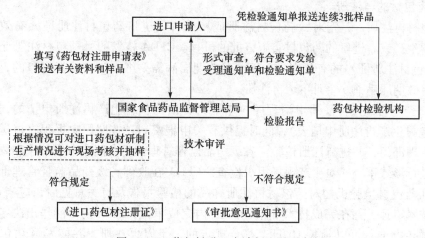

图 10 – 2　药包材进口申请与注册程序

4. 药包材的补充申请

药包材经批准注册后，变更药包材标准、改变工艺及《药包材注册证》或者《进口药包材注册证》中所载明事项等的，申请人应当提出补充申请。补充申请的申请人，应当是药包材批准证明文件的持有人。

（1）药包材生产的补充申请程序　药包材生产的补充申请，申请人应当填写《药包材补充申请表》，向所在地省级药品监督管理部门报送有关资料和说明，省级药品监督管理部门对申报资料进行形式审查，符合要求的予以受理，发给受理通知单；不符合要求的发给不予受理通知单，并说明理由。对受理的申请，不需要对生产企业按照《药包材生产现场考核通则》的要求组织现场检查的，省级药品监督管理部门应当在受理药包材补充申请后 10 日内将形式审查意见及申请人报送的资料和样品一并报送 CFDA。对受理的申请，需要对生产企业按照《药包材生产现场考核通则》的要求组织现场检查的，省级药品监督管理部门应当在 30 日内组织进行现场检查，符合要求的，抽取供检验用的连续 3 批样品，通知设置或者确定的药包材检验机构进行注册检验；不符合要求的，予以退审。药包材检验机构应当在 30 日内完成检验，出具检验报告书并提出意见，报送省级药品监督管理部门并通知申请人。省级药品监督管理部门应当在收到药包材检验机构的检验报告书和有关意见后 10 日内将形式审查意见、现场检查意见连同检验报告书、其他有关意见及申请人报送的资料和样品一并报送 CFDA。CFDA 应当在完成技术审评后 20 日内完成审批。以《药包材补充申请批件》形式，决定是否同意；不同意的决定应当说明理由。其中变更国内药包材生产企业名称、国内药包材生产企业变更地址称谓等项目的药包材补充申请，由省、自治区、直辖市（食品）药品监督管理部门在受理申请后 20 日内完成审批，并报 CFDA 备案。

（2）药包材进口的补充申请程序　药包材进口的补充申请，申请人应当填写《药包材补充申请表》，向 CFDA 报送有关资料和说明，CFDA 对申报资料进行形式审查，符合要求的予以受理，发给受理通知单；不符合要求的发给不予受理通知单，并说明理由。CFDA 应当在受理申请后 20 日内完成审批。其中需要进行技术审评的，应当在受理申请后 60 日内完成审批。

5. 药包材的再注册

药包材再注册，是指对《药包材注册证》或者《进口药包材注册证》有效期届满需要继续生产或者进口的药包材实施审批的过程。CFDA 核发的《药包材注册证》或者《进口药包材注册证》的有效期为 5 年。有效期届满需要继续生产或者进口的，申请人应当在有效期届满前 6 个月申请再注册。

（1）药包材生产再注册申请程序　申请人提出药包材生产再注册申请的，应当填写《药包材生产再注册申请表》，同时提供有关申报资料，按照原申报程序报送省级药品监督管理部门，并进行注册检验。省级药品监督管理部门按照原申报程序和要求对申报资料进行形式审查，对生产现场组织检查。CFDA 在收到省级药品监督管理部门报送的资料和药包材检验机构对药包材再注册样品的检验报告及有关意见后，应当在 40 日内完成技术审评，并在完成技术审评后 20 日内完成审批，20 日内不能作出决定的，经主管局领导批准，可以延长 10 日。符合规定的，予以再注册，并换发《药包材注册证》。不符合规定的，发给《审批意见通知件》。

（2）药包材进口的再注册申请程序　药包材进口的再注册，申请人应当填写《药包材进口再注册申请表》，同时提供有关申报资料，按照原申报程序报送 CFDA，并进行注册检验。CFDA 在收到药包材检验机构对药包材进口再注册样品的检验报告及有关意见后，应当在 50 日内完成技术审评，20 日内完成审批，20 日内不能作出决定的，经主管局领导批准，可以延长 10 日。符合规定的，予以再注册，并换发《进口药包材注册证》。不符合规定的，发给《审批意见通知件》。

（3）不予再注册的情形　有下列情况之一的，CFDA 不予再注册：①国家公布禁止使用或者淘汰的药包材；②在规定的时间内未提出再注册申请的药包材；③注册检验不合格的药包材。

6. 药包材的注册检验

（1）含义　申请药包材注册必须进行药包材注册检验。药包材注册检验包括对申请注册的药包材进行样品检验和标准复核。

样品检验，是指药包材检验机构按照申请人申报的药包材标准对样品进行检验。

标准复核，是指药包材检验机构对申报的药包材标准中的检验方法的可行性、科学性、设定的指标能否控制药包材质量等进行的实验室检验和审核工作。

（2）药包材注册检验机构 药包材注册检验由 CFDA 设置或者确定的药包材检验机构承担。

（3）药包材注册检验的要求

①对药包材检验机构的要求：承担注册检验的药包材检验机构，应当按照药包材国家实验室规范的要求，配备与药包材注册检验任务相适应的人员和设备，遵守药包材注册检验的质量保证体系的技术要求。申请已有国家标准的药包材注册的，药包材检验机构接到样品后应当按照国家标准进行检验，并对工艺变化导致的质量指标变动进行全面分析，必要时应当要求申请人制定相应的质量指标和检验方法，以保证药包材质量的可控性。进行新药包材标准复核的，药包材检验机构除进行检验外，还应当根据该药包材的研究数据和情况、国内外同类产品的标准和国家有关要求，对该药包材的标准、检验项目和方法等提出复核意见。药包材检验机构出具的复核意见，应当告知申请人。申请人有异议的，应当在 10 日内将申诉意见报送该药包材检验机构。药包材检验机构采纳申诉意见的，应当对复核意见作出相应更正；如不同意申请人的申诉意见，应当将复核意见及申请人的申诉一并报送 CFDA，同时抄送申请人和发出注册检验通知的省、自治区、直辖市（食品）药品监督管理部门。

②对申请人的要求：重新制定药包材标准的，申请人不得委托提出原复核意见的药包材检验机构进行该项标准的研究工作；该药包材检验机构不得接受此项委托。

7. 药包材的监督与检查

CFDA 和省级药品监督管理部门应当对药包材的生产、使用组织抽查检验，并将抽查检验结果予以公告。CFDA 和省级药品监督管理部门设置或者确定的药包材检验机构，承担药包材监督管理及检查所需的检验任务，并出具检验报告。药品生产企业和配制制剂的医疗机构不得使用与国家标准不符的药包材。

二、药品说明书和标签管理

药品说明书是药品生产企业印制并提供的，包含药品安全性、有效性重要科学数据、结论和信息，用以指导安全、合理使用药品的技术性资料。药品标签是药品包装上印有或者贴有的内容。《药品管理法》规定："药品包装必须按照规定印有或者贴有标签并附有说明书。"为规范在中华人民共和国境内上市销售的药品的说明书和标签的管理，原国家食品药品监督管理局于 2006 年 3 月 15 日颁布了《药品说明书和标签管理规定》，自 2006 年 6 月 1 日起施行。

（一）药品说明书和标签的管理原则

1. 国家审批制度

药品说明书和标签由 CFDA 予以核准。

2. 对药品标签的管理原则

药品包装必须按照规定印有或者贴有标签，不得夹带其他任何介绍或者宣传产品、企业的文字、音像及其他资料。药品的标签应当以说明书为依据，其内容不得超出说明书的范围，不得印有暗示疗效、误导使用和不适当宣传产品的文字和标识。

3. 对药品说明书的管理原则

药品生产企业生产供上市销售的最小包装必须附有说明书。

4. 对药品说明书和标签的文字要求

药品说明书和标签的文字表述应当科学、规范、准确。非处方药说明书还应当使用容易理解的文字表述，以便患者自行判断、选择和使用。药品说明书和标签中的文字应当清晰易辨，标识应当清楚醒目，不得有印字脱落或者粘贴不牢等现象，不得以粘贴、剪切、涂改等方式进行修改或者补充。

（二）药品说明书的管理规定

1. 药品说明书的内容要求

药品说明书对疾病名称、药学专业名词、药品名称、临床检验名称和结果的表述，应当采用国家统一颁布或规范的专用词汇，度量衡单位应当符合国家标准的规定。药品说明书应当列出全部活性成分或者组方中的全部中药药味。注射剂和非处方药还应当列出所用的全部辅料名称。药品处方中含有可能引起严重不良反应的成分或者辅料的，应当予以说明。药品说明书应当充分包含药品不良反应信息，详细注明药品不良反应。药品生产企业未根据药品上市后的安全性、有效性情况及时修改说明书或者未将药品不良反应在说明书中充分说明的，由此引起的不良后果由该生产企业承担。

2. 药品说明书的修订

药品生产企业应当主动跟踪药品上市后的安全性、有效性情况，需要对药品说明书进行修改的，应当及时提出申请。根据药品不良反应监测、药品再评价结果等信息，CFDA 也可以要求药品生产企业修改药品说明书。药品说明书获准修改后，药品生产企业应当将修改的内容立即通知相关药品经营企业、使用单位及其他部门，并按要求及时使用修改后的说明书和标签。

3. 药品说明书的格式

为规范药品说明书格式和内容，依据《药品说明书和标签管理规定》，国家食品药品监督管理局先后制定了《关于印发化学药品和生物制品说明书规范细则的通知》《关于印发中药、天然药物处方药说明书格式内容书写要求及撰写指导原则的通知》《放射性药品说明书规范细则》和《关于印发非处方药说明书规范细则的通知》。

（三）药品标签的管理规定

1. 药品标签内容的规定

（1）内标签　药品内标签指直接接触药品的包装的标签。药品的内标签应当包含药品通用名称、适应证或者功能主治、规格、用法用量、生产日期、产品批号、有效期、生产企业等内容。包装尺寸过小无法全部标明上述内容的，至少应当标注药品通用名称、规格、产品批号、有效期等内容。

（2）外标签　外标签指内标签以外的其他包装的标签。药品外标签应当注明药品通用名称、成分、性状、适应证或者功能主治、规格、用法用量、不良反应、禁忌、注意事项、贮藏、生产日期、产品批号、有效期、批准文号、生产企业等内容。适应证或者功能主治、用法用量、不良反应、禁忌、注意事项不能全部注明的，应当标出主要内容并注明"详见说明书"字样。

（3）用于运输、储藏的包装的标签　至少应当注明药品通用名称、规格、贮藏、生产日期、产品批号、有效期、批准文号、生产企业，也可以根据需要注明包装数量、运输注意事项或者其他标记等必要内容。

（4）原料药的标签　应当注明药品名称、贮藏、生产日期、产品批号、有效期、执行标准、批准文号、生产企业，同时还需注明包装数量以及运输注意事项等必要内容。

2. 对于同一药品生产企业生产的同一药品的管理规定

同一药品生产企业生产的同一药品，药品规格和包装规格均相同的，其标签的内容、格式及颜色必须一致；药品规格或者包装规格不同的，其标签应当明显区别或者规格项明显标注；分别按处方药与非处方药管理的，两者的包装颜色应当明显区别。

3. 有效期的表述

药品标签中的有效期应当按照年、月、日的顺序标注，年份用四位数字表示，月、日用两位数表示。其具体标注格式为"有效期至×××年××月"或者"有效期至×××年××月××日"；也可以用数字和其他符号表示为"有效期至××××.××."或者"有效期至××××/××/××"等。有效期若标注到日，应当为起算日期对应年月日的前一天，若标注到月，应当为起算月份对应年月的前一月。

预防用生物制品有效期的标注按照 CFDA 批准的注册标准执行，治疗用生物制品有效期的标注自分装日期计算，其他药品有效期的标注自生产日期计算。

（四）药品名称和注册商标的使用

1. 对药品名称和注册商标的使用原则

药品说明书和标签中标注的药品名称必须符合 CFDA 公布的药品通用名称和商品名称的命名原则，并与药品批准证明文件的相应内容一致。药品说明书和标签中禁止使用未经注册的商标以及其他未经 CFDA 批准的药品名称。

2. 药品名称的印制要求

药品通用名称应当显著、突出，其字体、字号和颜色必须一致，并符合以下要求：

（1）对于横版标签，必须在上三分之一范围内显著位置标出；对于竖版标签，必须在右三分之一范围内显著位置标出。

（2）不得选用草书、篆书等不易识别的字体，不得使用斜体、中空、阴影等形式对字体进行修饰。

（3）字体颜色应当使用黑色或者白色，与相应的浅色或者深色背景形成强烈反差。

（4）除因包装尺寸的限制而无法同行书写的，不得分行书写。

药品商品名称不得与通用名称同行书写，其字体和颜色不得比通用名称更突出和显著，其字体以单字面积计不得大于通用名称所用字体的二分之一。

3. 药品注册商标的印制要求

药品标签使用注册商标的，应当印刷在药品标签的边角，含文字的，其字体以单字面积计不得大于通用名称所用字体的四分之一。

（五）专有标识

麻醉药品、精神药品、医疗用毒性药品、放射性药品、外用药品和非处方药品等国家规定有专用标识的，其说明书和标签必须印有规定的标识。专有标识见图 10 - 3。

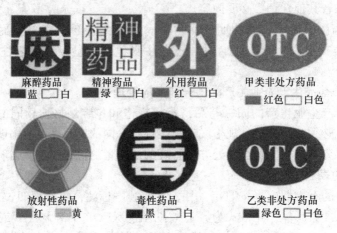

图 10 - 3 专有标识

三、国家药品编码

为加强药品监督管理，确保公众用药安全，依据《药品注册管理办法》，国家对批准上市的药品实行编码管理。国家药品编码，是指在药品研制、生产、经营、使用和监督管理中由计算机使用的表示特定信息的编码标识。国家药品编码以数字或数字与字母组合形式表现。

（一）国家药品编码的适用范围

国家药品编码适用于药品研究、生产、经营、使用和监督管理等各个领域以及电子政务、电子商务的信息化建设、信息处理和信息交换。

（二）国家药品编码的编制

国家药品编码遵循科学性、实用性、规范性、完整性与可操作性的原则，同时兼顾扩展性与可维护性。国家药品编码包括本位码、监管码和分类码。本位码由药品国别码、药品类别码、药品本体码、校验码依次连接而成。

（三）国家药品编码发布及变更

国家药品编码本位码由 CFDA 统一编制赋码，药品在生产上市注册申请获得审批通过的同时获得国家药品编码，在生产、经营、使用和监督管理过程中使用。

药品注册信息发生变更时，国家药品编码本位码进行相应变更，行政相对人有义务配合药品监管部门及时更新国家药品编码相关信息；药品批准证明文件被注销时，国家药品编码同时被注销。药品编码变更、注销后，原有国家药品编码不得再被使用。国家药品编码及变更信息在 CFDA 网站上统一发布。

在国家药品编码的基础上，对药品生产、经营实施药品电子监管和药品分类管理。

（四）国家药品编码本位码编制规则

国家药品编码本位码共 14 位，由药品国别码、药品类别码、药品本体码和校验码依次连接组成，不留空格，其结构见图 10-4。

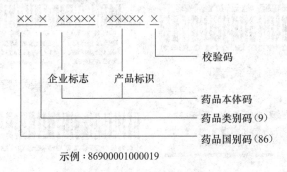

示例：86900001000019

图 10-4　国家药品本位码编制规则

国家药品编码本位码国别码为"86"，代表在我国境内生产、销售的所有药品；国家药品编码本位码类别码为"9"，代表药品；国家药品编码本位码本体码的前 5 位为药品企业标识，根据《企业法人营业执照》《药品生产许可证》，遵循一照一证的原则，按照流水的方式编制；国家药品编码本位码本体码的后 5 位为药品产品标识，是指前 5 位确定的企业所拥有的所有药品产品。药品产品标识根据药品批准文号，依据药品名称、剂型、规格，遵循一物一码的原则，按照流水的方式编制。

四、药品电子监管

药品电子监管是运用现代信息、网络、编码技术为每一件药品建立唯一的电子身份标识，将药品生产、流通环节的数据信息进行电子化、标准化处理，构建从药品生产企业、物流配送、批发企业、零售药店、医疗机构到消费者的全程电子化网络。药品监督管理部门通过监管网络系统对数据信息进行分析、取证、处理，从而实现药品全过程监管。为加快建立重点药品安全追溯体系，强化药品质量安全监管，确保公众用药安全，CFDA 建立全国统一的药品电子监督管理网络，分类分批对药品实施电子监管。

（一）药品电子监管码的含义

药品电子监管码（以下简称药监码）是为药品提供身份验证、信息存储与采集、物流流向统计等信息服务所使用的电子标识。药监码分为一级药监码（药品最小销售包装）、二级药监码（药品中包装）、三级药监码（药品外层包装，如此类推），分别用来标识最小销售包装药品、中间独立包装药品和外箱独立包装药品。

（二）药品电子监管码的印制

凡进入药品电子监管网《入网药品目录》的品种上市前，必须在产品外标签上加印（加贴）统一标识的药品电子监管码，企业可根据药品包装大小的实际情况自主选择（A、B、C三种样式中可任选一种，为利于监管、方便公众查询，推荐使用样式B或C）。对于产品最小包装体积过于狭小或属于异型瓶等特殊情况，无法在产品最小包装上加印（贴）统一标识药品电子监管码的品种，可在最小包装的上一级包装上加印（贴）统一标识的电子监管码。具体样式如图10-5所示。

图10-5   药品电子监管码样式

第三节   药品广告管理

一、药品广告管理概述

（一）广告的定义

广告一词来源于拉丁语"Adverture"，原意是大声说话以引起注意，带有通知、诱导、披露的意思。大约在公元1300年左右，演变为Advertise，意为通知别人某件事，以引起他人注意。美国市场营销协会对广告的定义是"广告是由特定的出资者（广告主），通常以付费的方式，通过各种传播媒体，对商品、劳务或观念等所作出的任何形式的非人员介绍及推广"。《中华人民共和国广告法》规定：广告是指商品经营者或服务提供者承担费用，通过一定媒介和形式直接或间接地介绍自己所推销的商品或所提供的服务的商业广告。

（二）药品广告概述

1. 药品广告的定义

药品广告是指凡利用各种媒介或者形式发布的含有药品名称、药品适应证（功能主治）或者与药品有关的其他内容的广告。

2. 药品广告的功能

药品广告最基本的功能是传播药品信息，指导公众合理安全用药，促进药品销售，增强医药企业的竞争力，提高企业的社会效益。

3. 药品广告的传播媒介

药品广告媒介是药品广告信息的传播工具。药品广告的传播媒介主要包括报纸、杂志、广播、电视、户外广告、POP 广告（Point of purchas Advertising）、直接邮寄广告、网络广告、各种专业学术会议和教育等。

（三）药品广告管理

药品关系到人民的生命与健康，世界各国对药品广告都制定了严格的管理法规与审查制度。为加强药品广告管理，保证药品广告的真实性和合法性，原国家食品药品监督管理局和工商行政管理总局 2007 年 3 月颁布了《药品广告审查办法》和《药品广告审查发布标准》，自 2007 年 5 月 1 日起施行。

二、药品广告审查办法

原国家食品药品监督管理局和国家工商行政管理总局审议通过的《药品广告审查办法》，共 31 条，对药品广告审批和备案的程序、时限、申请人的义务、药品广告的监督管理及有关法律责任等内容作出了规定。

（一）药品广告管理机构

1. 审查机关

省、自治区、直辖市药品监督管理部门是药品广告审查机关，负责本行政区域内药品广告的审查工作。

2. 监督管理机关

县级以上工商行政管理部门是药品广告的监督管理机关。

（二）药品广告批准文号的申请

1. 申请人的条件

药品广告批准文号的申请人必须是具有合法资格的药品生产企业或者药品经营企业。药品经营企业作为申请人的，必须征得药品生产企业的同意。申请人可以委托代办人代办药品广告批准文号的申办事宜。

2. 审查机关

申请药品广告批准文号，应当向药品生产企业所在地的药品广告审查机关提出。申请进口药品广告批准文号，应当向进口药品代理机构所在地的药品广告审查机关提出。

3. 需提交的资料

申请药品广告批准文号，应当提交《药品广告审查表》，并附与发布内容相一致的样稿（样片、样带）和药品广告申请的电子文件，同时提交以下真实、合法、有效的证明文件（加盖证件持有单位的印章）。

在药品生产企业所在地和进口药品代理机构所在地以外的省、自治区、直辖市发布药品广告的（以下简称异地发布药品广告），在发布前应当到发布地药品广告审查机关办理备案。异地发布药品广告备案应当提交《药品广告审查表》和批准的药品说明书复印件，电视广告和广播广告需提交与通过审查的内容相一致的录音带、光盘或者其他介质载体。

4. 审查程序

药品广告审查机关收到药品广告批准文号申请后，对申请材料齐全并符合法定要求的，发给《药品广告受理通知书》；申请材料不齐全或者不符合法定要求的，应当当场或者在 5 个工作日内一次告知申请人需要补正的全部内容；逾期不告知的，自收到申请材料之日起即为受理。药品广告审查机关应当自受理之日起 10 个工作日内，对申请人提交的证明文件的真实性、合法性、有效性进行审查，并依法对广告内容进行审查。对审查合格的药品广告，发给药品广告批准文号；对审查不合格的药品广告，应当作出不予核发药品广告批准文号的决定，书面通知申请人并说明理由，同时告知申请人享有依法申请行政复议或者提起行政诉讼的权利。对批准的药品广告，药品广告审查机关应当报 CFDA 备案，并将批准的《药品广告审查表》送同级广告监督管理机关备案。CFDA 对备案中存在问题的药品广告，应当责成药品广告审查机关予以纠正。对批准的药品广告，药品监督管理部门应当及时向社会予以公布。

5. 有效期

药品广告批准文号有效期为 1 年，到期作废。经批准的药品广告，在发布时不得更改广告内容。药品广告内容需要改动的，应当重新申请药品广告批准文号。

6. 注销的情形

有下列情形之一的，药品广告审查机关应当注销药品广告批准文号：

（1）《药品生产许可证》《药品经营许可证》被吊销的。

（2）药品批准证明文件被撤销、注销的。

（3）CFDA 或者省、自治区、直辖市药品监督管理部门责令停止生产、销售和使用的药品。

7. 药品广告批准文号的格式

药品广告批准文号为"×药广审（视）第 0000000000 号""×药广审（声）第 0000000000 号""×药广审（文）第 0000000000 号"。其中"×"为各省、自治区、直辖市的简称。"0"为由 10 位数字组成，前 6 位代表审查年月，后 4 位代表广告批准序号。"视""声""文"代表用于广告媒介形式的分类代号。

8.《药品广告审查表》的保存

广告申请人自行发布药品广告的，应当将《药品广告审查表》原件保存 2 年备查。广告发布者、广告经营者受广告申请人委托代理、发布药品广告的，应当查验《药品广告审查表》原件，按照审查批准的内容发布，并将该《药品广告审查表》复印件保存 2 年备查。

（三）违法行为的处罚

① 篡改经批准的药品广告内容进行虚假宣传的，由药品监督管理部门责令立即停止该药品广告的发布，撤销该品种药品广告批准文号，1 年内不受理该品种的广告审批申请。

② 对任意扩大产品适应证（功能主治）范围、绝对化夸大药品疗效、严重欺骗

和误导消费者的违法广告，省以上药品监督管理部门一经发现，应当采取行政强制措施，暂停该药品在辖区内的销售，同时责令违法发布药品广告的企业在当地相应的媒体发布更正启事。违法发布药品广告的企业按要求发布更正启事后，省以上药品监督管理部门应当在 15 个工作日内做出解除行政强制措施的决定；需要进行药品检验的，药品监督管理部门应当自检验报告书发出之日起 15 日内，做出是否解除行政强制措施的决定。

③ 对提供虚假材料申请药品广告审批，被药品广告审查机关在受理审查中发现的，1 年内不受理该企业该品种的广告审批申请。

④ 对提供虚假材料申请药品广告审批，取得药品广告批准文号的，药品广告审查机关在发现后应当撤销该药品广告批准文号，并 3 年内不受理该企业该品种的广告审批申请。

⑤ 违反《药品广告审查办法》规定被收回、注销或者撤销药品广告批准文号的药品广告，必须立即停止发布；异地药品广告审查机关停止受理该企业该药品广告批准文号的广告备案。药品广告审查机关按照《药品广告审批管理办法》收回、注销或者撤销药品广告批准文号的，应当自做出行政处理决定之日起 5 个工作日内通知同级广告监督管理机关，由广告监督管理机关依法予以处理。

⑥ 异地发布药品广告未向发布地药品广告审查机关备案的，发布地药品广告审查机关发现后，应当责令限期办理备案手续，逾期不改正的，停止该药品品种在发布地的广告发布活动。

⑦ 县级以上药品监督管理部门应当对审查批准的药品广告发布情况进行监测检查。对违法发布的药品广告，各级药品监督管理部门应当填写《违法药品广告移送通知书》，连同违法药品广告样件等材料，移送同级广告监督管理机关查处；属于异地发布篡改经批准的药品广告内容的，发布地药品广告审查机关还应当向原审批的药品广告审查机关提出撤销药品广告批准文号的建议。

⑧ 对发布违法药品广告，情节严重的，省、自治区、直辖市药品监督管理部门予以公告，并及时上报 CFDA，CFDA 定期汇总发布。

对发布虚假违法药品广告情节严重的，必要时，由国家工商行政管理总局会同国家食品药品监督管理局联合予以公告。

⑨ 对未经审查批准发布的药品广告，或者发布的药品广告与审查批准的内容不一致的，广告监督管理机关应当依据《广告法》第四十三条规定予以处罚；构成虚假广告或者引人误解的虚假宣传的，广告监督管理机关依据《广告法》第三十七条、《反不正当竞争法》第二十四条规定予以处罚。

广告监督管理机关在查处违法药品广告案件中，涉及药品专业技术内容需要认定的，应当将需要认定的内容通知省级以上药品监督管理部门，省级以上药品监督管理部门应在收到通知书后的 10 个工作日内将认定结果反馈广告监督管理机关。

⑩ 药品广告审查工作人员和药品广告监督工作人员应当接受《广告法》《药品管理法》等有关法律法规的培训。药品广告审查机关和药品广告监督管理机关的工作人员玩忽职守、滥用职权、徇私舞弊的，给予行政处分。构成犯罪的，依法追究刑事责任。

三、药品广告审查发布标准

为保证药品广告真实、合法、科学，国家工商行政管理总局和原国家食品药品监督管理局修订并颁布了《药品广告审查发布标准》，自 2007 年 5 月 1 日起施行。

（一）药品广告范围

1. 品种范围

不得发布药品广告的品种包括：①麻醉药品、精神药品、医疗用毒性药品、放射性药品；②医疗机构配制的制剂；③军队特需药品；④国家食品药品监督管理局依法明令停止或者禁止生产、销售和使用的药品；⑤批准试生产的药品。

2. 媒介范围

处方药可以在国家卫生和计划生育委员会和 CFDA 共同指定的医学、药学专业刊物上发布广告，但不得在大众传播媒介发布广告或者以其他方式进行以公众为对象的广告宣传。不得以赠送医学、药学专业刊物等形式向公众发布处方药广告。

药品广告不得在未成年人出版物和广播电视频道、节目、栏目上发布。药品广告不得以儿童为诉求对象，不得以儿童名义介绍药品。

3. 时间范围

必须在药品广告中出现的内容，其字体和颜色必须清晰可见、易于辨认。上述内容在电视、电影、互联网、显示屏等媒体发布时，出现时间不得少于 5 秒。

（二）对药品广告内容的要求

① 药品广告内容涉及药品适应证或者功能主治、药理作用等内容的宣传，应当以国务院食品药品监督管理部门批准的说明书为准，不得进行扩大或者恶意隐瞒的宣传，不得含有说明书以外的理论、观点等内容。

② 药品广告中必须标明药品的通用名称、忠告语、药品广告批准文号、药品生产批准文号；以非处方药商品名称为各种活动冠名的，可以只发布药品商品名称。药品广告必须标明药品生产企业或者药品经营企业名称，不得单独出现"咨询热线""咨询电话"等内容。非处方药广告必须同时标明非处方药专用标识（OTC）。药品广告中不得以产品注册商标代替药品名称进行宣传，但经批准作为药品商品名称使用的文字型注册商标除外。已经审查批准的药品广告在广播电台发布时，可不播出药品广告批准文号。

③ 处方药广告的忠告语是："本广告仅供医学药学专业人士阅读"。非处方药广告的忠告语是："请按药品说明书或在药师指导下购买和使用"。

④ 药品广告中涉及改善和增强性功能内容的，必须与经批准的药品说明书中的适应证或者功能主治完全一致。电视台、广播电台不得在 7：00 ~ 22：00 发布含有涉及改善和增强性功能内容的广告。

（三）禁止性规定

1. 药品功能疗效宣传不得出现的情形

药品广告中有关药品功能疗效的宣传应当科学准确，不得出现下列情形：

（1）含有不科学地表示功效的断言或者保证的。

（2）说明治愈率或者有效率的。

（3）与其他药品的功效和安全性进行比较的。

（4）违反科学规律，明示或者暗示包治百病、适应所有症状的。

（5）含有"安全无毒副作用""毒副作用小"等内容的；含有明示或者暗示中成药为"天然"药品，因而安全性有保证等内容的。

（6）含有明示或者暗示该药品为正常生活和治疗病症所必需等内容的。

（7）含有明示或暗示服用该药能应付现代紧张生活和升学、考试等需要，能够帮助提高成绩、使精力旺盛、增强竞争力、增高、益智等内容的。

（8）其他不科学的用语或者表示，如"最新技术""最高科学""最先进制法"等。

2. 药品广告不得含有的内容

药品广告应当宣传和引导合理用药，不得直接或者间接怂恿任意、过量地购买和使用药品，不得含有以下内容：

（1）含有不科学的表述或者使用不恰当的表现形式，引起公众对所处健康状况和所患疾病产生不必要的担忧和恐惧，或者使公众误解不使用该药品会患某种疾病或加重病情的。

（2）含有免费治疗、免费赠送、有奖销售、以药品作为礼品或者奖品等促销药品内容的。

（3）含有"家庭必备"或者类似内容的。

（4）含有"无效退款""保险公司保险"等保证内容的。

（5）含有评比、排序、推荐、指定、选用、获奖等综合性评价内容的。

3. 药品广告不得利用的形象或信息

（1）药品广告不得含有利用医药科研单位、学术机构、医疗机构或者专家、医生、患者的名义和形象作证明的内容。

（2）药品广告不得使用国家机关和国家机关工作人员的名义。

（3）药品广告不得含有军队单位或者军队人员的名义、形象。不得利用军队装备、设施从事药品广告宣传。

（4）药品广告不得含有涉及公共信息、公共事件或其他与公共利益相关联的内容，如各类疾病信息、经济社会发展成果或医药科学以外的科技成果。

（5）药品广告不得含有医疗机构的名称、地址、联系办法、诊疗项目、诊疗方法以及有关义诊、医疗（热线）咨询、开设特约门诊等医疗服务的内容。

4. 对处方药广告的禁止性规定

处方药名称与该药品的商标、生产企业字号相同的，不得使用该商标、企业字号在医学、药学专业刊物以外的媒介变相发布广告。不得以处方药名称或者以处方药名称注册的商标以及企业字号为各种活动冠名。

5. 对非处方药广告的禁止性规定

非处方药广告不得利用公众对于医药学知识的缺乏，使用公众难以理解和容易引起混淆的医学、药学术语，造成公众对药品功效与安全性的误解。

第四节　互联网药品信息服务管理

随着互联网技术的快速发展和电子商务的广泛应用，互联网成为人们获取药品信息的重要途径。为加强药品监督管理，规范互联网药品信息服务活动，保证互联网药品信息的真实、准确，根据《药品管理法》《互联网信息服务管理办法》，原国家食品药品监督管理局颁布了《互联网药品信息服务管理办法》，自 2004 年 7 月 8 日起施行。

互联网药品信息服务，是指通过互联网向上网用户提供药品（含医疗器械）信息的服务活动。互联网药品信息服务分为经营性和非经营性两类。经营性互联网药品信息服务是指通过互联网向上网用户有偿提供药品信息等服务的活动；非经营性互联网药品信息服务是指通过互联网向上网用户无偿提供公开的、共享性药品信息等服务的活动，CFDA 对全国提供互联网药品信息服务活动的网站实施监督管理。省、自治区、直辖市（食品）药品监督管理局对本行政区域内提供互联网药品信息服务活动的网站实施监督管理，并将检查情况向社会公告。

一、互联网药品信息服务的申请

（一）互联网药品信息服务的申请程序

1. 拟提供互联网药品信息服务的网站，应当在向国务院信息产业主管部门或者省级电信管理机构申请办理经营许可证或者办理备案手续之前，按照属地监督管理的原则，向该网站主办单位所在地省、自治区、直辖市（食品）药品监督管理部门提出申请。

2. 省、自治区、直辖市（食品）药品监督管理部门在收到申请材料之日起 5 日内做出受理与否的决定，受理的，发给受理通知书；不受理的，书面通知申请人并说明理由，同时告知申请人享有依法申请行政复议或者提起行政诉讼的权利。对于申请材料不规范、不完整的，省、自治区、直辖市（食品）药品监督管理部门自申请之日起 5 日内一次告知申请人需要补正的全部内容；逾期不告知的，自收到材料之日起即为受理。

3. 省、自治区、直辖市（食品）药品监督管理部门自受理之日起 20 日内对申请提供互联网药品信息服务的材料进行审核，并作出同意或者不同意的决定。同意的，由省、自治区、直辖市（食品）药品监督管理部门核发《互联网药品信息服务资格证书》，同时报 CFDA 备案并发布公告；不同意的，应当书面通知申请人并说明理由，同时告知申请人享有依法申请行政复议或者提起行政诉讼的权利。

（二）提供互联网药品信息服务的条件

申请提供互联网药品信息服务，除应当符合《互联网信息服务管理办法》规定的要求外，还应当具备下列条件：

① 互联网药品信息服务的提供者应当为依法设立的企事业单位或者其他组织。

② 具有与开展互联网药品信息服务活动相适应的专业人员、设施及相关制度。

③ 有两名以上熟悉药品、医疗器械管理法律、法规和药品、医疗器械专业知识，或者依法经资格认定的药学、医疗器械技术人员。

（三）申请互联网药品信息服务需提交的材料

申请提供互联网药品信息服务，应当填写 CFDA 统一制发的《互联网药品信息服务申请表》，向网站主办单位所在地省、自治区、直辖市（食品）药品监督管理部门提出申请，同时提交以下材料：

① 企业营业执照复印件（新办企业提供工商行政管理部门出具的名称预核准通知书及相关材料）。

② 网站域名注册的相关证书或者证明文件，从事互联网药品信息服务网站的中文名称，除与主办单位名称相同的以外，不得以"中国""中华""全国"等冠名；除取得药品招标代理机构资格证书的单位开办的互联网站外，其他提供互联网药品信息服务的网站名称中不得出现"电子商务""药品招商""药品招标"等内容。

③ 网站栏目设置说明（申请经营性互联网药品信息服务的网站需提供收费栏目及收费方式的说明）。

④ 网站对历史发布信息进行备份和查阅的相关管理制度及执行情况说明。

⑤（食品）药品监督管理部门在线浏览网站上所有栏目、内容的方法及操作说明。

⑥ 药品及医疗器械相关专业技术人员学历证明或者其专业技术资格证书复印件、网站负责人身份证复印件及简历。

⑦ 健全的网络与信息安全保障措施，包括网站安全保障措施、信息安全保密管理制度、用户信息安全管理制度。

⑧ 保证药品信息来源合法、真实、安全的管理措施、情况说明及相关证明。

二、对提供互联网药品信息服务网站的管理规定

（一）《互联网药品信息服务资格证书》的标识位置

提供互联网药品信息服务的网站，应当在其网站主页显著位置标注《互联网药品信息服务资格证书》的证书编号。

（二）药品信息内容的规定

提供互联网药品信息服务网站所登载的药品信息必须科学、准确，必须符合国家的法律、法规和国家有关药品、医疗器械管理的相关规定。提供互联网药品信息服务的网站不得发布麻醉药品、精神药品、医疗用毒性药品、放射性药品、戒毒药品和医疗机构制剂的产品信息。

（三）发布药品广告的规定

提供互联网药品信息服务的网站发布的药品（含医疗器械）广告，必须经过（食

品）药品监督管理部门审查批准。提供互联网药品信息服务的网站发布的药品（含医疗器械）广告要注明广告审查批准文号。

三、《互联网药品信息服务资格证书》的管理规定

（一）换发程序

《互联网药品信息服务资格证书》有效期为 5 年。有效期届满，需要继续提供互联网药品信息服务的，持证单位应当在有效期届满前 6 个月内，向原发证机关申请换发《互联网药品信息服务资格证书》。原发证机关进行审核后，认为符合条件的，予以换发新证；认为不符合条件的，发给不予换发新证的通知并说明理由，原《互联网药品信息服务资格证书》由原发证机关收回并公告注销。省、自治区、直辖市（食品）药品监督管理部门根据申请人的申请，应当在《互联网药品信息服务资格证书》有效期届满前作出是否准予其换证的决定。逾期未作出决定的，视为准予换证。

（二）收回程序

《互联网药品信息服务资格证书》可以根据互联网药品信息服务提供者的书面申请，由原发证机关收回，原发证机关应当报 CFDA 备案并发布公告。被收回《互联网药品信息服务资格证书》的网站不得继续从事互联网药品信息服务。

（三）变更程序

互联网药品信息服务提供者变更下列事项之一的，应当向原发证机关申请办理变更手续，填写《互联网药品信息服务项目变更申请表》。

省、自治区、直辖市（食品）药品监督管理部门自受理变更申请之日起 20 个工作日内作出是否同意变更的审核决定。同意变更的，将变更结果予以公告并报国家食品药品监督管理局备案；不同意变更的，以书面形式通知申请人并说明理由。

省、自治区、直辖市（食品）药品监督管理部门对申请人的申请进行审查时，应当公示审批过程和审批结果。申请人和利害关系人可以对直接关系其重大利益的事项提交书面意见进行陈述和申辩。依法应当听证的，按照法定程序举行听证。

四、法律责任

互联网药品信息服务提供者违反《互联网药品信息服务管理办法》规定的，由 CFDA 或者省、自治区、直辖市（食品）药品监督管理部门给予相应的行政处罚，具体见表 10-2。省、自治区、直辖市（食品）药品监督管理部门违法对互联网药品信息服务申请作出审核批准的，原发证机关应当撤销原批准的《互联网药品信息服务资格证书》，由此给申请人的合法权益造成损害的，由原发证机关依照国家赔偿法的规定给予赔偿；对直接负责的主管人员和其他直接责任人员，由其所在单位或者上级机关依法给予行政处分。

表 10 - 2　违反《互联网药品信息服务管理办法》规定的行政处罚

违法行为	法律责任
未取得或者超出有效期使用《互联网药品信息服务资格证书》从事互联网药品信息服务	给予警告，并责令其停止从事互联网药品信息服务；情节严重的，移交相关部门，依照有关法律、法规给予处罚
提供互联网药品信息服务的网站不在其网站主页的显著位置标注《互联网药品信息服务资格证书》的证书编号	给予警告，责令限期改正；在限定期限内拒不改正的，对提供非经营性互联网药品信息服务的网站处以 500 元以下罚款，对提供经营性互联网药品信息服务的网站处以 5000 元以上 1 万元以下罚款
有下列情形之一的：①已经获得《互联网药品信息服务资格证书》，但提供的药品信息直接撮合药品网上交易的；②已经获得《互联网药品信息服务资格证书》，但超出审核同意的范围提供互联网药品信息服务的；③提供不真实互联网药品信息服务并造成不良社会影响的；④擅自变更互联网药品信息服务项目的	给予警告，责令限期改正；情节严重的，对提供非经营性互联网药品信息服务的网站处以 1000 元以下罚款，对提供经营性互联网药品信息服务的网站处以 1 万元以上 3 万元以下罚款；构成犯罪的，移送司法部门追究刑事责任
互联网药品信息服务提供者在其业务活动中，违法使用《互联网药品信息服务资格证书》	依照有关法律、法规的规定处罚

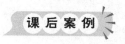 课后案例

我国互联网药品交易的迅速发展

在欧盟，药剂师协会下属的药店，90% 以上开展了网上药品预定服务；在美国和日本，网上药店的销售规模占总规模的 30% 以上。在我国，药品电子商务也呈现出井喷式发展态势。2013 年是药品电子商务平台加速发展的一年。具有条件的一些公司借助电子商务平台整合业务渠道，向供应链客户提供更多的增值服务，降低了运营成本，提高了交易效率，实现了线上与线下业务经营的共同发展。据统计，截至 2013 年底，全国具有互联网药品交易资质的企业共有 202 家，与 2012 年末相比增加 85 家，其中 B2B（与其他企业进行药品交易）53 家，B2C（向个人消费者提供药品）138 家，第三方平台 11 家。电子商务发展飞速，请查阅相关资料，分析药品互联网销售现状。

思考：

1. 药品互联网销售的模式有哪些？
2. 为保障互联网药品销售的安全，药品监管部门应该如何监管？

思考题

1. 简述药品信息的来源。
2. 简述药包材注册申请的分类。
3. 简述药品说明书和标签的管理原则。
4. 依据《药品广告审查发布标准》，药品广告的禁止性规定有哪些？
5. 简述申请互联网药品信息服务资格的程序。

第十一章 中药管理

1. 掌握：中药材、中药饮片、中成药、中药进出口管理的相关法规规定，中药品种保护管理，中药材生产质量管理规范与认证管理。
2. 熟悉：中药的概念与分类，野生药材资源保护管理。
3. 了解：中药行业发展概况，中药现代化。

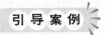

非法收购重点保护野生药材案件

虎林市食品药品监督管理局接到群众举报，在珍宝岛乡有人非法收购野生药材。接到举报后，执法人员及时赶到现场进行检查，经现场检查确认，该收购点在没有取得《野生药材收购许可证》的情况下，非法收购省重点保护野生药材苍术，现场共查获非法收购的苍术18袋，约1400斤。该非法收购点负责人称，这些苍术是其以每公斤四元的价格从个人手中收购的，待晒干后运往外地销售。执法人员对非法收购的苍术清点后依法给予查封扣押。同时，向非法收购人员进行了野生药材资源保护相关法律、法规知识宣传，并告知其在未取得《野生药材收购许可证》的情况下，不得收购重点保护的野生药材。

思考：

国家为什么要出台一系列法律规章对野生药材资源进行保护？

第一节 中药管理概述

中药管理是我国药品管理的重要内容，其核心问题是质量管理，中药管理的目的是保证中药的安全性、有效性、经济性及合理性。

一、中药概述

中药是指在中医药理论指导下使用的，以中医药理论体系中的术语表述其性能、功效和使用规律的物质，包括中药材、中药饮片和中成药。

中药材是指药用植物、动物、矿物的药用部分采收后经产地初加工形成的原料药材，大部分为植物药。最初药用动、植物主要来源于野生资源，随着医药发展和科技进步，野生药材资源不能满足人们的需求，出现了大量人工栽培植物和养殖动物品种。矿物类药材包括可供药用的天然矿物、矿物加工品以及动物化石等。

中药饮片是以中医药理论为指导，对中药材经净选、切片或进行特殊炮制后具有一定规格的制成品。

中成药是在中医药理论指导下，经过临床运用证实其疗效确切、应用广泛的处方、验方或秘方，获得国家药品监督管理部门批准，以中医处方为依据，中药饮片为原料，按照规定的生产工艺和质量标准制成一定剂型、质量可控、安全有效的中药成方制剂。中成药应由依法取得《药品生产许可证》的企业生产，质量符合国家药品标准，包装、标签、说明书符合《药品管理法》规定。

二、中药现代化

（一）中药现代化概述

中药现代化是继承和发扬中医药理论，结合中医药的经验和临床，依靠现代先进的科学技术、方法、手段，遵循严格的规范标准，研制出优质、高效、安全、稳定、质量可控、服用方便的现代中药制剂。早在 2002 年，科技部、原国家药品监督管理局、国家知识产权局、国家中医药管理局、中国科学院等八部委院联合制定了《中药现代化发展纲要》，纲要中明确提出推进中药现代化。2007 年 1 月 11 日科技部、卫生部等 16 部门结合《国家中长期科学和技术发展规划纲要（2006—2020 年）》制定并发布《中医药创新发展规划纲要（2006—2020 年）》，进一步加快了中药现代化和国际化的进程。

1. 指导思想

继承和发扬中医药学理论，运用现代科学理论和先进技术，推进中药现代化发展；立足国内市场，积极开拓国际市场；以科技为动力，以企业为主体，以市场为导向，以政策为保障，充分利用中医药资源优势、市场优势和人才优势，构筑国家中药创新体系。通过创新和重大关键技术的突破，逐步实现中药产品结构调整和产业升级，形成具有市场竞争优势的现代中药产业。

2. 基本原则

中药现代化的原则是继承和创新相结合；资源可持续利用和产业可持续发展；政府引导，企业为主，共同推进；总体布局与区域发展相结合；与中医现代化协同发展。

3. 战略目标

坚持"继承创新、跨越发展"的方针，依靠科技进步和技术创新，构筑国家现代中药创新体系。制订和完善现代中药标准和规范，开发一批疗效确切的中药创新产品，突破一批中药研究开发和产业关键技术，形成具有市场竞争优势的现代中药产业，保持我国中医药科技的优势地位，实现传统中药产业向现代中药产业的跨越，为国民经济和社会发展及人类健康作出贡献。

（二）中药现代化的重点任务与主要措施

1. 重点任务

中药现代化重点任务是创新平台建设、加强标准化建设、深入基础理论研究、加速中药产品创新、加大优势产业培育、促进中药资源保护和可持续利用等。

2. 主要措施

（1）加强中药现代化发展的整体规划，建立高效、协调的管理机制。

（2）建立多渠道的中药现代化投入体系。

（3）加大对中药产业的政策支持。

（4）加强对中药资源及中药知识产权保护管理力度。

（5）加速中药现代化人才培养。

（6）进一步扩大中药的国际交流与合作。

（7）充分发挥中药行业协会的作用。

（三）中药产业发展概况

根据中国医药统计年报统计，从 2006 年到 2012 年，我国中药产业工业生产规模一直保持 20% 左右的增长，6 年复合增速达 23.5%。特别是新医改三年来，中药产业工业总产值同比增速超过了同期制药全产业水平。6 年间中药产业利润总额稳步增长，复合增速达 23.1%。截至 2011 年年末，我国共有中药工业企业 2010 家，占全国医药工业企业（6440 家）的 32.2%。中成药企业 1409 家，中药饮片企业 601 家。2012 年我国中药工业大型企业共有 69 家，实现工业总产值近 1350 亿元，约占整个中药产业总产值的三分之一。

2011 年 3 月，《中华人民共和国国民经济和社会发展第十二个五年规划纲要》出台，将"支持中医药事业发展"作为完善基本医疗卫生制度的六项重点任务之一。国家中医药管理局在 2012 年 6 月发布的《中医药事业发展"十二五"规划》为中医药行业发展指明了方向。"十二五"期间将大力发展中医药相关健康产业，支持疗效确切、可供临床选择的中药新产品走向市场，支持紧缺、用量大，且有较好种养基础的野生药材品种人工种植养殖，以及中药生产关键技术成果的应用，发展一批聚集效应突出的现代中药产业基地，并打造一批中药龙头企业。

第二节　中药管理相关法律法规

《药品管理法》明确了国家对药品管理的基本方针，即："国家发展现代药和传统药，充分发挥其在预防、医疗和保健中的作用。国家保护野生药材资源，鼓励培育中药材。"国务院和药品监督管理部门制定颁布了一系列中药管理法规条例，从多方面入手，保证了中药的质量及其研制、生产、经营、使用的良好秩序，极大促进了中药事业的发展。2003 年 10 月 1 日起施行的《中华人民共和国中医药条例》明确规定，中药的研制、生产、经营、使用和监督管理依照《药品管理法》执行。

一、中药材管理

（一）中药材生产的监督管理

《药品管理法实施条例》规定，国家鼓励培育中药材，对集中规模化栽培养殖，质量可以控制并符合国务院药品监督部门规定条件的中药材品种，实行批准文号管理。2002 年 6 月 1 日起实施的《中药材生产质量管理规范（试行）》从保证中药材质量出发，控制影响中药材质量的因素，规范了中药材生产各个环节，以达到"真实、优质、稳定、可控"的目的。野生药材生产企业应遵守《野生药材资源保护管理条例》，对野生药材资源实施保护、采猎相结合的原则，以使野生药材资源可持续利用，对国家重点保护的野生药材资源必须取得相关部门批准有计划采猎。

（二）中药材经营的监督管理

《药品管理法》规定，"新发现和从国外引种的药材必须经国家药品监督管理部门审核批准后，方可销售"；"地区性民间习用药材的管理办法，由国务院药品监督管理部门会同国务院中医药管理部门制定"；"药品经营企业销售中药材，必须标明产地"，"必须从具有药品生产、经营资格的企业购进药品，但购进没有实施批准文号管理的中药材除外"。根据国务院 1986 年 1 月 15 日国发（86）8 号文件《国务院批转国家医药管理局关于进一步加强中药工作的通知》的规定，以下两类中药材品种在购销中国家实行管理：

第一类：野生、名贵品种。麝香、杜仲、厚朴、甘草。

第二类：产地集中，调剂面大的品种。黄连、当归、川芎、生地、白术、白芍、茯苓、麦冬、黄芪、贝母、银花、牛膝、元胡、桔梗、菊花、连翘、芋肉、三七、人参、牛黄，共 20 种。

二、中药饮片的管理

中药饮片的管理包括中药饮片生产的监管、中药饮片经营的监管和医院中药饮片管理。

（一）中药饮片生产的监督管理

《药品管理法》规定，"药品生产企业必须按照国家药品监督管理部门依据本法制定的 GMP 组织生产"；"生产新药或者已有国家标准的药品，须经国务院药品监督管理部门批准，并发给批准文号，实行批准文号管理的中药材、中药饮片品种目录由国务院药品监督管理部门会同国务院中医药管理部门制定"；"中药饮片的炮制，必须按照国家药品标准炮制，国家药品标准没有规定的，必须按照省、自治区、直辖市药品监督管理部门制定的炮制规范炮制"。

《药品管理法实施条例》中规定，生产中药饮片，应当选用与药品质量相适应的包装材料和容器，包装不符合规定的中药饮片，不得销售。中药饮片包装必须印有或贴有标签。中药饮片的标签应注明品名、规格、产地、生产企业、批号、生产日期和批准文号（未实施批准文号管理的除外）等。

国家中医药管理部门对毒性中药饮片依据统一规划，合理布局，定点生产原则安排生产，一般来说，对市场需求较大，毒性药材生产较多的地区定点要合理，布局相对集中，一个省2~3个，且定点生产企业要符合《医疗用毒性药品管理办法》中相关要求。对于产地集中的品种如朱砂、雄黄、附子等，逐步实现以主产区为中心择优定点，供应全国。

（二）中药饮片经营的监督管理

在《药品管理法》中明确规定，药品经营企业必须从具有药品生产、经营资格的企业购进药品。针对中药的特殊性，《药品经营管理规范》中做了较为详细的规定：经营中药饮片应划分零货称取专库（区），各库（区）应设有明显标志；分装中药饮片应有符合规定的专门场所，其面积和设备应与分装要求相适宜；药品零售企业经营中药饮片应配有所需的调配处方和临方炮制的设备；中药饮片装斗前应做质量复核，不得错斗、串斗，防止混药，饮片斗前应写正名正字；中药饮片应有包装且标明品名、生产企业、生产日期等，实施批准文号管理的中药饮片和中药材，在包装上还应标明批准文号。

1996年5月23号，国家中医药管理局下发了《药品零售企业中药饮片质量管理办法》，以加强对药品零售企业中药饮片的管理。该办法主要从人员、采购、检验、保管和调剂等方面规范零售企业经营中药饮片。

中药饮片调剂应严格执行审方制度，对有配伍、妊娠禁忌以及违反国家有关规定的处方，应拒绝调配。调剂后的处方必须由专人逐一进行复核并签字；发药时要认真核对患者姓名，取药凭证号码，以及药剂数量，防止差错。

药品零售企业要有必要的小炒、小炙场地，加工工具和辅料，以适应中医处方的临床需要。严禁用该炮制而未炮制的生药、整药配方。

调配用的计量器应定期校验，并有合格标志。应做到计量准确，严禁以手代秤。

（三）医院中药饮片管理规范

为加强医院中药饮片管理，保障人体用药安全、有效，2007年3月20日国家中医药管理局和原卫生部发布了《医院中药饮片管理规范》，明确了对各级各类医院中药饮片的采购、验收、保管、调剂、临方炮制、煎煮等的管理。

三、中成药的监督管理

中成药的监督管理包括中成药研制的监管和中成药生产的监管。

（一）中成药研制的监督管理

伴随着科技进步，为适应现代生活节奏，推进中药现代化，中成药研究正快速发展，并取得了一些成果。国家食品药品监督管理部门为规范中成药研究，自2003年起陆续起草和修订了有关中药、天然药物研究指导原则。目前已颁布的研究指导原则涉及原料的前处理研究、提取纯化研究、制剂研究、稳定性研究、质量标准研究、中试研究、一般药理学研究、急性毒性研究、长期毒性研究、局部刺激性和溶血性研究、免疫毒性（过敏性、光变态反应）研究、药品说明书撰写原则、临床试验报告撰写原则、申请临床研究医学理论及文献资料撰写原则等，这些指导原则贯穿了中成药新药研究的整个过程，对中成药研究的管理提供了法理依据。

2000 年为加强中药注射剂监督管理，原国家食品药品监督管理局颁布了《中药注射剂指纹图谱研究的技术要求（暂行）》，借助先进科学技术手段保证中药注射剂的应用安全、有效。该要求的提出，对完善中药注射剂以及中药其他制剂质量标准具有里程碑意义。

2014 年 3 月 7 日，CFDA 为指导和规范已上市中药改变剂型研究，颁布了《中药、天然药物改变剂型研究技术指导原则》，该指导原则主要阐述改剂型的立题依据、剂型选择及改剂型研究所涉及的药学、非临床有效性与安全性、临床试验等方面的要求。

（二）中成药生产监督管理

2011 年 3 月 31 日起实施的 GMP 适用于中成药生产的全过程。在 GMP 附录中针对中药制剂生产作了详细规定，指出中药制剂的质量与中药材和中药饮片的质量、中药材前处理和中药提取工艺密切相关。应当对中药材和中药饮片的质量以及中药材前处理、中药提取工艺严格控制。在中药材前处理以及中药提取、贮存和运输过程中，应当采取措施控制微生物污染，防止变质。

附录指出，中药材来源应当相对稳定。注射剂生产所用中药材的产地应当与注册申报资料中的产地一致，并尽可能采用规范化生产的中药材。

该附录主要从机构人员、厂房设施、物料、文件管理、生产管理、质量管理、委托生产等方面规范中药制剂生产，具体要求可参考本书第六章相关内容。

四、中药的进出口监督管理

为加强进口药材监督管理，保证进口药材质量，2005 年 11 月 24 日，原国家食品药品监督管理局公布了《进口药材管理办法（试行）》。

（一）中药进口管理

1. 药材进口的申请与审批

进口药材申请与审批，是指 CFDA 根据申请人的申请，依照法定程序和要求，对境外生产拟在中国境内销售使用的药材进行技术审评和行政审查，并作出是否同意其进口的决定。进口药材申请人，应当是中国境内取得《药品生产许可证》或者《药品经营许可证》的药品生产企业或者药品经营企业。

药材进口申请包括首次进口药材申请和非首次进口药材申请。首次进口药材申请包括已有法定标准药材首次进口申请和无法定标准药材首次进口申请。

首次进口药材申请受理后，申请人应当及时将检验样品和相关资料报送中国食品药品检定研究院。中国食品药品检定研究院在收到检验样品和相关资料后，对已有法定标准药材的首次进口申请，进行检验；对无法定标准药材的首次进口申请，进行质量标准复核和样品检验。CFDA 收到中国食品药品检定研究院检验报告和复核意见后，对符合要求的，颁发《进口药材批件》；对不符合要求的，发给《审查意见通知件》，并说明理由。

CFDA 受理非首次进口药材申请后，对其进行技术审评和行政审查。对符合要求的，颁发《进口药材批件》；对不符合要求的，发给《审查意见通知件》，并说明理由。

《进口药材批件》分一次性有效批件和多次使用批件。一次性有效批件的有效期为 1 年，多次使用批件的有效期为 2 年。《进口药材批件》编号格式为：国药材进字 + 4 位年号 + 4 位顺序号。

CFDA 对濒危物种药材或者首次进口药材的进口申请，颁发一次性有效批件。

2. 登记备案

申请人取得《进口药材批件》后，应当从《进口药材批件》注明的到货口岸组织药材进口。并向口岸或者边境口岸食品药品监督管理局登记备案，填写《进口药材报验单》，并报送有关资料。

口岸或者边境口岸食品药品监督管理局应当对登记备案资料的完整性、规范性和真实性进行审查，并当日作出审查决定。对符合要求的，发出《进口药品通关单》，收回一次性有效批件；同时向 CFDA 确定的药品检验机构发出《进口药材口岸检验通知书》，并附登记备案资料一份。对不符合要求的，发给《进口药材不予登记备案通知书》，并说明理由。

对不予办理登记备案的进口药材，申请人应当予以退运。无法退运的，由口岸或者边境口岸食品药品监督管理局按照有关规定监督处理。

3. 口岸检验

CFDA 确定的药品检验机构收到《进口药材口岸检验通知书》后，进行现场抽样，此时申请人应当提供药材原产地证明原件。检验机构应当根据登记备案资料对药材原产地证明原件和药材实际到货情况进行核查。对符合要求的，予以抽样，填写《进口药材抽样记录单》。完成检验后，出具《进口药材检验报告书》，报送所在地口岸或者边境口岸（食品）药品监督管理局，并通知申请人。对检验不符合标准规定的进口药材，口岸或者边境口岸（食品）药品监督管理局应当在收到检验报告书后立即采取查封、扣押等行政强制措施，同时申请人可以申请复验。

（二）中药出口管理

1. 药用植物及制剂进出口绿色标志

为与世界接轨，推动中药国际标准的制定，国家对外贸易经济合作部于 2004 年颁布了《药用植物及制剂进出口绿色行业标准》。该标准是中华人民共和国对外经济贸易活动中，药用植物及其制剂进出口的重要质量标准之一。适用于药用植物原料及制剂的进出口品质检验，包括药用植物原料、饮片、提取物及其制剂等的质量标准及检验方法。

进出口产品需按该标准经指定检验机构检验合格后，方可申请使用药用植物及制剂进出口绿色标志。

2. 药用野生动植物及其产品的出口管理

我国对中药材的出口贯彻"先国内，后国外"的原则，当国内供应、生产严重不足时应停止或减少出口，当国内供应有剩余时，应争取多出口。出口中药材必须到对外贸易司审批办理《出口中药材许可证》后，办理出口手续。国家实行审批的中药材有35 种，分别为：人参、鹿茸、当归、蜂王浆（粉）、三七、麝香、甘草及其制剂、杜仲、厚朴、黄芪、党参、黄连、半夏、茯苓、菊花、枸杞、山药、川芎、生地黄、贝母、银花、白芍、白术、麦冬、天麻、大黄、冬虫夏草、丹皮、桔梗、元胡、牛膝、连翘、罗汉果、牛黄。

对于野生药材资源的出口管理可参考本章第三节相关内容。

第三节 野生药材资源保护管理

中药材、中药饮片和中成药是中药的三大组成部分，也是中药质量管理的主要内容，而中药材作为中药饮片和中成药的原料，其质量和可持续利用将会影响到整个中药行业的健康发展。野生药材资源作为中药资源的重要来源，一些野生药材资源遭到了掠夺式的采挖和捕猎，已造成野生药材资源的锐减，个别野生药材物种濒临灭绝。

据中药资源普查统计数据显示，我国中药资源共有 12807 种，其中药用植物约占87%，药用动物约占 12%，矿物类药材不足 1%，常用中药资源栽培品占 20%~30%，大部分的中药材为野生资源，因此，保护及合理利用野生药材资源尤为重要。1987 年10 月国务院颁布了《野生药材资源保护管理条例》，各省、市、自治区也结合本地野生药材资源实际制定了相关地方性法规，如《湖南省野生植物资源保护条例》《吉林省野生植物保护管理暂行条例》等，这在一定程度上推动了中药资源保护工作。

一、野生药材资源保护的原则

国家对野生药材资源实行保护、采猎相结合的原则，并创造条件开展人工种养。

二、野生药材物种的分级管理

（一）国家重点保护的野生药材物种分级

国家重点保护的野生药材物种分为三级。

一级：濒临灭绝状态的稀有珍贵野生药材物种（以下简称一级保护野生药材物种）。

二级：分布区域缩小、资源处于衰竭状态的重要野生药材物种（以下简称二级保护野生药材物种）。

三级：资源严重减少的主要常用野生药材物种（以下简称三级保护野生药材物种）。

（二）国家重点保护野生药材物种名录

国务院颁布《野生药材资源保护管理条例》的同时，由国家医药管理部门会同国务院野生动物、植物管理部门制定并发布了《国家重点保护野生药材物种名录》。其中共收载野生药材保护物种 76 种，一级保护野生药材物种 4 种，二级保护野生药材物种27 种（中药材 17 种），三级保护野生药材物种 45 种（中药材 22 种）。

在国家重点保护的野生药材物种名录之外，需要增加的野生药材保护物种，由省、自治区、直辖市人民政府制定并抄送国家药品监督管理部门备案。

一级保护野生药材：虎骨（已禁用）、豹骨、羚羊角、鹿茸（梅花鹿）

二级保护野生药材：鹿茸（马鹿）、麝香（3个品种）、熊胆（2个品种）、穿山甲、蟾酥（2个品种）、蛤蟆油、金钱白花蛇、乌梢蛇、蕲蛇、蛤蚧、甘草（3个品种）、黄连（3个品种）、人参、杜仲、厚朴（2个品种）、黄柏（2个品种）、血竭。

三级保护野生药材：川贝母（4个品种）、伊贝母（2个品种）、刺五加、黄芩、天冬、猪苓、龙胆（4个品种）、防风、远志（2个品种）、胡黄连、肉苁蓉、秦艽（4个品种）、细辛（3个品种）、紫草（2个品种）、五味子（2个品种）、蔓荆子（2个品种）、诃子（2个品种）、山茱萸、石斛（5个品种）、阿魏（2个品种）、连翘、羌活（2个品种）。

三、野生药材资源保护管理的具体措施

（一）对采猎保护野生药材物种的管理

1. 禁止

禁止采猎一级保护野生药材物种。

2. 采猎二、三级保护野生药材物种

必须持有采药证，并不得在禁止采猎区、禁止采猎期进行采猎，不得使用禁用工具进行采猎。取得采药证后，需要进行采伐或狩猎的，必须分别向有关部门申请采伐证或狩猎证。

采药证的格式由国家医药管理部门确定；采药证由县以上医药管理部门会同同级野生动物、植物管理部门核发。采伐证或狩猎证的核发，按照国家有关规定办理。

3. 收购二、三级保护野生药材物种

必须按照批准的计划执行。该计划由县以上（含县，下同）医药管理部门（含当地人民政府授权管理该项工作的有关部门，下同）会同同级野生动物、植物管理部门制定，报上一级医药管理部门批准。

（二）对野生药材资源保护区的管理

1. 野生药材资源保护区的建立

建立国家或地方野生药材资源保护区，需经国务院或县以上地方人民政府批准。在国家或地方自然保护区内建立野生药材资源保护区，必须征得国家或地方自然保护区主管部门的同意。

2. 野生药材资源保护区内的活动

进入野生药材资源保护区从事科研、教学、旅游等活动的，必须经该保护区管理部门批准。进入设在国家或地方自然保护区范围内野生药材资源保护区的，还须征得该自然保护区主管部门的同意。

（三）对野生药材保护物种经营的管理

1. 一级保护野生药材物种

一级保护野生药材物种属于自然淘汰的，其药用部分由各级药材公司负责经营管

理，但不得出口。

2. 二、三级保护野生药材物种

二、三级保护野生药材物种属于国家计划管理的品种，由中国药材公司统一经营管理，其余品种由产地县药材公司或其委托单位按照计划收购。二、三级保护野生药材物种的药用部分，除国家另有规定外，实行限量出口。实行限量出口和出口许可证制度的品种，由国家医药管理部门会同国务院有关部门确定。

（四）法律责任

对保护野生药材资源做出显著成绩的单位或个人，由各级医药管理部门会同同级有关部门给予精神鼓励或一次性物质奖励。

采猎一级保护野生药材物种或违反规定采猎、收购二、三级保护野生药材物种的，由当地县以上医药管理部门会同同级有关部门没收其非法采猎的野生药材及使用工具，并处以罚款。

未经批准进入野生药材资源保护区的，当地县以上医药管理部门和自然保护区主管部门有权制止；造成损失的，必须承担赔偿责任。

违反规定经营野生药材保护物种的，由工商行政管理部门或有关部门没收其野生药材和全部违法所得，并处以罚款。

野生药材资源保护管理部门工作人员徇私舞弊的，由所在单位或上级管理部门给予行政处分；造成野生药材资源损失的，必须承担赔偿责任。

当事人对行政处罚决定不服的，可以在接到处罚决定书之日起 15 日内向人民法院起诉；期满不起诉又不执行的，作出行政处罚决定的部门可以申请人民法院强制执行。

破坏野生药材资源情节严重，构成犯罪的，由司法机关依法追究刑事责任。

第四节　中药品种保护管理

为鼓励中药企业创新，控制低水平重复，提高中药品种质量，保护中药生产企业的合法权益，促进中药事业的发展，1992 年 10 月 14 日国务院颁布了《中药品种保护条例》，于 1993 年 1 月 1 日起施行。为更好地实施《中药品种保护条例》和加强中药品种保护监督管理，原国家药品监督管理局先后制定并颁布了《关于中药品种保护有关事宜的通知》和《中药品种保护指导原则》。《中药品种保护条例》的实施以及相关法规的完善，对保护中药研制生产企业知识产权，提高中药质量和信誉，推动中药制药企业的科技创新，积极开发安全有效的中药新药和促进中药走向国际市场具有重要意义。

一、中药品种保护条例

（一）适用范围

《中药品种保护条例》适用于在中国境内生产制造的中药品种，包括中成药、天然药物的提取物及其制剂和中药人工制成品。申请专利的中药品种，依照专利法的规定办理，不适用本条例。

（二）监督管理部门

CFDA 负责全国中药品种保护的监督管理工作，并负责组织国家中药品种保护审评委员会。审评委员会负责对申请保护的中药品种进行审评，委员会成员由 CFDA 聘请中医药方面的医疗、科研、检验及经营、管理专家担任。

二、中药保护品种的范围等级

（一）中药保护品种的范围

受保护的中药品种，必须是列入国家药品标准的品种。经 CFDA 认定，列为省、自治区、直辖市药品标准的品种，也可以申请保护。

CFDA 批准的新药，按照 CFDA 规定的保护期给予保护；其中，符合《中药品种保护条例》规定的，在 CFDA 批准的保护期限届满前六个月，可以重新依照本条例的规定申请保护。

凡存在专利等知识产权纠纷的品种，应解决纠纷以后再办理保护事宜。

（二）中药保护品种的等级划分

受保护的中药品种分为一、二级。

1. 符合下列条件之一的中药品种，可以申请一级保护

（1）对特定疾病有特殊疗效的　是指对某一疾病在治疗效果上能取得重大突破性进展。例如，对常见病、多发病等疾病有特殊疗效；对既往无有效治疗方法的疾病能取得明显疗效；或者对改善重大疑难疾病、危急重症或罕见疾病的终点结局（病死率、致残率等）取得重大进展。

（2）相当于国家一级保护野生药材物种的人工制成品　是指列为国家一级保护物种药材的人工制成品；或目前虽属于二级保护物种，但其野生资源已处于濒危状态物种药材的人工制成品。

（3）用于预防和治疗特殊疾病的　特殊疾病是指严重危害人民群众身体健康和正常社会生活经济秩序的重大疑难疾病、危急重症、烈性传染病和罕见病。如恶性肿瘤、终末期肾病、脑卒中、急性心肌梗死、艾滋病、传染性非典型肺炎、人禽流感、苯酮尿症、地中海贫血等疾病。用于预防和治疗重大疑难疾病、危急重症、烈性传染病的中药品种，其疗效应明显优于现有治疗方法。

2. 符合下列条件之一的中药品种，可以申请二级保护

（1）与一级保护相关的中药品种　符合上述一级保护的品种或者已经解除一级保护的品种。

（2）对特定疾病有显著疗效的　是指能突出中医辨证用药理法特色，具有显著临床应用优势，或对主治的疾病、证候或症状的疗效优于同类品种。

（3）从天然药物中提取的有效物质及特殊制剂　是指从中药、天然药物中提取的有效成分、有效部位制成的制剂，且具有临床应用优势。

三、中药保护品种的保护程序

（一）申请和受理

依据《中药品种保护条例》和《关于印发中药品种保护指导原则的通知》，申请中药品种保护的企业，应将《中药品种保护指导原则》中规定的申报资料向 CFDA 行政受理服务中心（以下简称局受理中心）报送 1 份完整资料，并将 2 份相同的完整资料报送申请企业所在地省（区、市）食品药品监督管理局。局受理中心在收到企业的申报资料后，应在 5 日内完成形式审查，对同意受理的品种出具中药品种保护申请受理通知书，同时抄送申请企业所在地省（区、市）食品药品监督管理总局，并将申报资料转送国家中药品种保护审评委员会。

对已受理的中药品种保护申请，将在国家食品药品监督管理总局政府网站予以公示。自公示之日起至作出行政决定期间，各地一律暂停受理该品种的仿制申请。

（二）核查和初审

各省（区、市）食品药品监督管理总局在收到企业的申报资料及局受理中心受理通知书后，应在 20 日内完成申报资料的真实性核查和初审工作，并将核查报告、初审意见和企业申报资料（1 份）一并寄至国家中药品种保护审评委员会。

（三）审评

国家中药品种保护审评委员会在收到上述资料后，开始进行审评工作。国家中药品种保护审评委员会应当自接到申请报告书之日起 6 个月内做出审评结论。

（四）决定

根据国家中药品种保护审评委员会的审评结论，CFDA 决定是否给予保护。批准保护的中药品种，由 CFDA 发给《中药保护品种证书》，同时国家食品药品监督管理总局将在政府网站和《中国医药报》上予以公告。生产该品种的其他生产企业应自公告发布之日起 6 个月内向省食品药品监督管理局受理中心提出同品种保护申请并提交完整资料；对逾期提出申请的，省食品药品监督管理局受理中心将不予受理。申请延长保护期的生产企业，应当在该品种保护期届满 6 个月前向省食品药品监督管理局受理中心提出申请并提交完整资料。

（五）终止中药品种保护审评审批的情形

有下列情形之一的，CFDA 将终止中药品种保护审评审批，予以退审：①在审评过程中发现申报资料不真实的，或在资料真实性核查中不能证明其申报资料真实性的；②未在规定时限内按要求提交资料的；③申报企业主动提出撤回申请的；④其他不符合国家法律、法规及有关规定的。

申请企业对审批结论有异议的，可以在收到审批意见之日起 60 日内向 CFDA 提出复审申请并说明复审理由。复审仅限于原申报资料，CFDA 应当在 50 日内做出结论，如需进行技术审查的，由国家中药品种保护审评委员会按照原申请时限组织审评。

中药保护品种生产企业变更保护审批件及证书中有关事项的，应向国家食品药品监督管理总局受理中心提出中药保护品种补充申请。上述过程见图11-1。

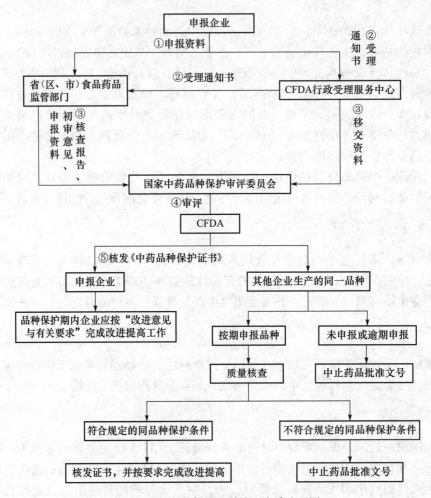

图 11-1   中药保护品种认证申请流程图

四、中药保护品种的保护期限和措施

(一) 中药保护品种的保护期限

中药一级保护品种的保护期限分别为三十年、二十年、十年。

中药一级保护品种因特殊情况需要延长保护期限的，由生产企业在该品种保护期满前六个月，申请延长保护期。延长的保护期限由 CFDA 根据国家中药品种保护审评委员会的审评结果确定；但是，每次延长的保护期限不得超过第一次批准的保护期限。

中药二级保护品种为七年。

中药二级保护品种在保护期满后可以延长七年。申请延长保护期的中药二级保护品种，应当在保护期满前六个月，由生产企业依照《关于印发中药品种保护指导原则的通知》的程序申报。

（二）中药保护品种的保护措施

1. 中药一级保护品种的处方组成、工艺制法

在保护期限内由获得《中药保护品种证书》的生产企业和 CFDA 及有关单位和个人负责保密，不得公开。

2. 向国外转让中药一级保护品种的处方组成、工艺制法的规定

应当按照国家有关保密的规定办理。

3. 被批准保护的中药品种

在保护期内限于由获得《中药保护品种证书》的企业生产；但是，对临床用药紧缺的中药保护品种，经 CFDA 批准，由仿制企业所在地的省、自治区、直辖市药品监督管理部门对生产同一中药保护品种的企业发放批准文号。该企业应当付给持有《中药保护品种证书》并转让该中药品种的处方组成、工艺制法的企业合理的使用费，其数额由双方商定；双方不能达成协议的，由 CFDA 裁决。

4. 多家企业生产的中药品种保护

CFDA 批准保护的中药品种如果在批准前是由多家企业生产的，其中未申请《中药保护品种证书》的企业应当自公告发布之日起六个月内向 CFDA 申报，并依照《中药品种保护指导原则》规定提供有关资料，由 CFDA 指定药品检验机构对该申报品种进行同品种的质量检验。CFDA 根据检验结果，可以采取以下措施：对达到国家药品标准的，经征求国家中药生产经营主管部门意见后，补发《中药保护品种证书》；对未达到国家药品标准的，依照药品管理的法律、行政法规的规定撤销该中药品种的批准文号。

5. 生产中药保护品种的企业

应当根据省、自治区、直辖市药品监督管理部门提出的要求，改进生产条件，提高品种质量。

6. 中药保护品种在保护期内向国外申请注册

中药保护品种在保护期内向国外申请注册的，须经 CFDA 批准。

（三）违反《中药品种保护条例》应承担的法律责任

1. 中药一级保护品种处方组成、工艺制法泄密者

造成中药一级保护品种的处方组成、工艺制法泄密的责任人员，由其所在单位或者上级机关给予行政处分；构成犯罪的，依法追究刑事责任。

2. 擅自仿制中药保护品种的

擅自仿制中药保护品种的由县级以上药品监督管理部门以生产假药依法论处。伪造《中药品种保护证书》及有关证明文件进行生产、销售的，由县级以上药品监督管理部门没收其全部有关药品及违法所得，并可处以有关药品正品价格三倍以下罚款。

上述行为构成犯罪的，由司法机关依法追究刑事责任。

3. 当事人对处罚决定不服

对处罚决定不服，该当事人可以依照有关法律、行政法规的规定，申请行政复议或者提起行政诉讼。

4. CFDA 提前终止保护的情况

在保护期内的品种，有下列情形之一的，国家食品药品监督管理局将提前终止保护，收回其保护审批件及证书：①保护品种生产企业的《药品生产许可证》被撤销、吊销或注销的；②保护品种的药品批准文号被撤销或注销的；③申请企业提供虚假的证明文件、资料、样品或者采取其他欺骗手段取得保护审批件及证书的；④保护品种生产企业主动提出终止保护的；⑤累计 2 年不缴纳保护品种年费的；⑥未按照规定完成改进提高工作的；⑦其他不符合法律、法规规定的。

已被终止保护的品种的生产企业，不得再次申请该品种的中药品种保护。

第五节　中药材生产质量管理规范

中药饮片和中成药的基础原料中药材的质量将直接影响中医临床和中成药疗效。新中国成立后，我国中药材生产主要由各级药材公司负责，各级药材公司设有药材生产机构和科研机构，形成了许多药材种植基地。但随着改革开放，各级药材公司的行政管理职能被剥离，成为纯经营性公司，中药材生产基本处于疏于监管的无序发展状态，甚至出现了多地区同时引种同种药材，造成人力、财力、物力的极大浪费。为规范中药材生产，保证其质量，实现中药材标准化，原国家药品监督管理局于 2002 年 4 月 17 日颁布了《中药材生产质量管理规范（试行）》（Good Agricultural Practice，以下简称 GAP），并于 2002 年 6 月 1 日正式实施。

一、《中药材生产质量管理规范（试行）》概述

（一）GAP 概况

1. 适用范围

GAP 是中药材生产和质量管理的基本准则，适用于中药材生产企业生产中药材（含植物、动物药）的全过程。

2. 原则

生产企业应运用规范化管理和质量监控手段，保护野生药材资源和生态环境，坚持"最大持续产量"原则，即不危害生态环境，可持续生产（采收）的最大产量，实现资源的可持续利用。

3. GAP 基本框架

现行的 GAP 共十章五十七条，可分为硬件设施和软件管理两部分，基本内容涵盖了中药材生产的全过程，是中药材管理的基本准则。

（二）实施 GAP 的意义

实施 GAP，对中药材生产全过程进行有效的质量控制，是保证中药材质量稳定、可控，保障中医临床用药安全有效的重要措施；有利于中药资源保护和持续利用，促进中药材种植（养殖）的规模化、规范化和产业化发展；为药品监督管理部门进一步加强中药监督管理提供法律保证，同时对促进中药现代化，具有重要意义。

实施 GAP 也是企业的需要。中药材生产、经营企业为了获得来源稳定、质量高、农药残留量少的中药材，强烈要求在产地建立中药材基地，使中药材生产企业有章可循。

二、GAP 的主要内容

（一）产地生态环境

GAP 要求生产企业应按中药材产地适宜性优化原则，因地制宜，合理布局。中药材产地的环境应符合国家相应标准，如空气应符合大气环境质量二级标准；土壤应符合土壤质量二级标准；灌溉水应符合农田灌溉水质量标准；药用动物饮用水应符合生活饮用水质量标准。药用动物养殖企业应满足动物种群对生态因子的需求及与生活、繁殖等相适应的条件。

（二）种质和繁殖材料

GAP 要求企业对养殖、栽培或野生采集的药用动植物，应准确鉴定其物种，包括亚种、变种或品种，记录其中文名及学名。种子、菌种和繁殖材料在生产、储运过程中应实行检验和检疫制度，以保证质量和防止病虫害及杂草的传播；防止伪劣种子、菌种和繁殖材料的交易与传播。

对于动物药，应按动物习性进行药用动物的引种及驯化。捕捉和运输时应避免动物机体和精神损伤。引种动物必须严格检疫，并进行一定时间的隔离、观察。

企业应加强中药材良种选育、配种工作，建立良种繁育基地，保护药用动植物种质资源。

（三）栽培与养殖

1. 药用植物栽培管理

GAP 要求生产企业应根据药用植物生长发育要求，确定栽培适宜区域，并制定相应的种植规程。根据药用植物的营养特点及土壤的供肥能力，确定施肥种类、时间和数量，施用肥料的种类以有机肥为主，根据不同药用植物物种生长发育的需要有限度地使用化学肥料。允许施用经充分腐熟达到无害化卫生标准的农家肥。禁止施用城市生活垃圾、工业垃圾及医院垃圾和粪便。GAP 规定，根据药用植物不同生长发育时期的需水规律及气候条件、土壤水分状况，适时、合理灌溉和排水，保持土壤的良好通气条件。根据药用植物生长发育特性和不同的药用部位，加强田间管理，及时采取打顶、摘蕾、整枝修剪、覆盖遮荫等栽培措施，调控植株生长发育，提高药材产量，保持质量稳定。GAP 强调药用植物病虫害的防治应采取综合防治策略。如必须施用农药时，应按照《中华人民共和国农药管理条例》的规定，采用最小有效剂量并选用高效、低毒、低残留农药，以降低农药残留和重金属污染，保护生态环境。

2. 药用动物养殖管理

生产企业应根据药用动物生存环境、食性、行为特点及对环境的适应能力等，确定相应的养殖方式和方法，制定相应的养殖规程和管理制度。GAP 根据药用动物的季节活动、昼夜活动规律及不同生长周期和生理特点，科学配制饲料，定时定量投喂。适时适量地补充精料、维生素、矿物质及其他必要的添加剂，不得添加激素、类激素等添加剂。饲料及添加剂应无污染。药用动物养殖应视季节、气温、通气等情况，确定给水的时间及次数。草食动物应尽可能通过多食青绿多汁的饲料补充水分。根据药用动物栖息、行为等特性，建造具有一定空间的固定场所及必要的安全设施。养殖环境应保持清洁卫生，建立消毒制度，并选用适当消毒剂对动物的生活场所、设备等进行定期消毒。加强对进入养殖场所人员的管理。GAP 中规定，药用动物的疫病防治，应以预防为主，定期接种疫苗。合理划分养殖区，对群饲药用动物要有适当密度。发现患病动物，应及时隔离。传染病患动物应处死，火化或深埋。根据养殖计划和育种需要，确定动物群的组成与结构，适时周转。GAP 中特别强调，禁止将中毒、感染疫病的药用动物加工成中药材。

（四）采收与初加工

GAP 指出，野生或半野生药用动植物的采集应坚持"最大持续产量"原则，应有计划地进行野生抚育、轮采与封育，以利生物的繁衍与资源的更新。

根据产品质量及植物单位面积产量或动物养殖数量，并参考传统采收经验等因素确定适宜的采收时间（包括采收期、采收年限）和方法。对于道地药材应按传统方法进行加工。如有改动，应提供充分试验数据，不得影响药材质量。采收机械、器具应保持清洁、无污染，存放在无虫鼠害和禽畜的干燥场所。采收及初加工过程中应尽可能排除非药用部分及异物，特别是杂草及有毒物质，剔除破损、腐烂变质的部分。药用部分采收后，经过拣选、清洗、切制或修整等适宜的加工，需干燥的应采用适宜的方法和技术迅速干燥，并控制温度和湿度，使中药材不受污染，有效成分不被破坏。鲜用药材可采用冷藏、沙藏、罐贮、生物保鲜等适宜的保鲜方法，尽可能不使用保鲜剂和防腐剂。如必须使用时，应符合国家对食品添加剂的有关规定。

与中药材采收与加工有关场地应清洁、通风，具有遮阳、防雨和防鼠、虫及禽畜的设施。

（五）包装、运输与贮藏

1. 包装

包装前应检查并清除劣质品及异物。所使用的包装材料应清洁、干燥、无污染、无破损，并符合药材质量要求。包装应按标准操作规程操作，有批包装记录，并将有关信息记录在每件药材包装上，其内容应包括品名、规格、产地、批号、重量、包装工号、包装日期等，并附有质量合格的标志。

易破碎的药材应使用坚固的箱盒包装；毒性、麻醉性、贵细药材应使用特殊包装，并应贴上相应的标记。

2. 运输

药材批量运输时，不应与其他有毒、有害、易串味物质混装。运载容器应具有较好的通气性，以保持干燥，并应有防潮措施。

3. 存储

药材仓库应通风、干燥、避光，必要时安装空调及除湿设备，并具有防鼠、虫、禽畜的措施。地面应整洁、无缝隙、易清洁。药材应存放在货架上，与墙壁保持足够距离，防止虫蛀、霉变、腐烂、泛油等现象发生，并定期检查。

在应用传统贮藏方法的同时，应注意选用现代贮藏保管新技术、新设备。

（六）质量管理

GAP要求生产企业应设质量管理部门并明确其主要职责，负责中药材生产全过程的监督管理和质量监控，并应配备与药材生产规模、品种检验要求相适应的人员、场所、仪器和设备。

药材包装前，质量检验部门应对每批药材，按中药材国家标准或经审核批准的中药材标准进行检验。检验项目应至少包括药材性状与鉴别、杂质、水分、灰分与酸不溶性灰分、浸出物、指标性成分或有效成分含量、农药残留量、重金属及微生物限度，以上项目均应符合国家标准和有关规定。不合格的中药材不得出厂和销售。

检验报告应由检验人员、质量检验部门负责人签章。检验报告应存档。

（七）人员和设备

GAP要求生产企业的技术负责人、质量管理部门负责人应有相关专业大专以上学历及相关实践经验。同时也对中药材生产有关的人员提出具体要求，生产企业应对从事中药材生产的有关人员定期培训与考核。

从事加工、包装、检验人员应定期进行健康检查，患有传染病、皮肤病或外伤性疾病等不得从事直接接触药材的工作。中药材产地应设厕所或盥洗室，排出物不应对环境及产品造成污染。

生产企业生产和检验用的仪器、仪表、量具、衡器等其适用范围和精密度应符合生产和检验的要求，有明显的状态标志，并定期校验。

（八）文件

GAP要求生产企业应有生产管理、质量管理等标准操作规程。并对每种中药材的生产全过程详细记录，必要时可附照片或图像。记录应包括：种子、菌种和繁殖材料的来源以及生产技术与过程。所有原始记录、生产计划及执行情况、合同及协议书等均应存档，至少保存5年。档案资料应有专人保管。

三、中药材生产质量管理规范认证

为加强中药材生产的监督管理，规范GAP认证工作，根据《药品管理法》及《药品管理实施条例》，原国家食品药品监督管理局于2003年9月19日发布了《中药材生产质量管理规范认证管理办法（试行）》和《中药材GAP认证检查评定标准》，同年11月1日，原国家食品药品监督管理局正式受理中药材生产企业的GAP认证。

根据国际标准化组织的定义，认证是指由国家认可的认证机构证明一个组织的产品、服务、管理体系符合相关标准、技术规范或其强制性要求的合格评定活动。国际上管理产品质量的通行方法为质量认证，也称合格评定，分为产品质量认证和质量体系认证，我国对药品的研制、生产、流通等过程的认证属于质量体系认证。

（一）管理部门职责

CFDA 负责全国 GAP 认证工作，负责认证检查评定标准及相关文件的制定、修订和认证检查员的培训、考核和聘任等管理工作。CFDA 食品药品审核查验中心承担 GAP 认证的具体工作。

省、自治区、直辖市食品药品监督管理局负责本行政区域内中药材生产企业 GAP 认证申报资料初审和通过 GAP 认证企业的日常监督管理工作。

（二）GAP 认证程序

1. 申请

申请 GAP 认证的中药材生产企业，其申报的品种至少完成一个生产周期。申报时需填写《中药材 GAP 认证申请表》（一式二份），并向所在省、自治区、直辖市食品药品监督管理局提交相关资料，包括：①《营业执照》（复印件）；②申报品种的种植（养殖）历史和规模、产地生态环境、品种来源及鉴定、种质来源、野生资源分布情况和中药材动植物生长习性资料、良种繁育情况、适宜采收时间（采收年限、采收期）及确定依据、病虫害综合防治情况、中药材质量控制及评价情况等；③中药材生产企业概况，包括组织形式并附组织机构图（注明各部门名称及职责）、运营机制、人员结构，企业负责人、生产和质量部门负责人背景资料（包括专业、学历和经历），人员培训情况等；④种植（养殖）流程图及关键技术控制点；⑤种植（养殖）区域布置图（标明规模、产量、范围）；⑥种植（养殖）地点选择依据及标准；⑦产地生态环境检测报告（包括土壤、灌溉水、大气环境）、品种来源鉴定报告、法定及企业内控质量标准（包括质量标准依据及起草说明）、取样方法及质量检测报告书、历年来质量控制及检测情况；⑧中药材生产管理、质量管理文件目录；⑨企业实施 GAP 自查情况总结资料。

2. 初审与审查

省、自治区、直辖市食品药品监督管理局应当自收到 GAP 认证申报资料之日起 40 个工作日内提出初审意见。符合规定的，将初审意见及认证资料转报 CFDA。CFDA 组织对初审合格的 GAP 认证资料进行形式审查，必要时可请专家论证，审查工作时限为 5 个工作日（若需组织专家论证，可延长至 30 个工作日）。符合要求的予以受理并转 CFDA 食品药品审核查验中心。该中心在收到申请资料后 30 个工作日内提出技术审查意见，制定现场检查方案。

检查方案的内容包括日程安排、检查项目、检查组成员及分工等，如有需要核实的问题应列入检查范围。

3. 检查

现场检查时间一般安排在该品种的采收期，时间一般为 3~5 天，必要时可适当延长。检查组成员的选派遵循本行政区域内回避原则，一般由 3~5 名检查员组成。根据检查工作需要，可临时聘任有关专家担任检查员。省、自治区、直辖市食品药品监督管理局可选派1名负责中药材生产监督管理的人员作为观察员，联络、协调检查有关事宜。现场检查首次会议应确认检查品种，落实检查日程，宣布检查纪律和注意事项，确定企业的检查陪同人员。检查陪同人员必须是企业负责人或中药材生产、质量管理部门负责人，熟悉中药材生产全过程，并能够解答检查组提出的有关问题。检查组必须严格按照预定的现场检查方案对企业实施GAP的情况进行检查。对检查发现的缺陷项目如实记录，必要时应予取证。检查中如需企业提供的资料，企业应及时提供。现场检查结束后，由检查组长组织检查组讨论做出综合评定意见，形成书面报告。综合评定期间，被检查企业人员应予回避。现场检查报告须检查组全体人员签字，并附缺陷项目、检查员记录、有异议问题的意见及相关证据资料。现场检查末次会议应现场宣布综合评定意见。被检查企业可安排有关人员参加。企业如对评定意见及检查发现的缺陷项目有不同意见，可作适当解释、说明。检查组对企业提出的合理意见应予采纳。检查中发现的缺陷项目，须经检查组全体人员和被检查企业负责人签字，双方各执一份。如有不能达成共识的问题，检查组须作好记录，经检查组全体成员和被检查企业负责人签字，双方各执一份。现场检查报告、缺陷项目表、每个检查员现场检查记录和原始评价及相关资料应在检查工作结束后5个工作日内报送CFDA食品药品审核查验中心。

4. 认证审评

CFDA食品药品审核查验中心在收到现场检查报告后20个工作日内进行技术审核，符合规定的，报CFDA审批。符合《中药材生产质量管理规范》的，颁发《中药材GAP证书》并予以公告。对经现场检查不符合GAP认证标准的，不予通过认证，由CFDA食品药品审核查验中心向被检查企业发认证不合格通知书。《中药材GAP证书》有效期一般为5年。生产企业应在《中药材GAP证书》有效期满前6个月，按规定重新申请认证。《中药材GAP证书》由CFDA统一印制，应当载明证书编号、企业名称、法定代表人、企业负责人、注册地址、种植（养殖）区域（地点）、认证品种、种植（养殖）规模、发证机关、发证日期、有效期限等项目。上述程序见图11-2。

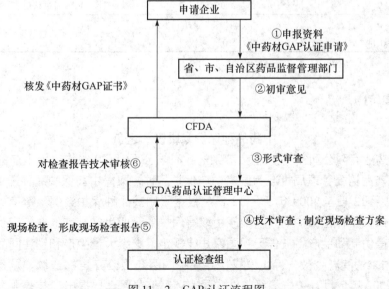

图11-2 GAP认证流程图

5. 责任

CFDA 负责对 GAP 认证检查员进行年审，不合格的予以解聘。检查员受 CFDA 的委派，承担对生产企业的 GAP 认证现场检查、跟踪检查等项工作。GAP 认证检查员必须加强自身修养和知识更新，不断提高认证检查的业务知识和政策水平。必须遵守 GAP 认证检查员守则和现场检查纪律。对违反有关规定的，予以批评教育，情节严重的，取消 GAP 认证检查员资格。CFDA 负责组织对取得《中药材 GAP 证书》的企业，根据品种生长特点确定检查频次，重点进行跟踪检查。在《中药材 GAP 证书》有效期内，省、自治区、直辖市食品药品监督管理局负责每年对企业跟踪检查一次，跟踪检查情况应及时报 CFDA。取得《中药材 GAP 证书》的企业，如发生重大质量问题或者未按照 GAP 组织生产的，CFDA 将予以警告，并责令改正；情节严重的，将吊销其《中药材 GAP 证书》。如发现申报过程采取弄虚作假骗取证书的，或以非认证企业生产的中药材冒充认证企业生产的中药材销售和使用等严重问题的，一经核实，CFDA 将吊销其《中药材 GAP 证书》。中药材生产企业《中药材 GAP 证书》登记事项发生变更的，应在事项发生变更之日起 30 日内，向 CFDA 申请办理变更手续，CFDA 应在 15 个工作日内作出相应变更。中药材生产企业终止生产中药材或者关闭的，由 CFDA 收回《中药材 GAP 证书》。申请认证的中药材生产企业应按照有关规定缴纳认证费用。未按规定缴纳认证费用的，中止认证或收回《中药材 GAP 证书》。

6. 评定标准

GAP 认证检查项目共 104 项，其中关键项目 19 项，一般项目 85 项。关键项目不合格则称为严重缺陷，一般项目不合格则称为一般缺陷。结果评定为：通过认证和不通过认证，见表 11 – 1。

表 11 – 1   GAP 认证结果评定

项目		结果
严重缺陷	一般缺陷	
0	≤20%	通过认证
0	>20%	不通过认证
≥1 项	0	

课 后 案 例

"中药品种保护专属权"之争

海南某药业有限公司（甲）告江苏某药业有限公司（乙），称：甲生产的"抗癌平丸"经国家药品监督管理局批准为国家中药保护品种，取得中药保护品种证书的保护期为 2002 年 9 月 12 日至 2009 年 9 月 12 日。根据《中药品种保护条例》等有关法律法规规定，中药保护品种在保护期内只限于由取得保护的企业生产，其他非持有保护证书的企业一律不得仿制和生产。被告无视国家法律规定，继续大量生产和销售同品种的"抗癌平丸"。请求法院判令被告停止侵权，并在中国医药报公开赔礼道歉，赔偿经济损失480 万元。2002 年 7 月，被告已经依法向国家药品监督管理局提出"抗癌平丸"中药同品种保护申请。

思考：

《中药品种保护条例》是否创设新类型知识产权？

思考题

1. 解释中药材、中药饮片、中成药的含义。
2. 我国中药现代化发展的基本原则有哪些？
3. 野生药材资源保护的原则是什么？国家重点保护的野生药材物种分哪几级？各举两例。
4. 中药品种保护的适用范围如何？
5. 简述中药保护品种的等级是如何划分的？
6. 什么是 GAP？为什么要制定 GAP？

第十二章 特殊管理药品的监管

1. 掌握：特殊管理的药品的特殊性及危害，我国麻醉药品、精神药品、放射性药品的管理的相关规定。
2. 熟悉：医疗用毒性药品的管理，药品类易制毒化学品管理相关规定。
3. 了解：麻醉药品、精神药品的国内外管制概况。

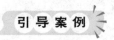

警惕盐酸曲马多成瘾

2006 年 9 月 10 日中央电视台《焦点访谈》栏目播出一期节目，揭露近年来因过量服用盐酸曲马多成瘾而到长春市公安局戒毒所戒除药瘾的青少年越来越多。当初这些青少年服用盐酸曲马多的目的有的是为了提神，有的是为了熬夜的时候不困，还有的竟然是为了减肥。为遏制曲马多滥用，原国家食品药品监督管理局于 2007 年将曲马多列入第二类精神药品目录实行特殊管理。

思考：

你如何看待"吃药吃出了毒瘾"？

第一节 特殊药品的滥用与监管

一、特殊管理的药品及其特殊性

麻醉药品、精神药品、医疗用毒性药品和放射性药品在医疗中应用广泛，其中有的药品疗效独特，目前尚无其他药品可以替代。这些药品使用得当，则可以在防治疾病、维护人们健康方面起到积极作用，具有非常大的医疗和科学价值。但是这几类药品的毒副作用也不容忽视，若管理不当，滥用或流入非法渠道，极易危害人体健康，甚至危害社会安全。因此，《药品管理法》第三十五条规定，国家对麻醉药品、精神药品、医疗用毒性药品、放射性药品，实行特殊管理。除此之外，国家对易制毒化学品也采取了比较严格的管理措施，在监管方面具有一定的特殊性。

二、特殊管理药品滥用的危害

（一）药物滥用

药物滥用已经在全世界范围内严重危害着人类的健康、社会安定和经济发展，成为当今全球共同面临的重大社会问题之一。药物滥用是指人们反复、大量的使用与医疗目的无关的具有依赖性潜力的药物，是一种有悖于社会常规的非医疗用药。这类药物的欣快作用能使人产生一种松弛和愉快感，一旦产生依赖性，便会不可自制地设法获取药物，以感受药物产生的精神效应；甚至导致精神错乱，并产生一些异常行为，后果极其严重。

（二）特殊管理药品滥用的危害

根据国际公约有关规定，不以医疗为目的、非法使用或滥用的麻醉药品和精神药品属于毒品。我国《刑法》第三百五十七条规定："本法所称毒品，是指鸦片、海洛因、甲基苯丙胺（冰毒）、吗啡、大麻、可卡因以及国家规定管制的其他能够使人形成瘾癖的麻醉药品和精神药品。"毒品有着身体和精神上的双重依赖，促使吸毒者毒瘾加剧，不能自拔，一旦毒瘾发作，就会不择手段去获取毒品，由此带来了严重的危害：①危害个人。毒品除海洛因、大麻、可卡因外，还有一些精神类药品如三唑仑、安钠咖等，短期大量吸毒，对人体的中枢神经系统有极大的损害，严重者可因呼吸衰竭而死亡；长期大量吸毒会引起慢性中毒，影响到人体的各个系统，出现食欲减退、身体消瘦、意识沉沦、精神恍惚，毒瘾发作，更感到痛不欲生。②危害家庭。毒品对身体的摧残必然导致吸毒者道德沦落，对自己的家庭实现"三光"政策（骗光、偷光、抢光）。即使家有万贯财产，也会在很短时间内化为乌有，最终家破人亡。③危害社会。毒品问题是诱发刑事犯罪和社会治安问题的温床，吸毒人员以贩养吸、以盗养吸、以抢养吸、以骗养吸、以娼养吸现象严重。贩毒集团常常与恐怖主义集团合作，滥用暴力，且采用腐蚀拉拢手段，威胁政治机构的活力，破坏国民经济的发展。

三、麻醉药品、精神药品的国内外管制概况

（一）麻醉药品、精神药品的国际管制概况

1909 年在上海召开国际禁毒会议并通过了禁毒决议；1912 年在海牙由中、美、日、英、法、德等国共同缔结了《海牙禁毒鸦片公约》，该公约共 6 章 25 条，主要内容包括制定法律管制生鸦片，禁止生产、贩卖、吸食熟鸦片，管制吗啡等麻醉药品，在华各国租界禁毒办法；1931 年在日内瓦 54 个国家缔结《限制麻醉药品制造、运销公约》；1961 年 175 个国家在纽约缔结《1961 年麻醉药品单一公约》；1971 年 169 个国家在纽约缔结《1971 年精神药物公约》；1988 年 162 个国家在维也纳缔结《联合国禁止非法贩运麻醉药品和精神药品公约》。

（二）麻醉药品、精神药品的国内管制概况

新中国成立以来，我国先后制定和发布了一系列有关麻醉药品、精神药品管制和禁毒的法令法规，有效地加强了对这几类药品的管理，具体法令法规见表 12－1。

表 12－1　麻醉药品、精神药品管制和禁毒的法令法规

发布时间	规范性文件名称	发布机构
1950 年 2 月	《关于严禁鸦片烟毒的通令》	政务院
1950 年 11 月	《麻醉药品临时登记处理办法》	政务院
1950 年 11 月	《管理麻醉药品暂行条例》及实施细则	原卫生部
1952 年 11 月	《关于抗疲劳素药品管理的通知》	原卫生部
1964 年 4 月	《管理毒药、限制性剧药暂行规定》	原卫生部、商业和化工部
1978 年 9 月	《麻醉药品管理条例》	国务院
1979 年 2 月	《麻醉药品管理条例实施细则》	原卫生部
1979 年 6 月	《医疗用毒性药品、限制性剧药管理规定》	原卫生部、国家医药管理总局
1982 年 7 月	《关于禁绝鸦片烟毒问题的紧急指示》	国务院
1984 年 9 月	《中华人民共和国药品管理法》	全国人大常务委员会
1987 年 11 月	《麻醉药品管理办法》	国务院
1988 年 12 月	《精神药品管理办法》	国务院
1990 年 12 月	《关于禁毒的决定》	全国人大常委会
2005 年 8 月	《麻醉药品和精神药品管理条例》	国务院
2005 年 8 月	《易制毒化学品管理条例》	国务院
2010 年 3 月	《药品类易制毒化学品管理办法》	原卫生部

第二节　麻醉药品和精神药品的管理

一、麻醉药品和精神药品的含义及品种范围

1. 麻醉药品和精神药品的含义

麻醉药品是指连续使用后易产生身体依赖性、能成瘾癖的药品，如阿片、吗啡等；精神药品是指直接作用于中枢神经系统，使之兴奋或抑制，连续使用产生依赖性的药品，如哌醋甲酯、巴比妥等。

2. 麻醉药品和精神药品的品种范围

麻醉药品目录和精神药品目录由国务院药品监督管理部门会同国务院公安部门、国务院卫生主管部门制定、调整并公布。2013 年发布的最新目录中，麻醉药品共 121 种，精神药品共 149 种，其中第一类精神药品 68 种，第二类精神药品 81 种。我国生产并使

用的麻醉药品和精神药品品种见表 12 - 2。

表 12 - 2　中国生产并使用的麻醉药品和精神药品

品种		品名
麻醉药品品种		可卡因、罂粟浓缩物、二氢埃托啡、地芬诺酯、芬太尼、氢可酮、氢吗啡酮、美沙酮、吗啡、阿片、羟考酮、哌替啶、瑞芬太尼、舒芬太尼、蒂巴因、可待因、右丙氧芬、双氢可待因、乙基吗啡、福尔可定、布桂嗪、罂粟壳
精神药品品种	第一类精神药品品种	哌醋甲酯、司可巴比妥、丁丙诺啡、γ-羟丁酸、氯胺酮、马吲哚、三唑仑
	第二类精神药品品种	异戊巴比妥、格鲁米特、喷他佐辛、戊巴比妥、阿普唑仑、巴比妥、氯硝西泮、地西泮、艾司唑仑、氟西泮、劳拉西泮、甲丙氨酯、咪达唑仑、硝西泮、奥沙西泮、匹莫林、苯巴比妥、唑吡坦、丁丙诺啡透皮贴剂、布托啡诺及其注射剂、咖啡因、安钠咖、地佐辛及其注射剂、麦角胺咖啡因片、氨酚氢可酮片、曲马多、扎来普隆

二、麻醉药品和精神药品的管理体制

国务院药品监督管理部门负责全国麻醉药品和精神药品的监督管理工作，并会同国务院农业主管部门对麻醉药品药用原植物实施监督管理。国务院公安部门负责对造成麻醉药品药用原植物、麻醉药品和精神药品流入非法渠道的行为进行查处。国务院其他有关主管部门在各自的职责范围内负责与麻醉药品和精神药品有关的管理工作。

省、自治区、直辖市人民政府药品监督管理部门负责本行政区域内麻醉药品和精神药品的监督管理工作。县级以上地方公安机关负责对本行政区域内造成麻醉药品和精神药品流入非法渠道的行为进行查处。县级以上地方人民政府中的其他有关部门在各自的职责范围内负责与麻醉药品和精神药品有关的管理工作。麻醉药品和精神药品生产、经营企业和使用单位可以依法参加行业协会。行业协会应当加强行业自律管理。

三、麻醉药品和精神药品的种植、实验研究和生产

国家根据麻醉药品和精神药品的医疗、国家储备和企业生产所需原料的需要确定需求总量，对麻醉药品药用原植物的种植、麻醉药品和精神药品的生产实行总量控制。

（一）麻醉药品药用原植物的种植

国务院药品监督管理部门根据麻醉药品和精神药品的需求总量制定年度生产计划。同时，与国务院农业主管部门根据麻醉药品年度生产计划，制定麻醉药品药用原植物年度种植计划。麻醉药品药用原植物种植企业应当根据年度种植计划种植，并定期向国务院药品监督管理部门和国务院农业主管部门报告种植情况。麻醉药品药用原植物种植企业由国务院药品监督管理部门和国务院农业主管部门共同确定，其他单位和个人不得种植麻醉药品药用原植物。

（二）麻醉药品和精神药品的实验研究

开展麻醉药品和精神药品实验研究活动应当具备下列条件，并经国务院药品监督管理部门批准：

（1）以医疗、科学研究或者教学为目的。

（2）有保证实验所需麻醉药品和精神药品安全的措施和管理制度。

（3）单位及其工作人员 2 年内没有违反有关禁毒的法律、行政法规规定的行为。麻醉药品和精神药品的实验研究单位申请相关药品批准证明文件，应当依照药品管理法的规定办理；需要转让研究成果的，应当经国务院药品监督管理部门批准。药品研究单位在普通药品的实验研究过程中，产生法律规定的管制品种的，应当立即停止实验研究活动，并向国务院药品监督管理部门报告。国务院药品监督管理部门应当根据情况，及时作出是否同意其继续实验研究的决定。麻醉药品和第一类精神药品的临床试验，不得以健康人为受试对象。

（三）麻醉药品和精神药品的生产

1. 定点生产制度

国务院药品监督管理部门应当根据麻醉药品和精神药品的需求总量，确定麻醉药品和精神药品定点生产企业的数量和布局，并根据年度需求总量对数量和布局进行调整、公布。

2. 定点生产企业的审批

麻醉药品和精神药品的定点生产企业应当具备下列条件：

（1）有药品生产许可证。

（2）有麻醉药品和精神药品实验研究批准文件。

（3）有符合规定的麻醉药品和精神药品生产设施、储存条件和相应的安全管理设施。

（4）有通过网络实施企业安全生产管理和向药品监督管理部门报告生产信息的能力。

（5）有保证麻醉药品和精神药品安全生产的管理制度。

（6）有与麻醉药品和精神药品安全生产要求相适应的管理水平和经营规模。

（7）麻醉药品和精神药品生产管理、质量管理部门的人员应当熟悉麻醉药品和精神药品管理以及有关禁毒的法律、行政法规。

（8）没有生产、销售假药、劣药或者违反有关禁毒的法律、行政法规规定的行为。

（9）符合国务院药品监督管理部门公布的麻醉药品和精神药品定点生产企业数量和布局的要求。

从事麻醉药品、第一类精神药品生产以及第二类精神药品原料药生产的企业，应当经所在地省、自治区、直辖市人民政府药品监督管理部门初步审查，由国务院药品监督管理部门批准；从事第二类精神药品制剂生产的企业，应当经所在地省级药品监督管理部门批准。

3. 生产管理

定点生产企业生产麻醉药品和精神药品，应当依照药品管理法的规定取得药品批准文号。国务院药品监督管理部门应当组织医学、药学、社会学、伦理学和禁毒等方面的专家成立专家组，由专家组对申请首次上市的麻醉药品和精神药品的社会危害性和被滥用的可能性进行评价，并提出是否批准的建议。未取得药品批准文号的，不得生产麻醉药品和精神药品。

发生重大突发事件，定点生产企业无法正常生产或者不能保证供应麻醉药品和精神药品时，国务院药品监督管理部门可以决定其他药品生产企业生产麻醉药品和精神药品。重大突发事件结束后，国务院药品监督管理部门应当及时决定生产的企业停止麻醉药品和精神药品的生产。定点生产企业应当严格按照麻醉药品和精神药品年度生产计划安排生产，并依照规定向所在地省、自治区、直辖市人民政府药品监督管理部门报告生产情况。

定点生产企业应当依照规定将麻醉药品和精神药品销售给具有麻醉药品和精神药品经营资格的企业或者依照条例规定批准的其他单位。麻醉药品和精神药品的标签应当印有国务院药品监督管理部门规定的标志。

四、麻醉药品和精神药品的经营

（一）定点经营制度

国家对麻醉药品和精神药品实行定点经营制度。国务院药品监督管理部门应当根据麻醉药品和第一类精神药品的需求总量，确定麻醉药品和第一类精神药品的定点批发企业布局，并应当根据年度需求总量对布局进行调整、公布。药品经营企业不得经营麻醉药品原料药和第一类精神药品原料药。但是，供医疗、科学研究、教学使用的小包装的上述药品可以由国务院药品监督管理部门规定的药品批发企业经营。

（二）定点经营企业的审批

麻醉药品和精神药品定点批发企业除应当具备药品管理法第十五条规定的药品经营企业的开办条件外，还应当具备下列条件：

① 有符合本条例规定的麻醉药品和精神药品储存条件。
② 有通过网络实施企业安全管理和向药品监督管理部门报告经营信息的能力。
③ 单位及其工作人员 2 年内没有违反有关禁毒的法律、行政法规规定的行为。
④ 符合国务院药品监督管理部门公布的定点批发企业布局。

麻醉药品和第一类精神药品的定点批发企业，还应当具有保证供应责任区域内医疗机构所需麻醉药品和第一类精神药品的能力，并具有保证麻醉药品和第一类精神药品安全经营的管理制度。

（三）全国性、区域性批发企业的审批和供药责任区域

1. 全国性、区域性批发企业的审批

跨省、自治区、直辖市从事麻醉药品和第一类精神药品批发业务的企业（全国性批发企业），应当经国务院药品监督管理部门批准；在本省、自治区、直辖市行政区域内从事麻醉药品和第一类精神药品批发业务的企业（区域性批发企业），应当经所在地省、自治区、直辖市人民政府药品监督管理部门批准。专门从事第二类精神药品批发业务的企业，应当经所在地省、自治区、直辖市人民政府药品监督管理部门批准。全国性批发企业和区域性批发企业可以从事第二类精神药品批发业务。

2. 全国性、区域性批发企业供药责任区域

全国性批发企业可以向区域性批发企业，或者经批准可以向取得麻醉药品和第一类精神药品使用资格的医疗机构以及依照规定批准的其他单位销售麻醉药品和第一类精神药品。全国性批发企业向取得麻醉药品和第一类精神药品使用资格的医疗机构销售麻醉药品和第一类精神药品，应当经医疗机构所在地省、自治区、直辖市人民政府药品监督管理部门批准。国务院药品监督管理部门在批准全国性批发企业时，应当明确其所承担供药责任的区域。

区域性批发企业可以向本省、自治区、直辖市行政区域内取得麻醉药品和第一类精神药品使用资格的医疗机构销售麻醉药品和第一类精神药品。由于特殊地理位置的原因，需要就近向其他省、自治区、直辖市行政区域内取得麻醉药品和第一类精神药品使用资格的医疗机构销售的，应当经企业所在地省、自治区、直辖市人民政府药品监督管理部门批准。审批情况由负责审批的药品监督管理部门在批准后 5 日内通报医疗机构所在地省、自治区、直辖市人民政府药品监督管理部门。省、自治区、直辖市人民政府药品监督管理部门在批准区域性批发企业时，应当明确其所承担供药责任的区域。区域性批发企业之间因医疗急需、运输困难等特殊情况需要调剂麻醉药品和第一类精神药品的，应当在调剂后 2 日内将调剂情况分别报所在地省、自治区、直辖市人民政府药品监督管理部门备案。

第二类精神药品定点批发企业可以向医疗机构、定点批发企业和符合规定的药品零售企业以及依照规定批准的其他单位销售第二类精神药品。

（四）购药渠道及供药方式

1. 购药渠道

药品生产企业需要以麻醉药品和第一类精神药品为原料生产普通药品的，应当向所在地省、自治区、直辖市人民政府药品监督管理部门报送年度需求计划，由省、自治区、直辖市人民政府药品监督管理部门汇总报国务院药品监督管理部门批准后，向定点生产企业购买。药品生产企业需要以第二类精神药品为原料生产普通药品的，应当将年度需求计划报所在地省、自治区、直辖市人民政府药品监督管理部门，并向定点批发企业或者定点生产企业购买。

食品、食品添加剂、化妆品、油漆等非药品生产企业需要使用咖啡因作为原料的，以及科学研究、教学单位需要使用麻醉药品和精神药品开展实验、教学活动的，应当经所在地省、自治区、直辖市人民政府药品监督管理部门批准，向定点批发企业或者定点生产企业购买。需要使用麻醉药品和精神药品的标准品、对照品的，应当经所在地省、自治区、直辖市人民政府药品监督管理部门批准，向国务院药品监督管理部门批准的单位购买。

全国性批发企业应当从定点生产企业购进麻醉药品和第一类精神药品。区域性批发企业可以从全国性批发企业购进麻醉药品和第一类精神药品；经所在地省、自治区、直辖市人民政府药品监督管理部门批准，也可以从定点生产企业购进麻醉药品和第一类精神药品。

2. 供药方式

全国性批发企业和区域性批发企业向医疗机构销售麻醉药品和第一类精神药品，应当将药品送至医疗机构。医疗机构不得自行提货。

（五）零售规定

麻醉药品和第一类精神药品不得零售。禁止使用现金进行麻醉药品和精神药品交易，但是个人合法购买麻醉药品和精神药品的除外。经所在地设区的市级药品监督管理部门批准，实行统一进货、统一配送、统一管理的药品零售连锁企业可以从事第二类精神药品零售业务。第二类精神药品零售企业应当凭执业医师出具的处方，按规定剂量销售第二类精神药品，并将处方保存 2 年备查；禁止超剂量或者无处方销售第二类精神药品；不得向未成年人销售第二类精神药品。麻醉药品和精神药品实行政府定价，在制定出厂和批发价格的基础上，逐步实行全国统一零售价格。

五、麻醉药品和精神药品的使用

（一）《麻醉药品、第一类精神药品购用印鉴卡》管理

医疗机构需要使用麻醉药品和第一类精神药品的，应当经所在地设区的市级人民政府卫生主管部门批准，取得麻醉药品、第一类精神药品购用印鉴卡（以下称印鉴卡）。医疗机构应当凭印鉴卡向本省、自治区、直辖市行政区域内的定点批发企业购买麻醉药品和第一类精神药品。设区的市级人民政府卫生主管部门发给医疗机构印鉴卡时，应当将取得印鉴卡的医疗机构情况抄送所在地设区的市级药品监督管理部门，并报省、自治区、直辖市人民政府卫生主管部门备案。省、自治区、直辖市人民政府卫生主管部门应当将取得印鉴卡的医疗机构名单向本行政区域内的定点批发企业通报。医疗机构取得印鉴卡应当具备下列条件：

（1）有专职的麻醉药品和第一类精神药品管理人员。

（2）有获得麻醉药品和第一类精神药品处方资格的执业医师。

（3）有保证麻醉药品和第一类精神药品安全储存的设施和管理制度。《印鉴卡》有效期为三年。《印鉴卡》有效期满前三个月，医疗机构应当向市级卫生行政部门重新提出申请。

（二）处方医师资格和处方注意事项

医疗机构应当按照国务院卫生主管部门的规定，对本单位执业医师进行有关麻醉药品和精神药品使用知识的培训、考核，经考核合格的，授予麻醉药品和第一类精神药品处方资格。执业医师取得麻醉药品和第一类精神药品的处方资格后，方可在本医疗机构开具麻醉药品和第一类精神药品处方，但不得为自己开具该种处方。

医疗机构应当将具有麻醉药品和第一类精神药品处方资格的执业医师名单及其变更情况，定期报送所在地设区的市级人民政府卫生主管部门，并抄送同级药品监督管理部门。

医务人员应当根据国务院卫生主管部门制定的临床应用指导原则，使用麻醉药品和

精神药品。具有麻醉药品和第一类精神药品处方资格的执业医师，根据临床应用指导原则，对确需使用麻醉药品或者第一类精神药品的患者，应当满足其合理用药需求。在医疗机构就诊的癌症疼痛患者和其他危重患者得不到麻醉药品或者第一类精神药品时，患者或者其亲属可以向执业医师提出申请。具有麻醉药品和第一类精神药品处方资格的执业医师认为要求合理的，应当及时为患者提供所需麻醉药品或者第一类精神药品。

执业医师应当使用专用处方开具麻醉药品和精神药品，单张处方的最大用量应当符合国务院卫生主管部门的规定。对麻醉药品和第一类精神药品处方，处方的调配人、核对人应当仔细核对，签署姓名，并予以登记；对不符合本条例规定的，处方的调配人、核对人应当拒绝发药。

麻醉药品和精神药品专用处方的格式由国务院卫生主管部门规定。医疗机构应当对麻醉药品和精神药品处方进行专册登记，加强管理。麻醉药品处方至少保存 3 年，精神药品处方至少保存 2 年。

（三）医疗机构借用及配制麻醉药品、精神药品制剂的规定

医疗机构抢救病人急需麻醉药品和第一类精神药品而本医疗机构无法提供时，可以从其他医疗机构或者定点批发企业紧急借用；抢救工作结束后，应当及时将借用情况报所在地设区的市级药品监督管理部门和卫生主管部门备案。

对临床需要而市场无供应的麻醉药品和精神药品，持有医疗机构制剂许可证和印鉴卡的医疗机构需要配制制剂的，应当经所在地省、自治区、直辖市人民政府药品监督管理部门批准。医疗机构配制的麻醉药品和精神药品制剂只能在本医疗机构使用，不得对外销售。

（四）个人携带麻醉药品、精神药品的规定

因治疗疾病需要，个人凭医疗机构出具的医疗诊断书、本人身份证明，可以携带单张处方最大用量以内的麻醉药品和第一类精神药品；携带麻醉药品和第一类精神药品出入境的，由海关根据自用、合理的原则放行。

医务人员为了医疗需要携带少量麻醉药品和精神药品出入境的，应当持有省级以上人民政府药品监督管理部门发放的携带麻醉药品和精神药品证明。海关凭携带麻醉药品和精神药品证明放行。

（五）以戒毒为目的的使用管理

医疗机构、戒毒机构以开展戒毒治疗为目的，可以使用美沙酮或者国家确定的其他用于戒毒治疗的麻醉药品和精神药品。

六、麻醉药品和精神药品的储存和运输

（一）麻醉药品和精神药品的储存

1. 专库的要求

麻醉药品药用原植物种植企业、定点生产企业、全国性批发企业和区域性批发企业

以及国家设立的麻醉药品储存单位，应当设置储存麻醉药品和第一类精神药品的专库。该专库应当符合下列要求：①安装专用防盗门，实行双人双锁管理；②具有相应的防火设施；③具有监控设施和报警装置，报警装置应当与公安机关报警系统联网。

麻醉药品定点生产企业应当将麻醉药品原料药和制剂分别存放。

2. 储存管理制度

麻醉药品和第一类精神药品的使用单位应当设立专库或者专柜储存麻醉药品和第一类精神药品。专库应当设有防盗设施并安装报警装置；专柜应当使用保险柜。专库和专柜应当实行双人双锁管理。

麻醉药品药用原植物种植企业、定点生产企业、全国性批发企业和区域性批发企业、国家设立的麻醉药品储存单位以及麻醉药品和第一类精神药品的使用单位，应当配备专人负责管理工作，并建立储存麻醉药品和第一类精神药品的专用账册。药品入库双人验收，出库双人复核，做到账物相符。专用账册的保存期限应当自药品有效期期满之日起不少于 5 年。

第二类精神药品经营企业应当在药品库房中设立独立的专库或者专柜储存第二类精神药品，并建立专用账册，实行专人管理。专用账册的保存期限应当自药品有效期期满之日起不少于 5 年。

（二）麻醉药品和精神药品的运输

1. 运输管理

托运、承运和自行运输麻醉药品和精神药品的，应当采取安全保障措施，防止麻醉药品和精神药品在运输过程中被盗、被抢、丢失。通过铁路运输麻醉药品和第一类精神药品的，应当使用集装箱或者铁路行李车运输，具体办法由国务院药品监督管理部门会同国务院铁路主管部门制定。没有铁路而需要通过公路或者水路运输麻醉药品和第一类精神药品的，应当由专人负责押运。托运或者自行运输麻醉药品和第一类精神药品的单位，应当向所在地省、自治区、直辖市人民政府药品监督管理部门申请领取运输证明。运输证明有效期为 1 年。运输证明应当由专人保管，不得涂改、转让、转借。托运人办理麻醉药品和第一类精神药品运输手续，应当将运输证明副本交付承运人。承运人应当查验、收存运输证明副本，并检查货物包装。没有运输证明或者货物包装不符合规定的，承运人不得承运。承运人在运输过程中应当携带运输证明副本，以备查验。

2. 邮寄的要求

邮寄麻醉药品和精神药品，寄件人应当提交所在地省、自治区、直辖市人民政府药品监督管理部门出具的准予邮寄证明。邮政营业机构应当查验、收存准予邮寄证明；没有准予邮寄证明的，邮政营业机构不得收寄。省、自治区、直辖市邮政主管部门指定符合安全保障条件的邮政营业机构负责收寄麻醉药品和精神药品。邮政营业机构收寄麻醉药品和精神药品，应当依法对收寄的麻醉药品和精神药品予以查验。

3. 企业间药品运输的信息管理

定点生产企业、全国性批发企业和区域性批发企业之间运输麻醉药品、第一类精神药品，发货人在发货前应当向所在地省、自治区、直辖市人民政府药品监督管理部门报送本次运输的相关信息。属于跨省、自治区、直辖市运输的，收到信息的药品监督管理部门应当向收货人所在地的同级药品监督管理部门通报；属于在本省、自治区、直辖市行政区域内运输的，收到信息的药品监督管理部门应当向收货人所在地设区的市级药品监督管理部门通报。

七、麻醉药品和精神药品审批程序和监督管理

（一）麻醉药品和精神药品的审批程序

申请人提出条例规定的审批事项申请，应当提交能够证明其符合条例规定条件的相关资料。审批部门应当自收到申请之日起 40 日内作出是否批准的决定；作出批准决定的，发给许可证明文件或者在相关许可证明文件上加注许可事项；作出不予批准决定的，应当书面说明理由。

审批部门确定定点生产企业和定点批发企业，应当在经审查符合条件的企业中，根据布局的要求，通过公平竞争的方式初步确定定点生产企业和定点批发企业，并予公布。其他符合条件的企业可以自公布之日起 10 日内向审批部门提出异议。审批部门应当自收到异议之日起 20 日内对异议进行审查，并作出是否调整的决定。

（二）麻醉药品和精神药品的监督管理

药品监督管理部门应当根据规定的职责权限，对麻醉药品药用原植物的种植以及麻醉药品和精神药品的实验研究、生产、经营、使用、储存、运输活动进行监督检查。

省级以上人民政府药品监督管理部门根据实际情况建立监控信息网络，对定点生产企业、定点批发企业和使用单位的麻醉药品和精神药品生产、进货、销售、库存、使用的数量以及流向实行实时监控，并与同级公安机关做到信息共享。尚未连接监控信息网络的麻醉药品和精神药品定点生产企业、定点批发企业和使用单位，应当每月通过电子信息、传真、书面等方式，将本单位麻醉药品和精神药品生产、进货、销售、库存、使用的数量以及流向，报所在地设区的市级药品监督管理部门和公安机关；医疗机构还应当报所在地设区的市级人民政府卫生主管部门。设区的市级药品监督管理部门应当每 3 个月向上一级药品监督管理部门报告本地区麻醉药品和精神药品的相关情况。

对已经发生滥用，造成严重社会危害的麻醉药品和精神药品品种，国务院药品监督管理部门应当采取在一定期限内中止生产、经营、使用或者限定其使用范围和用途等措施。对不再作为药品使用的麻醉药品和精神药品，国务院药品监督管理部门应当撤销其药品批准文号和药品标准，并予以公布。药品监督管理部门、卫生主管部门发现生产、经营企业和使用单位的麻醉药品和精神药品管理存在安全隐患时，应当责令其立即排除或者限期排除；对有证据证明可能流入非法渠道的，应当及时采取查封、扣押的行政强制措施，在 7 日内作出行政处理决定，并通报同级公安机关。药品监督管理部门发现取得印鉴卡的医疗机构未依照规定购买麻醉药品和第一类精神药品时，应当及时通报同级卫生主管部门。接到通报的卫生主管部门应当立即调查处理。必要时，药品监督管理部门可以责令定点批发企业中止向该医疗机构销售麻醉药品和第一类精神药品。

麻醉药品和精神药品的生产、经营企业和使用单位对过期、损坏的麻醉药品和精神药品应当登记造册，并向所在地县级药品监督管理部门申请销毁。药品监督管理部门应

当自接到申请之日起 5 日内到场监督销毁。医疗机构对存放在本单位的过期、损坏麻醉药品和精神药品，应当按照本条规定的程序向卫生主管部门提出申请，由卫生主管部门负责监督销毁。对依法收缴的麻醉药品和精神药品，除经国务院药品监督管理部门或者国务院公安部门批准用于科学研究外，应当依照国家有关规定予以销毁。县级以上人民政府卫生主管部门应当对执业医师开具麻醉药品和精神药品处方的情况进行监督检查。

药品监督管理部门、卫生主管部门和公安机关应当互相通报麻醉药品和精神药品生产、经营企业和使用单位的名单以及其他管理信息。各级药品监督管理部门应当将在麻醉药品药用原植物的种植以及麻醉药品和精神药品的实验研究、生产、经营、使用、储存、运输等各环节的管理中的审批、撤销等事项通报同级公安机关。麻醉药品和精神药品的经营企业、使用单位报送各级药品监督管理部门的备案事项，应当同时报送同级公安机关。

发生麻醉药品和精神药品被盗、被抢、丢失或者其他流入非法渠道的情形的，案发单位应当立即采取必要的控制措施，同时报告所在地县级公安机关和药品监督管理部门。医疗机构发生上述情形的，还应当报告其主管部门。公安机关接到报告、举报，或者有证据证明麻醉药品和精神药品可能流入非法渠道时，应当及时开展调查，并可以对相关单位采取必要的控制措施。药品监督管理部门、卫生主管部门以及其他有关部门应当配合公安机关开展工作。

八、法律责任

（一）药品监督管理部门、卫生主管部门违反条例应当承担的法律责任

药品监督管理部门、卫生主管部门违反规定，有下列情形之一的，由其上级行政机关或者监察机关责令改正；情节严重的，对直接负责的主管人员和其他直接责任人员依法给予行政处分；构成犯罪的，依法追究刑事责任：

（1）对不符合条件的申请人准予行政许可或者超越法定职权作出准予行政许可决定的。

（2）未到场监督销毁过期、损坏的麻醉药品和精神药品的。

（3）未依法履行监督检查职责，应当发现而未发现违法行为、发现违法行为不及时查处，或者未依照本条例规定的程序实施监督检查的。

（4）违反条例规定的其他失职、渎职行为。

（二）麻醉药品药用原植物种植企业违反规定应当承担的法律责任

麻醉药品药用原植物种植企业违反规定，有下列情形之一的，由药品监督管理部门责令限期改正，给予警告；逾期不改正的，处 5 万元以上 10 万元以下的罚款；情节严重的，取消其种植资格：

（1）未依照麻醉药品药用原植物年度种植计划进行种植的。

（2）未依照规定报告种植情况的。

（3）未依照规定储存麻醉药品的。

（三）定点生产企业违反规定应当承担的法律责任

定点生产企业违反规定，有下列情形之一的，由药品监督管理部门责令限期改正，给予警告，并没收违法所得和违法销售的药品；逾期不改正的，责令停产，并处 5 万元以上 10 万元以下的罚款；情节严重的，取消其定点生产资格：

（1）未按照麻醉药品和精神药品年度生产计划安排生产的。

（2）未依照规定向药品监督管理部门报告生产情况的。

（3）未依照规定储存麻醉药品和精神药品，或者未依照规定建立、保存专用账册的。

（4）未依照规定销售麻醉药品和精神药品的。

（5）未依照规定销毁麻醉药品和精神药品的。

（四）定点批发企业违反规定应当承担的法律责任

定点批发企业违反规定销售麻醉药品和精神药品，或者违反规定经营麻醉药品原料药和第一类精神药品原料药的，由药品监督管理部门责令限期改正，给予警告，并没收违法所得和违法销售的药品；逾期不改正的，责令停业，并处违法销售药品货值金额 2 倍以上 5 倍以下的罚款；情节严重的，取消其定点批发资格。

定点批发企业违反规定，有下列情形之一的，由药品监督管理部门责令限期改正，给予警告；逾期不改正的，责令停业，并处 2 万元以上 5 万元以下的罚款；情节严重的，取消其定点批发资格：

（1）未依照规定购进麻醉药品和第一类精神药品的。

（2）未保证供药责任区域内的麻醉药品和第一类精神药品的供应的。

（3）未对医疗机构履行送货义务的。

（4）未依照规定报告麻醉药品和精神药品的进货、销售、库存数量以及流向的。

（5）未依照规定储存麻醉药品和精神药品，或者未依照规定建立、保存专用账册的。

（6）未依照规定销毁麻醉药品和精神药品的。

（7）区域性批发企业之间违反本条例的规定调剂麻醉药品和第一类精神药品，或者因特殊情况调剂麻醉药品和第一类精神药品后未依照规定备案的。

（五）第二类精神药品零售企业违反规定应当承担的法律责任

第二类精神药品零售企业违反规定储存、销售或者销毁第二类精神药品的，由药品监督管理部门责令限期改正，给予警告，并没收违法所得和违法销售的药品；逾期不改正的，责令停业，并处 5000 元以上 2 万元以下的罚款；情节严重的，取消其第二类精神药品零售资格。

（六）取得印鉴卡的医疗机构违反规定应当承担的法律责任

取得印鉴卡的医疗机构违反条例的规定，有下列情形之一的，由设区的市级人民政府卫生主管部门责令限期改正，给予警告；逾期不改正的，处 5000 元以上 1 万元以下的罚款；情节严重的，吊销其印鉴卡；对直接负责的主管人员和其他直接责任人员，依法给予降级、撤职、开除的处分：

（1）未依照规定购买、储存麻醉药品和第一类精神药品的。

（2）未依照规定保存麻醉药品和精神药品专用处方，或者未依照规定进行处方专册登记的。

（3）未依照规定报告麻醉药品和精神药品的进货、库存、使用数量的。

（4）紧急借用麻醉药品和第一类精神药品后未备案的。

（5）未依照规定销毁麻醉药品和精神药品的。

（七）处方开具人、调配人、核对人违反规定应当承担的法律责任

具有麻醉药品和第一类精神药品处方资格的执业医师，违反条例的规定开具麻醉药品和第一类精神药品处方，或者未按照临床应用指导原则的要求使用麻醉药品和第一类精神药品的，由其所在医疗机构取消其麻醉药品和第一类精神药品处方资格；造成严重后果的，由原发证部门吊销其执业证书。执业医师未按照临床应用指导原则的要求使用第二类精神药品或者未使用专用处方开具第二类精神药品，造成严重后果的，由原发证部门吊销其执业证书。

未取得麻醉药品和第一类精神药品处方资格的执业医师擅自开具麻醉药品和第一类精神药品处方，由县级以上人民政府卫生主管部门给予警告，暂停其执业活动；造成严重后果的，吊销其执业证书；构成犯罪的，依法追究刑事责任。

处方的调配人、核对人违反条例的规定未对麻醉药品和第一类精神药品处方进行核对，造成严重后果的，由原发证部门吊销其执业证书。

（八）违反规定运输、邮寄麻醉药品和精神药品应当承担的法律责任

违反规定运输麻醉药品和精神药品的，由药品监督管理部门和运输管理部门依照各自职责，责令改正，给予警告，处2万元以上5万元以下的罚款。收寄麻醉药品、精神药品的邮政营业机构未依照本条例的规定办理邮寄手续的，由邮政主管部门责令改正，给予警告；造成麻醉药品、精神药品邮件丢失的，依照邮政法律、行政法规的规定处理。

（九）采用不正当手段取得实验研究、生产、经营、使用资格应当承担的法律责任

提供虚假材料、隐瞒有关情况，或者采取其他欺骗手段取得麻醉药品和精神药品的实验研究、生产、经营、使用资格的，由原审批部门撤销其已取得的资格，5年内不得提出有关麻醉药品和精神药品的申请；情节严重的，处1万元以上3万元以下的罚款，有药品生产许可证、药品经营许可证、医疗机构执业许可证的，依法吊销其许可证明文件。

（十）药品研究单位实验研究过程违反规定应当承担的法律责任

药品研究单位在普通药品的实验研究和研制过程中，产生条例规定管制的麻醉药品

和精神药品，未依照本条例的规定报告的，由药品监督管理部门责令改正，给予警告，没收违法药品；拒不改正的，责令停止实验研究和研制活动。

（十一）以健康人为受试对象应当承担的法律责任

药物临床试验机构以健康人为麻醉药品和第一类精神药品临床试验的受试对象的，由药品监督管理部门责令停止违法行为，给予警告；情节严重的，取消其药物临床试验机构的资格；构成犯罪的，依法追究刑事责任。对受试对象造成损害的，药物临床试验机构依法承担治疗和赔偿责任。

（十二）生产、销售假劣麻醉药品和精神药品应当承担的法律责任

定点生产企业、定点批发企业和第二类精神药品零售企业生产、销售假劣麻醉药品和精神药品的，由药品监督管理部门取消其定点生产资格、定点批发资格或者第二类精神药品零售资格，并依照药品管理法的有关规定予以处罚。

（十三）使用现金交易应当承担的法律责任

定点生产企业、定点批发企业和其他单位使用现金进行麻醉药品和精神药品交易的，由药品监督管理部门责令改正，给予警告，没收违法交易的药品，并处 5 万元以上 10 万元以下的罚款。

（十四）被盗、被抢、丢失案件的单位应当承担的法律责任

发生麻醉药品和精神药品被盗、被抢、丢失案件的单位，违反本条例的规定未采取必要的控制措施或者未依照本条例的规定报告的，由药品监督管理部门和卫生主管部门依照各自职责，责令改正，给予警告；情节严重的，处 5000 元以上 1 万元以下的罚款；有上级主管部门的，由其上级主管部门对直接负责的主管人员和其他直接责任人员，依法给予降级、撤职的处分。

（十五）倒卖、转让、出租、出借、涂改许可证明文件应当承担的法律责任

依法取得麻醉药品药用原植物种植或者麻醉药品和精神药品实验研究、生产、经营、使用、运输等资格的单位，倒卖、转让、出租、出借、涂改其麻醉药品和精神药品许可证明文件的，由原审批部门吊销相应许可证明文件，没收违法所得；情节严重的，处违法所得 2 倍以上 5 倍以下的罚款；没有违法所得的，处 2 万元以上 5 万元以下的罚款；构成犯罪的，依法追究刑事责任。

（十六）致使麻醉药品和精神药品流入非法渠道应当承担的法律责任

违反规定致使麻醉药品和精神药品流入非法渠道造成危害，构成犯罪的，依法追究刑事责任；尚不构成犯罪的，由县级以上公安机关处 5 万元以上 10 万元以下的罚款；有违法所得的，没收违法所得；情节严重的，处违法所得 2 倍以上 5 倍以下的罚款；由原发证部门吊销其药品生产、经营和使用许可证明文件。

第三节　放射性药品的管理

一、放射性药品管理历史

我国临床核医学使用放射性药品进行诊断和治疗始于 20 世纪 50 年代后期，当时放射性药品的供应全部依赖从国外进口，60 年代初期，我国开始研制放射性药品，国家科委、卫生部组建了放射性药品质量检验机构。1965 年由中国药典委员会首次制定了两种放射性药品标准。1974 年卫生部药政管理局将放射性药品纳入药政管理轨道并将放射性药品列为部管药品，1975 年颁布《中华人民共和国卫生部放射性药品标准》。1985 年 12 月又制订了国家放射性药品标准。药品管理法颁布后，放射药品被依法确定为特殊管理的药品。卫生部按照《药品管理法》的有关规定，于 1985 年 12 月会同核工业部发出通知，对放射性药品生产和经营单位进行检查、验收和核发放射性药品生产经营许可证，并颁发了检查验收细则作为依据。1987 年卫生部又着手组织对医疗单位的核医学科室进行整顿，对使用单位发放放射性同位素使用许可登记证并规定定期复审换发使用许可证。使用单位须持证才能购买使用放射性药品。这样国家对放射性药品的生产经营、使用单位都实行了全面的监督和管理，不仅进一步保证了放射性药品的质量，保障了群众用药的安全有效，而且促进了我国核医学科学和医用放射性核素的发展。1989 年 1 月 13 日《放射性药品管理办法》正式发布，共 7 章 31 条。

二、放射性药品的定义和分类

（一）放射性药品的定义

放射性药品是指用于临床诊断或者治疗的放射性核素制剂或者其标记药物。

（二）放射性药品的分类

1. 按核素分类

一类是放射性核素本身即是药物的主要组成部分，如碘 131、碘 125 等，是利用其本身的生理、生化或理化特性以达到诊断或治疗的目的；另一类是利用放射性核素标记的药物如碘 131 – 邻碘马尿酸钠，其示踪作用是通过被标记物本身的代谢过程来体现的。

2. 按医疗用途分类

放射药品主要用于诊断治疗，即利用放射性药品对人体各脏器进行功能、代谢的检查以及动态或静态的体外显像，如甲状腺吸碘 131 试验、碘 131 邻碘马尿酸钠肾图及甲状腺、脑、肝、肾显像等；少量用于治疗如碘 131 治疗甲亢，磷 32、锶 90 敷贴治疗皮肤病等。

三、放射性新药的研制、临床研究和审批

放射性新药是指我国首次生产的放射性药品。药品研制单位的放射性新药年度研制

计划，应当报送能源部备案，并报所在地的省、自治区、直辖市卫生行政部门，经卫生行政部门汇总后，报卫生部备案。

放射性新药的研制内容，包括工艺路线、质量标准、临床前药理及临床研究。研制单位在制订新药工艺路线的同时，必须研究该药的理化性能、纯度（包括核素纯度）及检验方法、药理、毒理、动物药代动力学、放射性比活度、剂量、剂型、稳定性等。

研制单位对放射免疫分析药盒必须进行可测限度、范围、特异性、准确度、精密度、稳定性等方法学的研究。

研制单位研制的放射性新药，在进行临床试验或者验证前，应当向卫生部门提出申请，按新药审批办法的规定报送资料及样品，经卫生部审批同意后，在卫生部指定的医院进行临床研究。

研制单位在放射性新药临床研究结束后，向卫生部提出申请，经卫生部审核批准，发给新药证书。卫生部在审核批准时，应当征求能源部的意见。

放射性新药投入生产，需由生产单位或者取得放射性药品生产许可证的研制单位，凭新药证书（副本）向卫生部提出生产该药的申请，并提供样品，由卫生部审核发给批准文号。

四、放射性药品的生产、经营和进出口

（一）放射性药品的生产、经营

放射性药品生产、经营企业，必须向能源部报送年度生产、经营计划，并抄报卫生部。国家根据需要，对放射性药品实行合理布局，定点生产。申请开办放射性药品生产、经营的企业，应征得能源部的同意后，方可按有关规定办理筹建手续。

开办放射性药品生产、经营企业，必须具备药品管理法第五条规定的条件，符合国家的放射卫生防护基本标准，并履行环境影响报告的审批手续，经能源部审查同意，卫生部审核批准后，由所在省，自治区、直辖市卫生行政部门发给放射性药品生产许可证、放射性药品经营许可证。无许可证的生产、经营企业，一律不准生产、销售放射性药品。

放射性药品生产企业生产已有国家标准的放射性药品，必须经卫生部征求能源部意见后审核批准，并发给批准文号。凡是改变卫生部已批准的生产工艺路线和药品标准的，生产单位必须按原报批程序经卫生部批准后方能生产。

放射性药品生产、经营企业，必须配备与生产、经营放射性药品相适应的专业技术人员，具有安全、防护和废气、废物、废水处理等设施，并建立严格的质量管理制度。

放射性药品生产、经营企业，必须建立质量检验机构，严格实行生产全过程的质量控制和检验。产品出厂前，须经质量检验。符合国家药品标准的产品方可出厂，不符合标准的产品一律不准出厂。经卫生部审核批准的含有短半衰期放射性核素的药品，可以边检验边出厂，但发现质量不符合国家药品标准时，该药品的生产企业应当立即停止生产、销售，并立即通知使用单位停止使用，同时报告卫生部和能源部。

放射性药品的生产、供销业务由能源部统一管理。放射性药品的生产、经营单位和医疗单位凭省、自治区、直辖市卫生行政部门发给的放射性药品生产许可证、放射性药

品经营许可证，医疗单位凭省、自治区、直辖市公安、环保和卫生行政部门联合发给的《放射性药品使用许可证》，申请办理订货。

（二）放射性药品的进出口

放射性药品的进口业务，由对外经济贸易部指定的单位，按照国家有关对外贸易的规定办理。进出口放射性药品，应当报卫生部审批同意后，方能办理进出口手续。进口的放射性药品品种，必须符合我国的药品标准或者其他药用要求。进口放射性药品，必须经中国药品生物制品检定所或者卫生部授权的药品检验所抽样检验；检验合格的，方准进口。

对于经卫生部审核批准的短半衰期放射性核素的药品，在保证安全使用的情况下，可以采取边进口检验，边投入使用的办法。进口检验单位发现药品质量不符合要求时，应当立即通知使用单位停止使用，并报告卫生部和能源部。

五、放射性药品的包装和运输

放射性药品的包装必须安全实用，符合放射性药品质量要求，具有与放射性剂量相适应的防护装置，包装必须分内包装和外包装两部分，外包装必须贴有商标、标签、说明书和放射性药品标志，内包装必须贴有标签。标签必须注明药品品名、放射性比活度、装量。说明书除注明前款内容外，还须注明生产单位、批准文号、批号、主要成分、出厂日期、放射性核素半衰期、适应证、用法、用量、禁忌证、有效期和注意事项等。严禁任何单位和个人随身携带放射性药品乘坐公共交通运输工具。

六、放射性药品的使用

医疗单位设置核医学科、室（同位素室），必须配备与其医疗任务相适应的并经核医学技术培训的技术人员。非核医学专业技术人员未经培训，不得从事放射性药品使用工作。

医疗单位使用放射性药品，必须符合国家放射性同位素卫生防护管理的有关规定。所在地省、自治区、直辖市的公安、环保和卫生行政部门，应当根据医疗单位核医疗技术人员的水平、设备条件，核发相应等级的放射性药品使用许可证，无许可证的医疗单位不得临床使用放射性药品。持有放射性药品使用许可证的医疗单位，在研究配制放射性制剂并进行临床验证前，应当根据放射性药品的特点，提出该制剂的药理、毒性等资料，由省、自治区、直辖市卫生行政部门批准，并报卫生部备案。该制剂只限本单位内使用。

持有放射性药品使用许可证的医疗单位，必须负责对使用的放射性药品进行临床质量检验，收集药品不良反应等项工作，并定期向所在地卫生行政部门报告。由省、自治区、直辖市卫生行政部门汇总后报卫生部。放射性药品使用后的废物（包括患者排出物），必须按国家有关规定妥善处置。

第四节 医疗用毒性药品的管理

为加强医疗用毒性药品的管理，防止中毒或死亡事故的发生，国务院于 1988 年 12

月 27 日发布《医疗用毒性药品管理办法》，该管理办法共 14 条。

一、医疗用毒性药品的定义和品种

医疗用毒性药品（以下简称"毒性药品"），系指毒性剧烈、治疗剂量与中毒剂量相近，使用不当会致人中毒或死亡的药品。我国毒性药品有中药和西药两大类，其中毒性中药品种 27 种，毒性西药品种 11 种，具体见表 12 – 3。

表 12 – 3　我国医疗用毒性药品

品种	品名
毒性中药品种	砒石（红砒、白砒）、砒霜、水银、生马前子、生川乌、生草乌、生白附子、生附子、生半夏、生南星、生巴豆、斑蝥、青娘虫、红娘虫、生甘遂、生狼毒、生藤黄、生千金子、生天仙子、闹羊花、雪上一枝蒿、白降丹、蟾酥、洋金花、红粉（红升丹）、轻粉、雄黄
毒性西药品种（仅指原料，不包括制剂）	去乙酰毛花苷 C、阿托品、洋地黄毒苷、氢溴酸后马托品、三氧化二砷、毛果芸香碱、升汞、水杨酸毒扁豆碱、亚砷酸钾、氢溴酸东莨菪碱、士的宁

二、医疗用毒性药品的生产管理

毒性药品年度生产、收购、供应和配制计划，由省、自治区、直辖市医药管理部门根据医疗需要制定，经省、自治区、直辖市卫生行政部门审核后，由医药管理部门下达给指定的毒性药品生产、收购、供应单位，并抄报卫生部（现国家卫生和计划生育委员会）、CFDA 和国家中医药管理局。生产单位不得擅自改变生产计划自行销售。

药厂必须由医药专业人员负责生产、配制和质量检验，并建立严格的管理制度，严防与其他药品混杂。每次配料，必须经 2 人以上复核无误，并详细记录每次生产所用原料和成品数，经手人要签字备查。所有工具、容器要处理干净，以防污染其他药品。标示量要准确无误，包装容器要有毒药标志。

凡加工炮制毒性中药，必须按照《中国药典》，或者省、自治区、直辖市药品监督管理部门制定的《炮制规范》的规定进行。生产毒性药品及其制剂，必须严格执行生产工艺操作规程，在本单位药品检验人员的监督下准确投料，并建立完整的生产记录，保存 5 年备查。在生产毒性药品过程中产生的废弃物必须妥善处理，不得污染环境。

三、医疗用毒性药品的收购与经营

毒性药品的收购和经营，由药品监督管理部门指定的药品经营企业承担；配方用药由有关药品零售企业、医疗机构负责供应。其他任何单位或者个人均不得从事毒性药品的收购、经营和配方业务。

药品经营企业（含医疗机构药房）要严格按照 GSP 或相关规定的要求，毒性药品应专柜加锁并由专人保管，做到双人、双锁，专账记录。必须建立健全保管、验收、领发、核对等制度，严防收假、发错现象的发生，严禁与其他药品混杂。

药品零售企业供应毒性药品，须凭盖有医生所在医疗机构公章的处方。医疗机构供应和调配毒性药品，须凭医生签名的处方。每次处方剂量不得超过二日极量。

科研和教学单位所需的毒性药品，必须持本单位的证明信，经所在地县级以上药品监督管理部门批准后，供应单位方能发售。

四、医疗用毒性药品的使用

医疗单位供应和调配毒性药品，凭医生签名的正式处方。国营药店供应和调配毒性药品，凭盖有医生所在的医疗单位公章的正式处方。每次处方剂量不得超过2日极量。调配中药处方时，必须认真负责、计量准确。按医嘱注明要求，并由配方人员及中药师以上技术职称的复核人员签名盖章后方可发出。对处方未注明"生用"的毒性中药，应当付炮制品。如发现处方有疑问时，须经原处方医生重新审定后再进行调配处方，一次有效，发药后处方保存2年备查。

科研和教学单位所需的毒性药品，必须持单位的证明信，经所在地的县以上药品监督管理部门批准后，供应部门方能发售。群众自配民间单、秘、验方需用毒性中药，购买时要持有本单位或者城市街道办事处、乡（镇）人民政府的证明信，供应部门方可发售，每次购用量不得超过2日极量。

五、医疗用毒性药品的包装与运输

毒性药品的包装容器上必须印有毒药标志。在运输毒性药品的过程中，应当采取有效措施，防止发生事故。

六、法律责任

对违反规定，擅自生产、收购、经营毒性药品的单位或者个人，由县以上卫生行政部门没收其全部毒性药品，并处以警告或按非法所得的5至10倍罚款。情节严重、致人伤残或死亡，构成犯罪的，由司法机关依法追究其刑事责任。

第五节　药品类易制毒化学品管理

为了加强易制毒化学品管理，规范易制毒化学品的生产、经营、购买、运输和进口、出口行为，防止易制毒化学品被用于制造毒品，维护经济和社会秩序，国务院于2005年8月17日通过《易制毒化学品管理条例》；2010年5月1日卫生部为加强药品类易制毒化学品管理，防止流入非法渠道，根据《易制毒化学品管理条例》制定了《药品类易制毒化学品管理办法》，该办法共8章50条。

一、易制毒化学品的概念和药品类易制毒化学品的品种

（一）易制毒化学品的概念

易制毒化学品是指国家规定管制的可用于非法制造毒品的原料、配剂等化学物品，包括用以制造毒品的原料前体、试剂、溶剂及稀释剂、添加剂等。易制毒化学品本身并不是毒品，但其具有双重性，易制毒化学品既是一般医药、化工业原料，又是生产、制造或合成毒品必不可少的化学品。国家对这些化学品的生产、运输、销售等制定了相应

的管理办法，实行较为严格的管制。

（二）药品类易制毒化学品的品种

根据《易制毒化学品条例》的规定，易制毒化学品分为三类，第一类是可以用于制毒的主要原料，第二类、第三类是可以用于制毒的化学配剂。《药品类易制毒化学品管理办法》明确，药品类易制毒化学品包括麦角酸、麦角胺、麦角新碱及麻黄素、伪麻黄素、消旋麻黄素、去甲麻黄素、甲基麻黄素、麻黄浸膏、麻黄浸膏粉等麻黄素类物质。

二、药品类易制毒化学品的管理主体

国家食品药品监督管理总局主管全国药品类易制毒化学品生产、经营、购买等方面的监督管理工作。县级以上地方食品药品监督管理部门负责本行政区域内的药品类易制毒化学品生产、经营、购买等方面的监督管理工作。

三、药品类易制毒化学品的生产、经营许可

生产、经营药品类易制毒化学品，应当依照规定取得药品类易制毒化学品生产、经营许可。生产药品类易制毒化学品中属于药品的品种，还应当依照《药品管理法》和相关规定取得药品批准文号。

（一）药品类易制毒化学品的生产许可

药品生产企业申请生产药品类易制毒化学品，应当符合规定的条件，向所在地省、自治区、直辖市食品药品监督管理部门提出申请，报送以下资料：

① 药品类易制毒化学品生产申请表。

②《药品生产许可证》、GMP 认证证书和企业营业执照复印件。

③ 企业药品类易制毒化学品管理的组织机构图（注明各部门职责及相互关系、部门负责人）。

④ 反映企业现有状况的周边环境图、总平面布置图、仓储平面布置图、质量检验场所平面布置图、药品类易制毒化学品生产场所平面布置图（注明药品类易制毒化学品相应安全管理设施）。

⑤ 药品类易制毒化学品安全管理制度文件目录。

⑥ 重点区域设置电视监控设施的说明以及与公安机关联网报警的证明。

⑦ 企业法定代表人、企业负责人和技术、管理人员具有药品类易制毒化学品有关知识的说明材料。

⑧ 企业法定代表人及相关工作人员无毒品犯罪记录的证明。

⑨ 申请生产仅能作为药品中间体使用的药品类易制毒化学品的，还应当提供合法用途说明等其他相应资料。

省、自治区、直辖市食品药品监督管理部门应当在收到申请之日起 5 日内，对申报资料进行形式审查，决定是否受理。受理的，在 30 日内完成现场检查，将检查结果连同企业申报资料报送国家食品药品监督管理总局。国家食品药品监督管理总局应当在

30 日内完成实质性审查，对符合规定的，发给《药品类易制毒化学品生产许可批件》
（以下简称《生产许可批件》），注明许可生产的药品类易制毒化学品名称；不予许可
的，应当书面说明理由。

药品生产企业收到《生产许可批件》后，应当向所在地省、自治区、直辖市食品
药品监督管理部门提出变更《药品生产许可证》生产范围的申请。省、自治区、直辖
市食品药品监督管理部门应当根据《生产许可批件》，在《药品生产许可证》正本的生
产范围中标注"药品类易制毒化学品"；在副本的生产范围中标注"药品类易制毒化学
品"后，括弧内标注药品类易制毒化学品名称。

药品类易制毒化学品生产企业申请换发《药品生产许可证》的，省、自治区、直
辖市食品药品监督管理部门除按照《药品生产监督管理办法》审查外，还应当对企业
的药品类易制毒化学品生产条件和安全管理情况进行审查。对符合规定的，在换发的
《药品生产许可证》中继续标注药品类易制毒化学品生产范围和品种名称；对不符合规
定的，报国家食品药品监督管理局。国家食品药品监督管理局收到省、自治区、直辖
市食品药品监督管理部门报告后，对不符合规定的企业注销其《生产许可批件》，并通知
企业所在地省、自治区、直辖市食品药品监督管理部门注销该企业《药品生产许可证》
中的药品类易制毒化学品生产范围。

药品类易制毒化学品生产企业不再生产药品类易制毒化学品的，应当在停止生产经
营后 3 个月内办理注销相关许可手续。药品类易制毒化学品生产企业连续 1 年未生产
的，应当书面报告所在地省、自治区、直辖市食品药品监督管理部门；需要恢复生产
的，应当经所在地省、自治区、直辖市食品药品监督管理部门对企业的生产条件和安全
管理情况进行现场检查。

药品类易制毒化学品生产企业变更生产地址、品种范围的，应当重新申办《生产许
可批件》。药品类易制毒化学品生产企业变更企业名称、法定代表人的，由所在地省、
自治区、直辖市食品药品监督管理部门办理《药品生产许可证》变更手续，报国家食
品药品监督管理局备案。

药品类易制毒化学品以及含有药品类易制毒化学品的制剂不得委托生产。药品生产
企业不得接受境外厂商委托加工药品类易制毒化学品以及含有药品类易制毒化学品的产
品；特殊情况需要委托加工的，须经国家食品药品监督管理局批准。

（二）药品类易制毒化学品的经营许可

药品类易制毒化学品的经营许可，国家食品药品监督管理总局委托省、自治区、直
辖市食品药品监督管理部门办理。药品类易制毒化学品单方制剂和小包装麻黄素，纳入
麻醉药品销售渠道经营，仅能由麻醉药品全国性批发企业和区域性批发企业经销，不得
零售。未实行药品批准文号管理的品种，纳入药品类易制毒化学品原料药渠道经营。

药品经营企业申请经营药品类易制毒化学品原料药，应当符合规定的条件，向所在
地省、自治区、直辖市食品药品监督管理部门提出申请，报送以下资料：

① 药品类易制毒化学品原料药经营申请表。

② 具有麻醉药品和第一类精神药品定点经营资格或者第二类精神药品定点经营资
格的《药品经营许可证》、GSP 认证证书和企业营业执照复印件。

③ 企业药品类易制毒化学品管理的组织机构图（注明各部门职责及相互关系、部门负责人）。

④ 反映企业现有状况的周边环境图、总平面布置图、仓储平面布置图（注明药品类易制毒化学品相应安全管理设施）。

⑤ 药品类易制毒化学品安全管理制度文件目录。

⑥ 重点区域设置电视监控设施的说明以及与公安机关联网报警的证明。

⑦ 企业法定代表人、企业负责人和销售、管理人员具有药品类易制毒化学品有关知识的说明材料。

⑧ 企业法定代表人及相关工作人员无毒品犯罪记录的证明。

省、自治区、直辖市食品药品监督管理部门应当在收到申请之日起 5 日内，对申报资料进行形式审查，决定是否受理。受理的，在 30 日内完成现场检查和实质性审查，对符合规定的，在《药品经营许可证》经营范围中标注"药品类易制毒化学品"，并报国家食品药品监督管理总局备案；不予许可的，应当书面说明理由。

四、药品类易制毒化学品的购买许可

国家对药品类易制毒化学品实行购买许可制度。购买药品类易制毒化学品的，应当办理药品类易制毒化学品购用证明（以下简称购用证明），但符合以下情形之一的，豁免办理购用证明：①医疗机构凭麻醉药品、第一类精神药品购用印鉴卡购买药品类易制毒化学品单方制剂和小包装麻黄素的；②麻醉药品全国性批发企业、区域性批发企业持麻醉药品调拨单购买小包装麻黄素以及单次购买麻黄素片剂 6 万片以下、注射剂 1.5 万支以下的；③按规定购买药品类易制毒化学品标准品、对照品的；④药品类易制毒化学品生产企业凭药品类易制毒化学品出口许可自营出口药品类易制毒化学品的。

购用证明由国家食品药品监督管理总局统一印制，有效期为 3 个月。购用证明申请范围：①经批准使用药品类易制毒化学品用于药品生产的药品生产企业；②使用药品类易制毒化学品的教学、科研单位；③具有药品类易制毒化学品经营资格的药品经营企业；④取得药品类易制毒化学品出口许可的外贸出口企业；⑤经农业部会同国家食品药品监督管理总局下达兽用盐酸麻黄素注射液生产计划的兽药生产企业。

药品类易制毒化学品生产企业自用药品类易制毒化学品原料药用于药品生产的，也应当按照规定办理购用证明。购用证明只能在有效期内一次使用。购用证明不得转借、转让。购买药品类易制毒化学品时必须使用购用证明原件，不得使用复印件、传真件。

购买药品类易制毒化学品应当符合相关规定，向所在地省、自治区、直辖市食品药品监督管理部门或者省、自治区食品药品监督管理部门确定并公布的设区的市级食品药品监督管理部门提出申请，填报购买药品类易制毒化学品申请表，提交相应资料。设区的市级食品药品监督管理部门应当在收到申请之日起 5 日内，对申报资料进行形式审查，决定是否受理。受理的，必要时组织现场检查，5 日内将检查结果连同企业申报资料报送省、自治区食品药品监督管理部门。省、自治区食品药品监督管理部门应当在 5 日内完成审查，对符合规定的，发给购用证明；不予许可的，应当书面说明理由。省、自治区、直辖市食品药品监督管理部门直接受理的，应当在收到申请之日起 10 日内完成审查和必要的现场检查，对符合规定的，发给购用证明；不予许可的，应当书面说明理由。省、自治区、直辖市食品药品监督管理部门在批准发给购用证明之前，应当请公安机关协助核查相关内容；公安机关核查所用的时间不计算在上述期限之内。

五、药品类易制毒化学品的购销管理

药品类易制毒化学品生产企业应当将药品类易制毒化学品原料药销售给取得购用证明的药品生产企业、药品经营企业和外贸出口企业。药品类易制毒化学品经营企业应当将药品类易制毒化学品原料药销售给本省、自治区、直辖市行政区域内取得购用证明的单位。药品类易制毒化学品经营企业之间不得购销药品类易制毒化学品原料药。教学科研单位只能凭购用证明从麻醉药品全国性批发企业、区域性批发企业和药品类易制毒化学品经营企业购买药品类易制毒化学品。

药品类易制毒化学品生产企业应当将药品类易制毒化学品单方制剂和小包装麻黄素销售给麻醉药品全国性批发企业。麻醉药品全国性批发企业、区域性批发企业应当按照规定的渠道销售药品类易制毒化学品单方制剂和小包装麻黄素。麻醉药品区域性批发企业之间不得购销药品类易制毒化学品单方制剂和小包装麻黄素。麻醉药品区域性批发企业之间因医疗急需等特殊情况需要调剂药品类易制毒化学品单方制剂的，应当在调剂后 2 日内将调剂情况分别报所在地省、自治区、直辖市食品药品监督管理部门备案。药品类易制毒化学品禁止使用现金或者实物进行交易。

药品类易制毒化学品生产企业、经营企业销售药品类易制毒化学品，应当逐一建立购买方档案。购买方为非医疗机构的，档案内容至少包括：①购买方药品生产许可证、药品经营许可证、企业营业执照等资质证明文件复印件；②购买方企业法定代表人、主管药品类易制毒化学品负责人、采购人员姓名及其联系方式；③法定代表人授权委托书原件及采购人员身份证明文件复印件；④购用证明或者麻醉药品调拨单原件；⑤销售记录及核查情况记录。

购买方为医疗机构的，档案应当包括医疗机构麻醉药品、第一类精神药品购用印鉴卡复印件和销售记录。

药品类易制毒化学品生产企业、经营企业销售药品类易制毒化学品时，应当核查采购人员身份证明和相关购买许可证明，无误后方可销售，并保存核查记录。发货应当严格执行出库复核制度，认真核对实物与药品销售出库单是否相符，并确保将药品类易制毒化学品送达购买方药品生产许可证或者药品经营许可证所载明的地址，或者医疗机构的药库。在核查、发货、送货过程中发现可疑情况的，应当立即停止销售，并向所在地食品药品监督管理部门和公安机关报告。

除药品类易制毒化学品经营企业外，购用单位应当按照购用证明载明的用途使用药品类易制毒化学品，不得转售；外贸出口企业购买的药品类易制毒化学品不得内销。购用单位需要将药品类易制毒化学品退回原供货单位的，应当分别报其所在地和原供货单位所在地省、自治区、直辖市食品药品监督管理部门备案。原供货单位收到退货后，应当分别向其所在地和原购用单位所在地省、自治区、直辖市食品药品监督管理部门报告。

六、药品类易制毒化学品的安全管理

药品类易制毒化学品生产企业、经营企业、使用药品类易制毒化学品的药品生产企业和教学科研单位，应当配备保障药品类易制毒化学品安全管理的设施，建立层层落实责任制的药品类易制毒化学品管理制度。

药品类易制毒化学品生产企业、经营企业和使用药品类易制毒化学品的药品生产企业，应当设置专库或者在药品仓库中设立独立的专库（柜）储存药品类易制毒化学品。麻醉药品全国性批发企业、区域性批发企业可在其麻醉药品和第一类精神药品专库中设专区存放药品类易制毒化学品。教学科研单位应当设立专柜储存药品类易制毒化学品。专库应当设有防盗设施，专柜应当使用保险柜；专库和专柜应当实行双人双锁管理。药品类易制毒化学品生产企业、经营企业和使用药品类易制毒化学品的药品生产企业，其关键生产岗位、储存场所应当设置电视监控设施，安装报警装置并与公安机关联网。

药品类易制毒化学品生产企业、经营企业和使用药品类易制毒化学品的药品生产企业，应当建立药品类易制毒化学品专用账册。专用账册保存期限应当自药品类易制毒化学品有效期期满之日起不少于 2 年。药品类易制毒化学品生产企业自营出口药品类易制毒化学品的，必须在专用账册中载明，并留存出口许可及相应证明材料备查。药品类易制毒化学品入库应当双人验收，出库应当双人复核，做到账物相符。

发生药品类易制毒化学品被盗、被抢、丢失或者流入其他非法渠道情形的，案发单位应当立即报告当地公安机关和县级以上地方食品药品监督管理部门。接到报案的食品药品监督管理部门应当逐级上报，并配合公安机关查处。

七、药品类易制毒化学品的监督管理

县级以上地方食品药品监督管理部门负责本行政区域内药品类易制毒化学品生产企业、经营企业、使用药品类易制毒化学品的药品生产企业和教学科研单位的监督检查。食品药品监督管理部门应当建立对本行政区域内相关企业的监督检查制度和监督检查档案。监督检查至少应当包括药品类易制毒化学品的安全管理状况、销售流向、使用情况等内容；对企业的监督检查档案应当全面翔实，应当有现场检查等情况的记录。每次检查后应当将检查结果以书面形式告知被检查单位；需要整改的应当提出整改内容及整改期限，并实施跟踪检查。食品药品监督管理部门对药品类易制毒化学品的生产、经营、购买活动进行监督检查时，可以依法查看现场、查阅和复制有关资料、记录有关情况、扣押相关的证据材料和违法物品；必要时，可以临时查封有关场所。被检查单位及其工作人员应当配合食品药品监督管理部门的监督检查，如实提供有关情况和材料、物品，不得拒绝或者隐匿。食品药品监督管理部门应当将药品类易制毒化学品许可、依法吊销或者注销许可的情况及时通报有关公安机关和工商行政管理部门。食品药品监督管理部门收到工商行政管理部门关于药品类易制毒化学品生产企业、经营企业吊销营业执照或者注销登记的情况通报后，应当及时注销相应的药品类易制毒化学品许可。

药品类易制毒化学品生产企业、经营企业应当于每月 10 日前，向所在地县级食品药品监督管理部门、公安机关及中国麻醉药品协会报送上月药品类易制毒化学品生产、经营和库存情况；每年 3 月 31 日前向所在地县级食品药品监督管理部门、公安机关及中国麻醉药品协会报送上年度药品类易制毒化学品生产、经营和库存情况。食品药品监督管理部门应当将汇总情况及时报告上一级食品药品监督管理部门。药品类易制毒化学品生产企业、经营企业应当按照食品药品监督管理部门制定的药品电子监管实施要求，及时联入药品电子监管网，并通过网络报送药品类易制毒化学品生产、经营和库存情况。药品类易制毒化学品生产企业、经营企业、使用药品类易制毒化学品的药品生产企业和教学科研单位，对过期、损坏的药品类易制毒化学品应当登记造册，并向所在地县级以上地方食品药品监督管理部申请销毁。食品药品监督管理部门应当自接到申请之日起 5 日内到现场监督销毁。

八、法律责任

《药品类易制毒化学品管理办法》对药品类易制毒化学品生产企业、经营企业、使用单位以及食品药品监督管理部门工作人员的违法行为规定了明确的法律责任，具体内容见表 12 - 4。

表 12 - 4　《药品类易制毒化学品管理办法》

违法主体	违法行为	法律责任
药品类易制毒化学品生产企业、经营企业、使用药品类易制毒化学品的药品生产企业、教学科研单位	未按规定执行安全管理制度	给予警告，责令限期改正，处 1 万元以上 5 万元以下的罚款；对违反规定生产、经营、购买的易制毒化学品可以予以没收；逾期不改正的，责令限期停产停业整顿；逾期整顿不合格的，吊销相应的许可证
药品类易制毒化学品生产企业	自营出口药品类易制毒化学品，未按规定在专用账册中载明或者未按规定留存出口许可、相应证明材料备查	
药品类易制毒化学品生产企业	连续停产 1 年以上未按规定报告的，或者未经所在地省、自治区、直辖市食品药品监督管理部门现场检查即恢复生产的	给予警告，责令限期改正，可以并处 1 万元以上 3 万元以下的罚款
药品类易制毒化学品生产企业、经营企业	未按规定渠道购销药品类易制毒化学品	
麻醉药品区域性批发企业	因特殊情况调剂药品类易制毒化学品后未按规定备案	
药品类易制毒化学品购用单位、供货单位	药品类易制毒化学品发生退货，未按规定备案、报告	
药品类易制毒化学品生产企业、经营企业、使用药品类易制毒化学品的药品生产企业和教学科研单位	拒不接受食品药品监督管理部门监督检查	责令改正，对直接负责的主管人员以及其他直接责任人员给予警告；情节严重的，对单位处 1 万元以上 5 万元以下的罚款，对直接负责的主管人员以及其他直接责任人员处 1000 元以上 5000 元以下的罚款；有违反治安管理行为的，依法给予治安管理处罚；构成犯罪的，依法追究刑事责任

续表

违法主体	违法行为	法律责任
被公安机关、工商行政管理部门作出行政处罚决定的单位	未按要求时日上报药品类易制毒化学品生产、经营和库存情况；未按药品电子监管实施要求，及时联入药品电子监管网，并未通过网络报送药品类易制毒化学品生产、经营和库存情况	食品药品监督管理部门自该行政处罚决定作出之日起 3 年内不予受理其药品类易制毒化学品生产、经营、购买许可的申请
食品药品监督管理部门工作人员	应当许可而不许可、不应当许可而滥许可，以及有其他滥用职权、玩忽职守、徇私舞弊的行为	依法给予行政处分；构成犯罪的，依法追究刑事责任

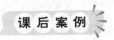

易制毒化学品非法买卖

2011 年 7 月至 12 月间，被告人王某在未取得药品经营许可证的情况下，借用南京某公司的药品经营许可资质，先后从长春某公司购进 1988250 瓶、价值人民币共计 755.535 万元的"消咳宁片"（麻黄碱类复方制剂）。随后，王某采取虚构合法交易的形式，将上述药品非法销售给林某等人。2013 年南京某法院对这起江苏省首例非法经营麻黄碱复方制剂案作出一审宣判，被告人王某因非法经营药品近 200 万瓶共计 755.535 万元，被认定为情节特别严重，构成非法经营罪，被判处有期徒刑 9 年，并处没收个人财产 700 万元。虽然我国于 2005 年和 2010 年先后颁布实施《易制毒化学品管理条例》和《药品类易制毒化学品管理办法》，加强药品类易制毒化学品管理，防止流入非法渠道，但该案中的"消咳宁片"仍然通过看似合法的形式流入非法渠道。该事件值得深思。

思考：
结合该案，分析如何规范特殊管理药品的经营以防止其流入非法渠道。

思考题

1. 特殊管理药品滥用的危害有哪些？
2. 简述麻醉药品和精神药品零售制度。
3. 什么是医疗用毒性药品？我国法律规定的毒性中药品种有哪些？
4. 简述医疗用毒性药品使用规定。
5. 简述药品类易制毒化学品的购买许可。

第十三章　药品知识产权保护

学习目标

1. 掌握：药品知识产权的概念及种类，药品专利保护的相关规定，药品商标保护的相关规定。

2. 熟悉：我国药品知识产权保护的法律渊源，医药著作权、商业秘密与未披露数据的保护的相关规定。

3. 了解：知识产权的概念、种类与基本特征。

引导案例

专利——瑞士罗氏公司腾飞的核动力

2003 年，一场突如其来的"非典"，让人们认识了"达菲"，也让瑞士罗氏公司（ACCU–CHEK）进入了公众的视野。100 多年前，罗氏公司以化学合成药起家，不断拓展研究领域，最终发展成为以化学药、生物药和个性化诊疗服务为"三驾马车"的综合性大型药企。

罗氏公司始创于 1896 年 10 月，罗氏公司自成立以来便以自主创新为核心竞争力，重视技术研究和人才培养（罗氏的科学家三次获得诺贝尔生理学奖）。同时，罗氏公司非常重视专利战略布局和战术应用。在 2000 年前后，全球抗体药物领域陡然涌现了大量的专利申请，仅 2000 年一年，罗氏公司就提交了 574 项专利申请，为今后抗体药物的继续研发留下了充足的战略空间。

思考：

1. 从小镇走出来的罗氏公司获得成功的根本原因是什么？

2. 知识产权保护对于医药企业来说，有什么重大意义？

第一节　药品知识产权概述

一、药品知识产权

（一）知识产权

1. 知识产权概念

知识产权（intellectual property）是指公民、法人或其他组织对其在科学技术和文学艺术等领域内，主要基于智力劳动创造完成的成果所依法享有的专有权利。

准确掌握其含义，应注意以下几点：①知识产权的对象是智力劳动的成果；②作为知识产权对象的智力劳动成果不是一般的智力劳动成果，而是创造性的智力劳动成果；③知识产权是主体基于智力劳动成果享有的各项权利的总称；④知识产权是基于创造性智力成果的完成和法律的规定产生的。

2. 知识产权的基本特征

知识产权虽然属于民事权利的范畴，但与其他民事权利相比，具有以下一些基本特征。

（1）专有性　知识产权是一种专有性的民事权利。知识产权的专有性主要表现在两个方面：①知识财产为权利人所独占，权利人垄断这种专有专利并受到严格保护，没有法律规定或未经权利人许可，任何人不得使用权利人的知识产品；②对同一项知识产品，不允许有两个或两个以同一属性的知识产权并存。如两个相同的发明物，根据法律程序只能将专利权授予其中一个，而以后的发明与已有的技术相比，如无突出的实质性特点和显著的进步，也不能取得相应权利。

（2）地域性　一般认为，地域性是知识产权独有的特性。作为一种专有权，知识产权在空间上的效力并不是无限的，它受到地域的限制，具有严格的领土性，其效力只限于本国境内。按照一国法律获得承认和保护的相关权利，只能在该国范围内发生法律效力，除签有国际公约或双边互惠协定的以外，知识产权没有域外效力，其他国家没有对这种权利进行保护的义务。

（3）时间性　时间性也被认为是知识产权独有的特性。知识产权所有权人对其智力成果仅在一个法定期限内受到保护，一旦超过法律规定的有效期限，专有权即终止，相关知识产品即成为整个社会的共同财富，为全人类所共享。

3. 知识产权的种类

国际上最早对知识产权范围加以界定的是1883年签订的《保护工业产权巴黎公约》和1886年签订的《保护文学艺术作品伯尔尼公约》。根据这两个公约，知识产权主要包括工业产权（Industrial Property）和著作权（Copyright）两大部分。其中工业产权包括专利权、商标权、禁止不正当竞争权等；著作权，又称版权，包括作者的人身权（精神权利）、财产权（经济权利）和传播者权（邻接权）。

1967年签订的《建立世界知识产权组织公约》，其对知识产权采取了较为广义的划分方法，认为知识产权应包括下列八项权利：①与文学、艺术及科学技术作品有关的权利，即著作权；②与表演艺术家的演出、录音和广泛的权利，即邻接权；③专利发明及非专利发明享有的权利；④关于科学发现的权利；⑤关于工业品式样的权利；⑥关于商品商标、服务商标、厂商名称和标记的权利；⑦关于制止不正当竞争的权利；⑧在工业、科学及文学艺术领域的智力创造活动所产生的权利。

1991年，世界贸易组织在其签署的《与贸易有关的知识产权协议》中，明确其所管辖的知识产权种类包括：版权及邻接权、商标权、地理标志权、工业品外观设计权、专利、集成电路布图设计权、未披露信息（主要指商业秘密）的保护权。由于世界贸易组织在当今国际经济贸易中的重要地位，其对知识产权的划分已被国际社会广泛接受。

4. 与贸易有关的知识产权协议

世界贸易组织（World Trade Organization，WTO）的《与贸易有关的知识产权协议》（Agreement on Trade – Related Aspects of Intellectual Property Rights，TRIPS）于 1994 年 4 月 15 签订，在世界贸易组织成立 1 年后，即 1995 年 1 月 1 日开始生效。该协定的成员既可以是主权国家，也可以是单独关税区政府。到 2012 年 8 月 23 日，随着俄罗斯联邦的加入，其共有 156 个正式会员。我国（内地）于 2001 年 12 月 11 日加入世界贸易组织，正式成为该协定中的一员。

TRIPS 重申了现有知识产权国际公约的一些基本原则，如国民待遇原则、专利申请和商标注册申请的优先权原则、著作权自动取得原则、维护公共利益原则、防止权利滥用原则等，还提出了知识产权国际保护的一些新原则，主要有最惠国待遇原则、透明度原则、司法审查等，承认知识产权为私权并确认《关税与贸易总协定》解决贸易争端的原则适用于解决知识产权的争端。TRIPS 在很大程度上统一了知识产权保护的实质性标准，并使之成为所有成员必须达到的最低标准，从而大大提高了全世界的知识产权保护力度；对知识产权执法提出了各方面的明确要求，以实现"公平和公正"的保护。

（二）药品知识产权

1. 药品知识产权的概念

所谓药品知识产权，是指一切与药品有关的发明创造和智力劳动成果的财产权。

2. 药品知识产权的种类

药品知识产权不限于某一新产品、新技术，也不限于某一专利或商标的保护，它是一个完整的体系，是相互联系、相互影响的有机体。概括起来，药品知识产权主要包括以下几大类。

（1）著作权类 作者或其他著作权人依法对其创作的医药作品所享有的各项人身权利和财产权利。

（2）发明创造类 发明创造类知识产权主要有：①药品专利，包括依法取得专利权的新医药产品、生产工艺、配方、生产方法以及新剂型、制药装备、医疗器械和新颖的药品包装、药品造型等；②未申请专利的新药及其他产品，主要指依据新药保护有关规定和中药品种保护有关规定取得行政保护的新药和中药品种等。

（3）商标类 主要是已注册或已依法取得认定的医药品商标、服务商标、原产地名称、计算机网络域名等。

（4）医药商业秘密 主要包括医药经营秘密和医药技术秘密。

二、中国药品知识产权保护的法律规范

现阶段，对我国药品知识产权进行保护的依据主要有我国加入的与药品知识产权相关的国际公约（见表 13 - 1）和根据我国国情制定的法律、行政法规、部门规章（见表 13 -2）。

表 13 – 1　中国加入的与药品知识产权相关的国际公约

名称	公约生效时间	中国加入的时间
世界知识产权组织公约	1970	1980 年 6 月 3 日
保护工业产权巴黎公约	1884	1985 年 3 月 19 日
商标国际注册马德里协定	1892	1989 年 10 月 4 日
保护文学艺术作品伯尔尼公约	1887	1992 年 10 月 15 日
世界版权公约	1955	1992 年 10 月 30 日
专利合作条约	1978	1994 年 1 月 1 日
商标注册用商品与服务国际分类尼斯协定	1961	1994 年 8 月 9 日
国际承认用于专利程序的微生物保存布达佩斯条约	1980	1995 年 7 月 1 日
商标国际注册马德里协定的议定书	1996	1995 年 12 月 1 日
建立工业品外观设计国际分类洛迦诺协定	1971	1996 年 9 月 19 日
国际专利分类斯特拉斯堡协定	1975	1997 年 6 月 19 日
国际植物新品种保护公约	1968	1999 年 4 月 23 日
与贸易有关的知识产权协议（TRIPS）	1995	2001 年 12 月 11 日
世界知识产权组织版权公约	2002	2007 年 6 月 9 日

表 13 – 2　中国与药品知识产权保护相关的法律法规

类别	名称	生效时间
法律	《中华人民共和国宪法》	1982 年 12 月 4 日
	《中华人民共和国民法通则》	1987 年 1 月 1 日
	《中华人民共和国反不正当竞争法》	1993 年 12 月 1 日
	《中华人民共和国合同法》	1999 年 10 月 1 日
	《中华人民共和国商标法》	1983 年 3 月 1 日
	《中华人民共和国著作权法》	1991 年 6 月 1 日
	《中华人民共和国专利法》	1985 年 4 月 1 日
	《药品管理法》	1985 年 7 月 1 日
	《中华人民共和国刑法》	1980 年 1 月 1 日
	《中华人民共和国公司法》	1994 年 7 月 1 日
	《中华人民共和国科学进步法》	1993 年 10 月 1 日
行政法规	《野生药材资源保护管理条例》	1987 年 12 月 1 日
	《专利代理条例》	1991 年 4 月 1 日
	《中药品种保护条例》	1993 年 1 月 1 日
	《药品行政保护条例》	1992 年 12 月 19 日
	《中华人民共和国植物新品种保护条例》	1997 年 10 月 1 日
	《计算机软件保护条例》	2002 年 1 月 1 日
	《中华人民共和国著作权法实施条例》	2002 年 9 月 15 日
	《中华人民共和国商标法实施条例》	2002 年 9 月 15 日
	《中华人民共和国专利法实施细则》	2010 年 2 月 1 日
	《著作权集体管理条例》	2005 年 3 月 1 日
	《中华人民共和国药品管理法实施条例》	2002 年 9 月 15 日
	《中华人民共和国中医药条例》	2003 年 10 月 1 日

续表

类别	名称	生效时间
部门规章	《医药行业关于反不正当竞争的若干规定》	1993 年 12 月 1 日
	《关于中国实施〈专利合作条约〉的规定》	1994 年 1 月 1 日
	《关于禁止侵犯商业秘密行为的若干规定》	1995 年 11 月 23 日
	《植物新品种保护条例实施细则》（林业部分）	1999 年 8 月 10 日
	《中医药专利管理办法（试行)》	1995 年 9 月 5 日
	《专利行政执法办法》	2011 年 2 月 1 日
	《国家知识产权局行政复议规程》	2012 年 9 月 1 日
	《专利实施强制许可办法》	2012 年 5 月 1 日
	《专利代理管理办法》	2003 年 7 月 15 日
	《药物临床试验质量管理规范》	2003 年 9 月 1 日
	《药品进口管理办法》	2004 年 1 月 1 日
	《中国人民解放军实施〈药品管理法〉办法》	2005 年 1 月 1 日
	《生物制品批签发管理办法》	2004 年 7 月 13 日
	《互联网药品信息服务管理办法》	2004 年 7 月 8 日
	《药品注册管理办法》	2007 年 10 月 1 日
	《植物新品种保护条例实施细则》（农业部分）	2008 年 1 月 1 日

第二节 药品专利保护

一、药品专利概述

（一）专利的概念

专利（patent）是国家授予发明者在一定时期内法律保护他独自享有权利，经过专利登记、调查、批准、公报后给予的专利权（patent right），核发专利证明。

（二）药品专利概念

我国在《专利法》修改以后，对药品本身授予专利权，同时保护依同一专利方法生产的药品，即方法延及产品的间接物质专利保护。授予专利权的药品发明指药用化合物单体、药物组合物（包括西药制剂和中药制剂）、生物制品以及生物工程药品等的发明。新化合物的产品专利被认为是最佳的专利保护，新化合物专利不仅保护面大（排除了用其他方法制备该药物的可能），而且一个新化合物一旦成功地开发成药品，还可以有十几个到几十个从属衍生物的专利，其实际占有和潜在占有的领域非常可观。

（三）药品专利的分类

根据《专利法》的规定，药品专利可以分为发明专利、实用新型专利和外观设计专利三种类型。

1. 发明专利

发明是指对产品、方法或者改进所提出的新的技术方案。药品发明专利包括新产品专利、新制备方法专利和新用途专利。

（1）新产品专利　主要包括：①新物质，指具有一定化学结构式或物理、化学性能的单一物质。包括有一定医疗用途的新化合物、新基因工程产品、新生物制品；用于制药的新原料、新辅料、新中间体、新代谢物和新药物前体、新异构体、新的有效晶型、新分离或提取得到的天然物质等。②药物组合物，指两种或两种以上元素或化合物按一定比例组成具有一定性质和用途的混合物。包括中药新复方制剂、中药的有效部位、药物的新剂型等。③生物制品、微生物及其代谢产物，可授予专利权的微生物及其代谢产物必须是经过分离成为纯培养物，并且具有特定工业用途。

（2）新制备方法专利　主要包括化合物新的制备方法、组合物新的制备方法、新工艺、新的加工处理法，中药新的提取分离方法、纯化方法、炮制方法及新动物、新矿物、新微生物的生产方法等。

（3）新用途专利　主要包括已知化合物新的医药用途、药物新的适应证等。

2. 实用新型专利

实用新型是指对产品的形状、构造或者其结合所提出的适于实用的新的技术方案，其主要包括：①某些与功能相关的药物剂型、形状、结构的改变，如新型缓释制剂通过改变药品的外层结构达到延长药品疗效的技术方案；②诊断用药的试剂盒与功能有关的形状、结构的创新；③生产药品的专用设备、结构及其结合所进行的改进；④某些单剂量给药器与药品功能有关的包装容器的形状、结构和开关技巧等。

3. 外观设计专利

外观设计专利是指对产品的形状、图案、色彩或其结合所做出的富有美感并适于工业应用的新设计。主要涉及：①药品外观和包装容器外观等，如药品的新造型或其与图案、色彩的搭配与组合；②新的盛放容器，如药瓶、药袋、药瓶等；③富有美感和特色的说明书、容器和包装盒等。

（四）药品专利权

1. 药品专利权的概念

药品专利权是指药品专利权人在法定期限内对其发明创造成果依法享有的专有权。它是基于某种医药发明创造，并由申请人向国家专利局提出该医药发明的专利申请，经国家专利局依法审查核准后，向申请人授予在规定期限内对该项发明创造享有的专有权。

2. 药品专利权人的权利

药品专利权人的权利大体可以分为以下几项：

（1）专利权人享有自己实施其专利技术的权利　专利技术的价值是通过实施得以实现的，即实施专利技术可以给实施人带来相应的财产利益。专利权人申请专利的直接目的就是为了垄断该项技术的实施权。

（2）专利权人有禁止他人实施其专利技术的权利　专利权人有禁止他人未经许可擅自实施其发明创造的权利，以确保自己独占实施权的实现。这一权利是与前项垄断性的实施权互为补充的。

（3）专利权人有处分其专利的权利 专利权人有转让其专利权、放弃其专利权、许可他人实施其专利技术并收取专利使用费的权利。

（4）在产品或包装上注明专利标记或专利号的权利 专利权人享有在其专利产品或使用专利方法获得的产品或产品的包装上标注专利标记和专利号的权利。

二、药品专利权的获得

（一）授予药品专利权的条件

1. 药品发明专利和实用新型专利

我国《专利法》对授予发明专利和实用新型专利的条件规定为，其应具备新颖性、创造性和实用性。①新颖性，指该发明或者实用新型不属于现有技术，也没有任何单位或者个人就同样的发明或者实用新型在申请日以前向国务院专利行政部门提出过申请，并记载在申请日公布的专利申请文件或者公告的专利文件中。②实用性，指该发明或者实用新型能够制造或者使用，并且能够产生积极效果。③创造性，指与现有技术相比，该发明具有突出的实质性特点和显著的进步。

2. 药品外观设计专利

①授予专利权的外观设计，应当不属于现有设计；也没有任何单位或者个人就同样的外观设计在申请日以前向国务院专利行政部门提出过申请，并记载在申请日以后公告的专利文件中。②不得与他人在申请日以前已经取得的合法权利相冲突。

（二）药品专利权的申请

1. 申请文件

撰写完整的申请文件在专利申请的整个程序中占据非常重要的地位，直接影响到专利是否能成功申请和获得完整的保护。一份完整的专利申请文件应包含的文件见表13-3。

表13-3 专利申请文件的组成

名称	应包含内容
说明书	发明名称、技术领域、背景技术、发明内容、附图说明、具体实施例
权利要求书	对发明创造要求法律保护范围的说明性文件
说明书摘要	对发明创造内容进行简要说明的文件
说明书附图	说明书中涉及的图片或照片的集合
摘要附图	说明书附图中最具说明性的一幅图片
请求书	向专利局进行专利申请的法律程序性文件
根据申请要求需提供的其他资料	生物材料保藏和存活证明、核酸序列表机读文本、代理委托书等

2. 申请程序

药品发明专利申请主要分五个阶段，而实用新型和外观设计专利主要进行其中的申请受理、初步审查、授权三个阶段。

（1）申请受理阶段 专利申请人根据专利申请类型向国务院专利行政部门提交相关规范性申请文件之后，对符合受理条件的专利申请，国务院专利行政部门将确定申请日，给予申请号并发出受理通知书。专利申请人在收到受理通知书以后缴纳申请费，缴纳申请费的日期自申请日起最迟不得超过2个月。

（2）初步审查阶段　在受理专利申请之后，国务院专利行政部门将首先对专利申请进行初步审查，主要是形式审查，并将审查意见通知专利申请人，要求其在指定期限内陈述意见或补正。专利申请人逾期未予答复的，其专利申请即被视为撤回。而对实用新型和外观设计专利，其申请人也可以自申请日起2个月内，对其申请主动提出修改。

（3）早期公告阶段　发明专利经初步审查认为符合专利法要求的，自申请日起满18个月即先行公布专利申请，并在一定期限内根据专利申请人的请求或由国务院专利行政部门自行决定对专利申请进行实质审查。

（4）实质审查　发明专利申请自申请日起3年内，根据专利申请人的请求或行政部门自行决定对专利申请进行实质审查。实质审查主要是对发明专利申请的新颖性、创造性、实用性进行审查。

（5）授权阶段　发明专利申请经实质审查没有发现驳回理由，国务院专利行政部门即作出授予发明专利权的决定，向专利申请人颁发发明专利证书，同时予以登记和公告，发明专利权自公告之日起生效。见图13－1。

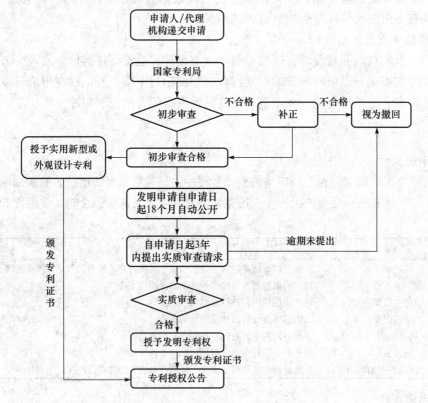

图13－1　中国专利的申请与审查流程图

三、药品专利权的保护

（一）药品专利权的保护期限

药品实用新型专利权和外观设计专利权的保护期限为10年，药品发明专利权的保护期限为 20 年，均自申请日起计算。

（二）药品专利权的保护范围

1. 发明专利和实用新型专利

发明和实用新型专利权被授予后，任何单位或者个人未经专利权人许可，都不得实施其专利，即不得为生产经营目的制造、使用、许诺销售、销售、进口其专利产品，或者使用其专利方法以及使用、许诺销售、销售、进口依照该专利方法直接获得的产品。发明或者实用新型专利权的保护范围以其权利要求的内容为准，说明书及附图可以用于解释权利要求。

2. 外观设计专利

外观设计专利权被授予后，任何单位或者个人未经专利权人许可，都不得实施其专利，即不得为生产经营目的制造、销售、进口其外观设计专利产品。外观设计专利权的保护范围以表示在图片或者照片中的该外观设计专利产品为准。

（三）药品专利侵权行为人的法律责任

药品专利侵权行为发生时，专利权人可以采用行政程序、司法程序两种主要途径来保护自己的权益，侵权行为人应承担相应的行政责任、民事责任与刑事责任。

1. 行政责任

对专利侵权行为，管理专利工作的部门有权责令侵权行为人停止侵权行为、责令改正、罚款等，管理专利工作的部门应当事人的请求，还可以就侵犯专利权的赔偿数额进行调解。

2. 民事责任

主要包括：①停止侵权，专利侵权行为人应该根据管理专利工作的部门的处理决定或者人民法院的裁判，立即停止正在实施的专利侵权行为。②赔偿损失，侵犯专利权的赔偿数额，按照专利权人因被侵权而受到的损失或者侵权人获得的利益确定；被侵权人所受到的损失或侵权人获得的利益难以确定的，可以参照该专利许可使用费的倍数合理确定。③消除影响，在侵权者实施侵权行为给专利产品在市场上的商誉造成损害时，侵权者就应当采用适当的方式承担消除影响的法律责任，承认自己的侵权行为，以消除对专利产品造成的不良影响。

3. 刑事责任

依照《专利法》和《刑法》的规定，假冒他人专利，情节严重的，应对直接责任人员追究刑事责任。

（四）美国对草药制品的专利保护

美国专利法规定，对处于天然状态的植物进行权利要求是不允许的，尽管该植物对预防和治疗疾病是有效的。当植物的有效成分被纯化后，其有效成分和治疗疾病中的用途都能取得专利保护。美国主要对以下草药制品进行专利保护：

1. 草药提出物

对草药进行提取得到的生物活性物质，可以对提取物本身申请产品专利保护，但是申请人必须说明主要提出物质具有意想不到的效果。

2. 从草药中分离出的有效单体

从草药中得到的单一活性化合物及其含有该活性化合物的药物组合物，可以对单体化合物本身申请产品保护。但是这种化合物及其药物组合物在现有技术中是未曾有过记载的。

3. 草药的制备方法

制备方法并不限于某一种方法，它可以是化学的、微生物学的或者是其他的方法，可以对制备方法申请专利保护。

4. 医疗用途

在美国，药物的首次医药用途、药物的第二医药用途都可以得到专利法的保护。

第三节 药品商标保护

一、药品商标

（一）商标的含义和特征

1. 商标的含义

商标（trademark）是指能够将不同的经营者所提供的商品或者服务区别开来，并可为视觉所感知的显著标记。商标一般由文字、图形、数字、字母、三维标志或者其组合图案构成，附注在商品、商品包装、服务设施或者相关的广告宣传品上，显著而醒目，有助于消费者将一定的商品或者服务项目与商标联系起来，使其与其他的同类商品或者服务项目相区别，便于认牌购物，也便于经营者展开正当竞争。

2. 商标的特征

商标作为一种识别性标记，其具有以下基本特征：①显著性，即不与他人的商标相混同；②独占性，注册商标所有人对其商标具有专有权、独占权，未经注册商标所有人许可，他人不得擅自使用，否则即构成侵权；③价值性，商标能吸引消费者认牌购物，给经营者带来丰厚的利润；④竞争性，商标是参与市场竞争的工具，商标的知名度越高，其商品或服务的竞争力越强。

（二）药品商标的定义及特性

1. 药品商标的定义

药品商标是指文字、图形、字母、数字、三维标志和颜色组合，以及上述要素的组合，能够将医药生产者、经营者用来区别于他人生产、经营的药品或药学服务的可视性标记。

2. 药品商标的特性

医药商标除具有一般商标的特征外，还有以下一些特性：①设计必须符合医药行业的属性，即健康性、安全性、生命性。②药品商标不得使用药品的通用名称。③相对其他类别的商标，药品商标叙述性词汇多。

（三）药品商标的分类

商标的分类方法很多，根据不同的分类标准，药品商标也可分为多种。

1. 根据商标的结构形态

药品商标可分为：①平面商标，包括单一的文字商标、图形商标、数字商标以及文字与图形的组合商标；②立体商标，商品或其包装的外形或者表示服务特征的外形组成的商标，如三精牌葡萄糖酸钙的"蓝瓶"包装。

2. 根据商标的使用对象

按商标使用对象，药品商标可分为：①商品商标，如"汇仁"牌乌鸡白凤丸、"仲景"牌六味地黄丸；②服务商标，如"开心人"大药房中的"开心人"即为服务商标。

3. 根据商标的知名度

药品商标可分为：①知名商标，指由市一级工商行政管理部门认可，在该行政区域范围内具有较高声誉和市场知名度的商标；②著名商标，指由省级工商行政管理部门认可的，在该行政区划范围内具有较高声誉和市场知名度的商标；③驰名商标，指由国务院工商行政部门认定的在市场上享有较高声誉并为相关公众所熟知的商标。

4. 根据商标的作用功能

药品商标可分为：①集体商标，是指以团体、协会或者其他组织名义注册，供该组织成员在商事活动中使用，以表明使用者在该组织中的成员资格的标志，如"林都北药"即表明商品的经营者或提供者属于伊春市北药开发协会的成员；②证明商标，是指由对某种商品或者服务具有监督能力的组织所控制，而由该组织以外的单位或者个人使用于其商品或者服务，用以证明该商品或者服务的原产地、原料、制造方法、质量或者其他特定品质的标志，如"陇西黄芪""陇西白条党参"；③联合商标，指商标所有人在自己生产或销售的相同或类似的商品上注册几个近似的商标，以构成一张立体交叉的保护网，有效地防止近似商标的出现，扩大注册商标专用权的范围，如注册"大白兔"商标的同时注册"小白兔""大花兔""大灰兔""白兔"等商标。

二、药品商标权的获得

（一）药品商标的形式与内容

1. 商标和注册商标中禁用以下文字、图形

（1）同中国、外国的国家名称、国旗、国徽、军旗或政府间组织的名称、旗帜、徽记相同或近似的。

（2）未经授权与表明实施控制、予以保证的官方标志、检验印记相同或者近似的。

（3）同"红十字""红新月"的标志名称相同或近似的。

（4）带有民族歧视的。

（5）夸大宣传并带有欺骗性的。

（6）有害于社会主义道德风尚或有其他不良影响的。

（7）县级以上行政区划的地名或公众知晓的外国地名。

县级以上行政区划的地名或者公众知晓的外国地名，不得作为商标。但是，地名具有其他含义或者作为集体商标、证明商标组成部分的除外；已经注册的使用地名的商标继续有效。

2. 下列标志不得作为商标注册

（1）仅有本商品的通用名称、图形、型号的。

（2）仅仅直接表示商品的质量、主要原料、功能、用途、重量、数量及其他特点的。

（3）缺乏显著特征的。

（4）根据我国《药品管理法》第五十条相关条文的规定，列入国家药品标准的名称为通用名称，已经作为药品通用名称的，该名称不能作为药品商标使用。

（二）药品商标的注册审批

1. 主管部门

根据我国《商标法》规定，国家工商行政管理总局商标局统一办理全国商标注册工作。商标局对每一件商标注册申请，依照《商标法》的规定程序进行审查，对符合注册商标条件的，方予注册。国务院工商行政管理部门设立商标评审委员会，负责处理商标争议事宜。

2. 药品商标的审批程序

（1）提交申请　商标注册申请人应当按规定的商品分类表填报使用商标的商品类别和商品名称，提出注册申请，提交商标图样，附送有关证明文件，缴纳申请费用。

（2）形式审查　经过形式审查，申请手续齐备并按照规定填写申请文件的，商标局发给"受理通知书"；申请手续基本齐备或者申请文件填写基本合格，但需补正的，商标局发给"商标注册申请补正通知书"；申请手续不齐或申请文件填写不合格，发"不予受理通知书"，予以退回。

（3）实质审查　商标局查核申请商标是否有显著性，是否符合商标法律法规的注册规定，如果审核通过，进入初审公告阶段。

（4）初审公告　对经审查后初步审定的商标，由商标局进行为期3个月的初审公告，若无人提出异议，该商标即可以成功注册。

（5）核准注册　初审公告期若无异议或经裁定异议不成立的，由国家商标局核准注册，发给商标注册证，并在《商标公告》上予以公告。

（三）药品商标权的主要内容

商标持有人在取得注册商标后，对该商标享有以下一些权利：

1. 专有使用权

专有使用权是指药品商标专有权人对自己注册的商标在法律规定范围内的专有使用、不受他人侵犯的权利。

2. 禁止权

禁止权是指商标权人有禁止他人未经许可使用其注册商标，或以其他方式侵犯其商标专有权的权利。

3. 转让权

转让权是指药品商标权人在法律允许的范围内，将其注册商标有偿或无偿转让的权力，转让注册商标的，转让人与受让人应当签订转让协议，并共同向商标局提出申请。

4. 许可权

许可权是指商标权人以收取使用费用为代价，通过合同的方式许可他人使用其注册商标的权力。

三、药品商标权的保护

（一）商标权的保护范围与期限

1. 商标权的保护范围

注册商标专用权的保护，以核准注册的商标和核定使用的商品为限。

2. 商标权的保护期限

注册商标的有效期为10年，自核准注册之日起计算。注册商标有效期满，需要继续使用的，商标注册人应当在期满前12个月内按照规定办理续展手续；在此期间未能办理的，可以给予6个月的宽展期。每次续展注册的有效期为10年，自该商标上一届有效期满次日起计算。期满未办理续展手续的，注销其注册商标。

（二）药品商标侵权的认定

有下列行为之一的，均属侵犯注册商标权的行为：

（1）未经商标注册人的许可，在同一种商品上使用与其注册商标相同的商标的。

（2）未经商标注册人的许可，在同一种商品上使用与其注册商标近似的商标，或者在类似商品上使用与其注册商标相同或者近似的商标，容易导致混淆的。

（3）销售侵犯注册商标专用权的商品的。

（4）伪造、擅自制造他人注册商标标识或者销售伪造、擅自制造的注册商标标识的。

（5）未经商标注册人同意，更换其注册商标并将该更换商标的商品又投入市场的。

（6）故意为侵犯他人商标专用权行为提供便利条件，帮助他人实施侵犯商标专用权行为的。

（7）给他人的注册商标专用权造成其他损害的。

（三）药品商标侵权行为人的法律责任

药品商标侵权发生时，侵权行为人应承担的法律责任主要有三种责任，即行政责任、民事责任、刑事责任。

1. 行政责任

对医药商标侵权行为，工商行政管理部门有权责令侵权行为人停止侵权行为，没收、销毁侵权商品和主要用于制造侵权商品、伪造注册商标标识的工具，罚款等。

2. 民事责任

① 停止侵权：医药商标侵权行为人应该根据工商行政管理部门的处理决定或者人

民法院的裁判，立即停止正在实施的侵权行为并销毁侵权商品。

② 赔偿损失：侵犯商标专用权的赔偿数额，按照权利人因被侵权所受到的实际损失确定；实际损失难以确定的，可以按照侵权人因侵权所获得的利益确定；权利人的损失或者侵权人获得的利益难以确定的，参照该商标许可使用费的倍数合理确定。

③ 消除影响：在侵权者实施侵权行为给注册商标持有人在市场上的商誉造成损害时，侵权者就应当采用适当的方式承担消除影响的法律责任。

3. 刑事责任

有下列情形之一构成犯罪，除赔偿被侵权的人损失外，依法追究刑事责任：

（1）未经商标注册人许可，在同一种商品上使用与其注册商标相同的商标。

（2）伪造、擅自制造他人注册商标标识或者销售伪造、擅自制造的注册商标标识。

（3）销售明知是假冒注册商标的商品。

第四节　医药著作权、商业秘密与未披露数据的保护

一、医药著作权

（一）著作权的概念与特征

1. 著作权的概念

著作权，亦称版权，是指作者或其他著作权人依法对文学、艺术或科学作品所享有的各项专有权利的总称。这些专有权利主要包括各项人身权利和财产权利。

著作权人的人身权主要有发表权、署名权、修改权和保护作品完整权；著作权人的财产权主要有复制权、表演权、广播权、展览权、发行权、改编权、翻译权、汇编权、摄制权、出租权、信息网络传播权、放映权等。

2. 著作权的特征

著作权作为知识产权中的一种，除了具有知识产权的一般特征外，还具有以下特征：

（1）著作权主体范围具有广泛性　与专利权、商标权相比较，著作权主体的范围更加广泛，根据我国《著作权法》的规定，自然人、法人、非法人单位以及国家都可以成为著作权的主体。同时，由于法律对著作权主体的限制并不严格，因此，未成年人和外国人都可以成为著作权的主体。

（2）著作权的客体具有多样性和广泛性　作为著作权客体的作品的表现形式多种多样，范围十分广泛，包括文字作品、口头作品、音乐作品、戏曲作品、曲艺作品、舞蹈作品、美术作品、计算机软件、民间文学艺术作品等，比专利权、商标权的客体种类多，范围广。

（3）著作权的内容具有丰富性和复杂性　著作权中所包含的人身权和财产权方面的具体内容比较多，从人身权上看，主要有署名权、发表权、修改权、保护作品完整权等；从财产权上看，主要有复制权、发行权、获得报酬权、演绎权等。同时，由著作权客体的多样性和广泛性所决定，不同的著作权的内容又不尽相同，具有复杂性。

（4）著作权的产生和保护具有自动性　现代各国著作权法大多对著作权采取"创作保护主义"的原则，即作品一经创作产生，不论是否发表，著作权即自动产生，开始受著作权法保护，与须经国家主管机关审查批准方能得到法律保护的专利权、商标权不同。

（二）医药著作权的主要表现形式

跟医药相关的著作权类知识产权主要有：①由医药企业或人员创作或提供资金、资料等创作条件或承担责任的医药类百科全书、年鉴、辞书、教材、文献、期刊、摄影、录像等作品的著作权和邻接权，如《药事管理学》教学课件、医药百科全书等；②涉及医药计算机软件或多媒体软件，如药物信息咨询系统、药厂 GMP 管理系统等；③药品临床前研究产生的实验数据和药品临床研究产生的试验数据。

（三）医药著作权的保护

1. 医药著作权的取得

我国在著作权取得问题上采取了自动取得制度。《著作权法》第二条规定："中国公民、法人或者其他组织的作品，不论是否发表，依照本法享有著作权。"也就是说，著作权自作品完成创作之日起产生，并受著作权法的保护。对于外国人的作品，如果首先在中国境内发表，依照《著作权法》享有著作权，外国人在中国境外发表的作品，根据其所属国同中国签订的协议或者共同参加的国际条约享有的著作权，受我国《著作权法》的保护。

2. 医药著作权的保护期

（1）著作人身权的保护期限　作者的署名权、修改权、保护作品完整权的保护期不受限制。

（2）公民作品的著作财产权保护期　公民的作品，其发表权及著作财产权的保护期为作者终生及其死亡后50年，截止于作者死亡后第50年的12月31日；如果是合作作品，截止于最后死亡的作者死亡后第50年的12月31日。

（3）法人作品和职务作品的著作财产权保护期　法人或者其他组织的作品、著作权（署名权除外）由法人或者其他组织享有的职务作品，其发表权及著作财产权的保护期为50年，截止于作品首次发表后第50年的12月31日，但作品自创作完成后50年内未发表的，不再保护。

（4）电影作品和以类似摄制电影的方法创作的作品、摄影作品的保护期　电影作品和以类似摄制电影的方法创作的作品、摄影作品的发表权及著作财产权的保护期为50年，截止于作品首次发表后第50年的12月31日，但作品自创作完成后50年内未发表的，不再保护。

3. 医药著作权侵权行为的认定

根据《著作权法》第四十六条、第四十七条的规定，医药著作权的侵权行为可以归纳为以下几种。

① 擅自发表他人作品　即未经作者同意，公开作者没有公开过的作品的行为。

② 歪曲、篡改他人作品　即未经作者同意，以删节、修改等行为破坏作品的真实含义的行为。

③ 侵占他人作品　即未经合作作者的许可，将与他人合作创作的作品当作自己单独创作的作品发表的行为。

④ 强行在他人作品上署名　指自己未参加作品的创作，却以种种不正当的手段在他人创作发表的作品上署名。

⑤ 擅自使用他人的作品　是指未经著作权人的许可，又无法律上的规定而使用他人作品。

⑥ 拒付报酬　是指使用他人的作品，而未按规定支付报酬的行为。

⑦ 剽窃他人的作品　是指将他人的作品当作自己创作的作品发表的行为。

⑧ 侵犯专有出版权和版式设计权　专有出版权是指出版单位通过与作者订立合同，而在约定的期限或地域内获得出版作者作品的一种专有权利。专有出版权受法律保护，任何人不得出版同一作品。

⑨ 制作、出售假冒他人署名的作品　无论是何种方式假冒他人的署名，只要未经他人同意，以营利为目的，即构成侵权。

⑩ 侵犯邻接权　指侵犯表演者及录音、录像制作者权和广播电视组织权。

⑪ 其他除上述 10 种侵权行为之外，下列行为也应属于侵权行为：未经著作权人或者著作权有关权利人的许可，故意避开或者破坏权利人为其作品、录音录像制品等采取的保护著作权或者著作权有关的权利的技术措施的；未经著作权人或者与著作权有关的权利人许可，故意删除或者改变作品、录音录像制品等的权利管理电子信息的。

4. 著作权侵权行为人的法律责任

著作权侵权行为发生时，著作权侵权行为人应承担以下法律责任。

（1）民事责任　①停止侵害，即责令正在实施侵害他人著作权的行为人立即停止其侵权行为。无论侵权行为人主观上有无过错，只要在客观上构成了侵权行为，都应立即停止。②消除影响，即责令侵权行为人在一定范围内澄清事实，以消除人们对权利受害人或其作品的不良印象。一般侵权行为人在多大范围内给著作权人造成不利影响和损害，就应在多大范围内消除影响。③公开赔礼道歉，即责令侵权行为人在一定的范围内，向受害人公开承认错误，表示歉意。赔礼道歉既可由侵权行为人向被侵权人口头表示，也可以由侵权行为人以道歉书的书面形式进行，但必须是公开的，应使公众有所了解。其公开的范围应根据侵权行为的影响范围而定。侵权行为人拒绝道歉的，人民法院可以强制执行。④赔偿损失，即责令侵权行为人以自己的财产弥补受害人因其侵权行为而造成的损失。《著作权法》第四十八条规定：侵犯著作权或者与著作权有关的权利的，侵权人应当按照权利人的实际损失给予赔偿；实际损失难以计算的，可以按照侵权人的违法所得给予赔偿。赔偿数额还应当包括权利人为制止侵权行为所支付的合理开支。权利人的实际损失或者侵权人的违法所得不能确定的，由人民法院根据侵权行为的情节，判决给予 50 万元以下的赔偿。

（2）行政责任　对于我国《著作权法》第四十七条规定的侵权行为，著作权行政管理机关可视其情节，分别给予没收违法所得，没收、销毁侵权复制品，处以罚款及没收主要用于制作侵权复制品的材料、工具、设备等。著作权行政管理部门可以处非法经营额 3 倍以下的罚款；非法经营额难以计算的，可以处 10 万元以下的罚款。

（3）刑事责任　侵权行为人因其侵犯著作权的行为触犯《刑法》，构成侵犯著作权罪的，依照《刑法》应承担相应的刑事责任。

二、医药商业秘密

（一）商业秘密

1. 商业秘密的定义

《中华人民共和国反不正当竞争法》第十条规定："本法所称商业秘密，是指不为公众所知悉，能为权利人带来经济利益，具有实用性并经权利人采取保密措施的技术信息和经营信息。"

2. 药品商业秘密的定义

药品商业秘密是指药品生产、经营企业不为公众知悉的，能为本企业带来经济利益，具有实用性，而且经本企业采取保密措施的技术信息和经营信息。

（二）医药商业秘密特征

从医药商业秘密的定义可以概括出医药商业秘密的主要特征，具体如下。

1. 秘密性

医药商业秘密首先必须是处于秘密状态、不可能从公开的渠道所获悉的信息。即不为所有者或所有者允许知悉范围以外的其他人所知悉，不为同行业或者该信息应用领域的人所普遍知悉。

2. 经济性

医药商业秘密的经济性即医药商业秘密具有独立的实际或潜在的经济价值和市场竞争价值，能给权利人带来经济效益或竞争优势。医药商业秘密的权力人因掌握商业秘密而拥有竞争优势，并能带来一定的经济利益。

3. 实用性

医药商业秘密必须是一种现在或者将来能够应于生产经营或者对生产经营有用的具体的技术方案和经营策略。不能直接或间接使用于生产经营活动的信息不具有实用性，不属于商业秘密。实用性与经济性具有密切的关系，缺乏实用性的信息则无经济性可言。

4. 保密性

医药商业秘密的保密性即权利人采取保密措施，包括订立保密协议，建立保密制度及采取其他合理的保密手段。只有权利人采取了能够明示其保密意图的措施，才能成为法律意义上的商业秘密。

上述4个特征，是医药商业秘密缺一不可的构成要件。只有同时具备4个特征的技术信息和经营信息，才属于商业秘密。

（三）医药商业秘密的类型与内容

根据我国《反不正当竞争法》的相关规定，医药商业秘密可分为两大类，即医药技术秘密和医药经营秘密。

1. 医药技术秘密

医药技术秘密是即医药技术信息，它是指与医药产品的生产制造过程相关的技术诀窍或秘密技术，只要这种信息、技术知识等是未公开的，能给权利人带来经济利益，且已经权利人采取了保密措施，均属于技术秘密的范畴。其主要内容有。

（1）产品信息　企业自行研究开发的新药，在既没有申请专利，也还没有正式投入市场之前，尚处于秘密状态，它就是一项商业秘密。即使药品本身不是秘密，它的组成部分或组成方式也可成为商业秘密。

（2）配方　医药产品的工业配方、化学配方、药品配方等是医药商业秘密的一种常见形式，其中各种含量的比例也可成为商业秘密，这种情况在中药配方中更为多见。

（3）工艺程序　有时几个不同的设备，尽管其本身属于公知范畴，但经特定组合，产生新工艺和先进的操作方法，也可能成为商业秘密。如药品的化学合成工艺、制剂工艺、消毒工艺、包装工艺等。

（4）机器设备的改进　在公开的市场上购买的机器、制药设备不是商业秘密，但是经公司的技术人员对其进行技术改进，使其更具多用途或更高效率，那么这个改进也可以是商业秘密。

（5）研究开发的有关文件　记录了研究和开发活动内容的文件，这类文件就是商业秘密。如蓝图、图样、实验结果、设计文件、技术改进后的图纸、标准件最佳规格、检测原则、质量控制参数等，都可以成为商业秘密。

2. 医药经营秘密

经营秘密即未公开的经营信息，它是指与药品的生产、经营销售有关的保密信息，主要包括未公开的与公司各种经营活动有关联的内部文件、产品的推销计划、进货渠道、销售网络、管理方法、市场调查资料、标底、标书内容、客户情报等。概括起来，医药经营秘密主要包括以下三方面。

（1）与公司各种经营活动有关联的内部文件　主要是指医药公司在生产经营活动中产生的许多有关联的文件，如市场调研报告，产品的采购计划，产品的推销计划，供应商清单，拟采用的销售方式、方法，会计财务报表，利益分配方案，对外业务合同，以及经营主体的远景目标和近期发展计划、投资意向等资料。

（2）客户情报　主要包括客户名单、销售渠道、协作关系、货源情报、产销策略、招投标中的标底、标书内容等信息。这些资料是医药企业通过经营、人力、财力、物力建立起来的宝贵的无形资产，是公司极为重要的经营秘密。

（3）管理技术　主要是指独特有效的、为医药企业所独具的管理企业的经验，如企业组织形式、库存管理办法、劳动组织结构、征聘技巧等，特别是医药企业为实施企业的方针战略所制定的一系列的SOP、人员培训方法、技术业务档案管理办法等。

（四）医药商业秘密的保护方式

我国对医药商业秘密的保护主要采取法律保护和权利人自我保护两种方式。

1. 法律保护

侵犯商业秘密，就是指不正当地获取、披露或利用权利人商业秘密的行为。法律通过对非法侵害他人商业秘密的行为依法追究法律责任的方式来保护商业秘密权。目前我国还没有专门的商业秘密保护立法，有关商业秘密保护的规定分散在《合同法》《民法通则》《劳动法》等法律法规中。

我国相关法律规定的侵犯商业秘密行为的法律责任，包括民事违约责任、民事侵权责任、行政责任和刑事责任四种。一般说来，侵犯商业秘密行为应当主要承担民事违约责任和民事侵权责任。当侵犯商业秘密行为构成不正当竞争行为时，依法还应当承担行政责任。情节严重、构成犯罪时，则应当承担刑事责任。

2. 自我保护

医药企业应当把保护商业秘密纳入企业的管理体系中，通过采取以下措施进行保护：①企业内部设立专门的商业秘密管理机构；②与涉及商业秘密的人员签订保密合同以及竞争限制协议；③在具体的管理上实行分级管理；④定期对涉及商业秘密的人员进行培训，灌输保护商业秘密的意识，提高他们保护商业秘密的能力等。

三、医药未披露数据的保护

为了证明药物安全、有效和质量可控，新药在进行临床前研究和临床试验的过程中通常会产生一些实验数据，这些数据是药品监督管理部门授权新药上市销售的主要依据，对新药的审批非常关键。在新药研发风险大、投资高的背景下，一旦新药研发者的数据被仿制药公司所利用，将对新药研发者造成不可预估的损失。目前，我国新药研究开发正处于从仿制向创新转变的阶段，故对研发过程中产生的数据的保护就显得尤其重要。

（一）医药未披露数据的定义和内容

1. 医药未披露数据的定义

医药未披露数据是指在含有新型化学成分药品注册过程中，申请者为获得药品生产批准证明文件向药品注册管理部门提交的关于药品安全性、有效性、质量可控性的未披露的试验数据。

2. 医药未披露数据的内容

医药未披露数据来源于药品研发过程中的临床前试验和临床试验，主要涉及三部分内容：

（1）针对试验系统试验数据：包括动物、细胞、组织、器官、微生物等试验系统的药理、毒理、动物药代动力学等试验数据。

（2）针对生产工艺流程、生活设备与设施、生产质量控制等研究数据：包括药物的合成工艺、提取方法、理化性质及纯度、剂型选择、处方筛选、制备工艺、检验方法、质量指标、稳定性；中药制剂还包括原药材的来源、加工及炮制等；生物制品还包括菌毒种、细胞株、生物组织等起始材料的质量标准、保存条件、遗传稳定性及免疫学等研究数据。

（3）针对人体的临床试验数据：包括通过临床药理学、人体安全性和有效性评价等获得人体对于新药的耐受程度和药代动力学参数、给药剂量等试验数据。

（二）医药未披露数据的特征

1. 医药未披露数据不具有独占性

医药未披露的试验数据保护不禁止其他申请人自行独立获取的该数据，如果其他申请人能够独立地获取该数据，那其也可以合法地使用该数据，故医药未披露数据不具有独占性。

2. 医药未披露数据获得的途径不具备创新性

《中华人民共和国药品管理法实施条例》中规定，"生产或销售含有新型化学成分药品"中的"新"并不是应用创新方法而获得的信息，而是一个注册性概念，只要生产者或销售者提交的化学活性成分是未经注册的即是新的。

（三）医药未披露数据保护的含义及法律依据

1. 医药未披露数据保护的含义

医药未披露数据保护是指对未在我国注册过的含有新型化学成分药品的申报数据进行保护，在一定的时间内，负责药品注册的管理部门和药品仿制者既不能披露也不能依赖该新药研发者提供的证明药品安全性、有效性、质量可控性的试验数据。

2. 医药未披露数据保护的法律依据

（1）与保护有关的国际公约　关于医药未披露数据保护，世界贸易组织（WTO）框架下的《与贸易有关的知识产权协议》（以下简称为 TRIPS 协议）第三十九条第三款规定："当成员国要求以提交未披露过的试验数据或其他数据作为批准使用了新化学成分的药品或者农业化学产品上市的条件，如果该数据的原创活动包含了相当的努力，则该成员国应对该数据提供保护，以防止不正当的商业使用。同时，除非出于保护公众的需要，或已采取措施确保该数据不会被不正当地投入商业使用，各成员国均应保护这些数据，以防止其被泄露。"

（2）与保护有关的行政法规　根据 TRIPS 协议，我国政府制定了与药品未披露的试验数据保护相关的行政法规。《药品管理法实施条例》第三十五条作了详细规定："国家对获得生产或者销售含有新型化学成分药品许可的生产者或者销售者提交的自行取得且未披露的试验数据和其他数据实施保护，任何人不得对该未披露的试验数据和其他数据进行不正当的商业利用，除公共利益需求或已采取措施确保该类数据不会被不正当地进行商业利用。自药品生产者或者销售者获得生产、销售新型化学成分药品的许可证明文件之日起 6 年内，对其他申请人未经已获得许可的申请人同意，使用前款数据申请生产、销售新型化学成分药品许可的，药品监督管理部门不予许可；但是，其他申请人提交自行取得数据的除外。"

（3）与保护有关的部门规章　2007 年 10 月 1 日起实施的《药品注册管理办法》对未披露试验数据的保护制度进一步予以明确。规定，对获得生产或者销售含有新型化学成分药品许可的生产者或者销售者提交的自行取得且未披露的试验数据和其他数据，国家食品药品监督管理局自批准该许可之日起 6 年内，对未经已获得许可的申请人同意，使用其未披露数据的申请不予批准；但是申请人提交自行取得数据的除外。

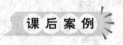

桂林中辉成功逆袭美国强生

作为世界上规模最大的医疗器材及医药卫生产品公司之一，强生公司自 2006 年起就一直紧盯着我国桂林中辉生物技术有限公司（下称桂林中辉）不放，一口咬定主打生产医用生化检测系列试剂的桂林中辉侵犯了其所持有的"ONETOUCH"商标专用权。

涉案"ONETOUCH"商标是强生公司于2002年11月向商标局提出注册申请，核定使用商品为第5类血糖监测仪检测试纸条。除此之外，强生公司还在第10类血糖监测仪商品、第5类血糖监测仪用检测试纸条商品上分别注册了"ONETOUCH及图"商标。

2002年，桂林中辉经过刻苦攻关终于研发了拥有自主知识产权的血糖试纸，并获得广西壮族自治区药品监督管理局颁发的《中华人民共和国医疗器械注册证》，合法生产配用于包括美国强生ONETOUCH系列血糖仪在内的血糖试纸。

2007年8月，假冒强生公司注册商标一案在上海开审。上海市普陀区人民法院刑事判决书认定桂林中辉不存在任何不当行为。

2007年10月，强生公司又向桂林市公安局报案，称桂林中辉在血糖试纸上印制ONE TOUCH说明文字，假冒其注册商标。桂林公安机关在近2年的侦查过程中，对包括桂林中辉总经理及生产经营骨干在内的7名公司员工实施刑事拘留，并同时查封公司经营账户，扣押大量财物。

在此情况下，2011年12月，桂林中辉法律顾问黄云中以个人名义向商评委提出商标争议，请求撤销强生公司的"ONETOUCH"商标。黄云中认为，英文短语"ONE TOUCH"意为"简单操作的（一触即成的）"，正是对光电血糖试纸"一触即可"简单检测方法显著特点的贴切描述。而争议商标"ONETOUCH"与英文短语"ONE TOU-CH"仅相差一个空格，指定使用在血糖检测仪用试纸条商品上，属于对仅仅直接表示商品使用方法、操作功能等特点字词的不正当注册行为。另外，黄云中表示，桂林中辉早在2002年初就成功研发了具有自主知识产权的光电法血糖试纸，这一时间早于争议商标申请日，并早于强生公司声称的最早商业使用时间。

商评委经审理认为，争议商标"ONETOUCH"指定使用的商品为血糖监测仪用检测试纸条，而强生公司主张的"ONETOUCH"商标与黄云中主张的"ONE TOUCH"标识的唯一区别在于两单词之间的空格，一般消费者以普通注意力很难将二者区分，上述两词组应属于近似标识。

根据双方提交的证据，商评委认为，桂林中辉使用"ONE TOUCH"标识的时间早于强生公司的商标申请时间，而且，强生公司提供的证据不能证明"ONETOUCH"标识与强生公司产生唯一对应的紧密联系，该标识仅直接表示了商品的特点。

综上，商评委撤销了强生公司持有的"ONETOUCH"商标，桂林中辉的商标争议获胜。

思考：

药企应该如何做好知识产权保护？

思考题

1. 联系实际，试阐述对药品进行知识产权保护的重大意义。
2. 简述药品专利的类型及授予条件。
3. 简述药品商标的特征及主要分类。
4. 简述医药著作权的主要表现及主要保护措施。
5. 医药商业秘密的构成要件是什么？应如何对医药商业秘密进行保护？
6. 简述医药未披露数据的内容及特征。

附　录

表1　生物制品注册分类

类别	注册分类
治疗用生物制品	1. 未在国内外上市销售的生物制品 2. 单克隆抗体 3. 基因治疗、体细胞治疗及其制品 4. 变态反应原制品 5. 由人的、动物的组织或者体液提取的，或者通过发酵制备的具有生物活性的多组分制品 6. 由已上市销售生物制品组成新的复方制品 7. 已在国外上市销售但尚未在国内上市销售的生物制品 8. 含未经批准菌种制备的微生态制品 9. 与已上市销售制品结构不完全相同且国内外均未上市销售的制品（包括氨基酸位点突变、缺失，因表达系统不同而产生、消除或者改变翻译后修饰，对产物进行化学修饰等） 10. 与已上市销售制品制备方法不同的制品（例如采用不同表达体系、宿主细胞等） 11. 首次采用DNA重组技术制备的制品（例如以重组技术替代合成技术、生物组织提取或者发酵技术等） 12. 国内外尚未上市销售的由非注射途径改为注射途径给药，或者由局部用药改为全身给药的制品 13. 改变已上市销售制品的剂型但不改变给药途径的生物制品 14. 改变给药途径的生物制品（不包括上述12项） 15. 已有国家药品标准的生物制品
预防用生物制品	1. 未在国内外上市销售的疫苗 2. DNA疫苗 3. 已上市销售疫苗变更新的佐剂，偶合疫苗变更新的载体 4. 由非纯化或全细胞（细菌、病毒等）疫苗改为纯化或者组分疫苗 5. 采用未经国内批准的菌毒种生产的疫苗（流感疫苗、钩端螺旋体疫苗等除外） 6. 已在国外上市销售但未在国内上市销售的疫苗 7. 采用国内已上市销售的疫苗制备的结合疫苗或者联合疫苗 8. 与已上市销售疫苗保护性抗原谱不同的重组疫苗 9. 更换其他已批准表达体系或者已批准细胞基质生产的疫苗；采用新工艺制备并且实验室研究资料证明产品安全性和有效性明显提高的疫苗 10. 改变灭活剂（方法）或者脱毒剂（方法）的疫苗 11. 改变给药途径的疫苗 12. 改变国内已上市销售疫苗的剂型，但不改变给药途径的疫苗 13. 改变免疫剂量或者免疫程序的疫苗 14. 扩大使用人群（增加年龄组）的疫苗 15. 已有国家药品标准的疫苗

表 2 　处方中常见的外文缩写词表

外文缩写词（全文）	中文	外文缩写词（全文）	中文
用药时间		常用剂型名	
q. d. （Quaque die）	每天	Amp. （Ampulla）	安瓿剂
q. h. （Quaque hora）	每小时	Aq. （Aqua）	水，水剂
q. 6h. （Quaque 6 hora）	每 6 小时	Auristill. （Auristilla）	滴耳剂
q. 2h. （Quaque2 hora）	每 2 小时	Caps. （Capsula）	胶囊剂
q. m. （Quante mane）	每晨	Coll. （Collutorium）	漱口剂
q. n. （Quante nocte）	每晚	Dec. （Decoctum）	煎剂
h. s. （Hora somni）	睡觉时	Emul. （Emulsion）	乳剂
s. i. d. （Semel in die）	一日一次	Gutt, Gtt. （Guttae）	滴，滴剂
b. i. d. （Bis in die）	一日二次	Inj. （Injectio）	注射剂
t. i. d. （Ter in sit）	一日三次	Lin. （Inimentum）	搽剂
a. c. （Ante cibum）	饭前	Liq. （Liquor）	溶液剂
p. c. （Post cibum）	饭后	Lot. （Lotio）	洗剂
a. m. （Ante meridiem）	上午，午前	Mist. （Mistura）	合剂
p. m. （Post meridiem）	下午，午后	Neb. （Nebula）	喷雾剂
p. r. n. （Pro re nata）	必要时	Ocul. （Oculentum）	眼膏剂
s. o. s. （Si opus sit）	需要时	Pil. （Pilulae）	丸剂
st. ，stat. ! （Statim）	立即	Pulv. （Pulvis）	散剂
cito! （Cito）	急速地	Sol. （Solutio）	溶液剂
给药途径		Syr. （Syrupus）	糖浆剂
i. d. （Injectioin tradermica）	皮内注射	Tab. （Tabella）	片剂
i. h. （Injection hypodermica）	皮下注射	Tinct. （Tincturae）	酊剂
i. m. （Intramuscular）	肌内注射	Ung. （Unguentum）	软膏剂
i. v. （Intravenously）	静脉注射	其他	
i. v. gtt. （Injectio venosa gutta）	静脉滴注	Aa （Ana）	各
p. o. （Per oral）	每次口服	Ad （Ad）	加至
adus. ext. （Adusum internum）	外用	No. （Numero）	数目，号
pr. dos. （Pro dosi）	一次量，顿服	Rp. （Recipe）	取
pr. ocul. （Pro oculis）	眼用	q. s. （Quantum satis）	适量
pr. aur. （Pro auribus）	耳用	Sig. （Signa）	标记（用法）
pr. inf. （Pro infantibus）	婴儿用	Co. ，comp. （Compusitus, a, um）	复方的
pr. nar. （Pro naribus）	鼻用	Dil. （Dilutus, a, um）	稀的
p. rect. （Per tectum）	灌肠	Fort. （Fortis, e）	浓的
		Sat. （Saturatus, a, um）	饱和的

参 考 文 献

[1] 杨世民. 药事管理与法规（国家执业药师资格考试应试指南）. 北京：中国医药科技出版社，
     2014

[2] 刘红宁. 药事管理学. 北京：高等教育出版社，2009

[3] 田侃. 中国药事法. 第 2 版. 南京：东南大学出版社，2011

[4] 谢明，田侃. 药事管理与法规. 北京：人民卫生出版社，2012

[5] 孟锐. 药事管理学. 第 3 版. 北京：科学出版社，2012

[6] 张立明，罗臻. 药事管理学. 北京：清华大学出版社，2011

[7] 邹延昌，谢明. 药事管理学. 济南：泰山出版社，2008

[8] 杨书良，刘兰茹. 药事管理学. 第 2 版. 北京：化学工业出版社，2014

[9] 孟锐. 药事管理学. 北京：中国中医药出版社，2009

[10] 胡廷熹，曹彩，叶耀宇. 实用药品 GLP 指南. 北京：化学工业出版社，2003

[11] 胡廷熹. 国际药事法规解说. 北京：化学工业出版社，2007

[12] 曹立亚，张承绪. 欧盟药物警戒体系与法规. 北京：中国医药科技出版社，2006

[13] 程卯生. 医药伦理学. 第 2 版. 北京：中国医药科技出版社，2008

[14] 丁锦希. 特殊药品监管法规. 北京：中国医药科技出版社，2011

[15] 张文玉，邹延昌. 药事管理学. 济南：泰山出版社，2008

[16] 戴伯勋，沈宏达. 现代产业经济学. 北京：经济管理出版社，2001

[17] 王凯，陈超. 管理学基础. 北京：高等教育出版社，2006

[18] 唐敬仙，滕德川. 管理学原理与实践. 北京：清华大学出版社，2013

[19] 傅华. 预防医学. 第 6 版. 北京：人民卫生出版社，2013

[20] H. 范里安. 微观经济学：现代观点. 第 8 版. 上海：上海三联出版社，2012

[21] 黄洪卫. 微观经济学. 武汉：华中科技大学出版社，2013

[22] 周文. 药物流行病学. 北京：人民卫生出版社，2007

[23] 曾瑞明，等. 公共管理学. 北京：清华大学出版社，2013

[24] 邵蓉. 药事管理与法规实务. 北京：中国医药科技出版社，2009

[25] 高明. 药事管理与法规. 第 2 版. 北京：中国中医药出版社，2010

[26] 杨世民. 药事管理学. 第 5 版. 北京：人民卫生出版社，2011

[27] 邵蓉. 中国药事法理论与实务. 北京：中国医药科技出版社，2010.

[28] 黄庶亮. 药师法规概论. 北京：中国医药科技出版社，2010

[29] 宿凌. 药事管理与法规. 第 6 版. 北京：中国医药科技出版社，2014

[30] 李钧. 药品 GMP 实施与认证. 北京：中国医药科技出版社，2000

[31] 徐恒秋. 药品经营质量管理规范. 合肥：安徽科技出版社，2014

[32] 徐蓉. 药事法教程. 北京：化学工业出版社，2008

[33] 张煜，汪寿阳. 供应链质量风险管理. 北京：科学出版社，2013

[34] 金升龙，崔英姬. 质量战略 – 企业获得持续竞争力的法宝. 北京：中国质检出版社，2011

[35] 彭建福. 药监执法典型案例解析. 北京：中国中医药出版社，2008

[36] 宋丽丽，岳淑梅. 药品质量管理规范概论. 北京：人民卫生出版社，2010

[37]　王伟军. 信息管理基础. 北京：首都经济贸易大学出版社，2010

[38]　张建设，边卓，王勇，等. 广告学概论. 北京：北京大学出版社，2012

[39]　汪建荣. 卫生法学. 北京：人民卫生出版社，2013

[40]　黄泰康. 现代药事管理学. 北京：中国医药科技出版社，2004

[41]　万仁甫，游述华. 药事管理与法规. 第 2 版. 北京：中国医药科技出版社，2013

[42]　吴汉东. 知识产权法. 第 2 版. 北京：法律出版社，2007

[43]　国家食品药品监督管理局执业药师资格认证中心. 药事管理与法规. 北京：中国医药科技出版社，2011

[44]　国家食品药品监督管理总局. 国家执业药师资格考试大纲. 北京：中国医药科技出版社，2014

[45]　商务部市场秩序司. 药品流通行业药学服务指南. 北京：三辰影库音像出版社，2013

[46]　国家食品药品监督管理局政策法规司，中国人民大学法学院. 食品药品监管复议诉讼典型案例评析. 第一辑. 北京：中国医药科技出版社，2012

[47]　宋远方，宋华. 医药物流与医疗供应链管理. 第 1 版. 北京：北京医科大学出版社，2005

[48]　钟秀英. 药品物流基础. 第 1 版. 北京：北京大学出版社，2013

[49]　中华人民共和国国家质量监督检验检疫总局，中国国家标准化管理委员会. 中华人民共和国国家标准：药品物流服务规范（GB/T 30335—2013）. 北京：中国法制出版社，2013

[50]　解敏，陶四海. 现行药品管理存在的问题探究. 中国外资，2014（4）：94

[51]　张沁宏，田冰，吴畏. 高风险药品管理模式的探索与实践. 中国药房，2014（5）：422

[52]　张旭. 药师在高危药品管理中的作用. 中国处方药，2014（2）：32

[53]　杨登. 药品管理信息系统的分析与设计. 北方经贸，2014（5）：212

[54]　王彬. 加强冷链药品管理的重要性. 中国现代药物应用，2014（7）：256

[55]　安外尔·买图尔荪. 加强药房药品管理确保患者用药安全. 中国伤残医学，2013（6）：390

[56]　杨红旗，杨岗. 浅谈中成药生产实施 GMP 管理. 安徽中医学院学报，1998，17（6）：52

[57]　王增锋. 试论我国中药产业的发展现状及趋势. 求医问药，2013，11（12）：139

[58]　徐鸿华，刘军民，等. 谈中药材生产质量管理规范（GAP）的实施. 中药材，1999，22（11）：594

[59]　顾国强，蒋传中，等. 对我国实施《中药材生产质量管理规范》的展望. 时针国医国药，2006，17（5）：877